AF817869

Beiträge zur Gesundheitsökonomie und Versorgungsforschung (Band 55)
Andreas Storm (Herausgeber), Prof. Dr. Volker Nürnberg (Mitherausgeber)

Gesundheitsreport 2025

dak.de/forschung-1287

Beiträge zur Gesundheitsökonomie und Versorgungsforschung (Band 55)

Gesundheitsreport 2025

Analyse der Arbeitsunfähigkeiten
Mythos Rekordkrankenstand. Generation Z in der Arbeitswelt.

Herausgeber:
Andreas Storm, Vorsitzender des Vorstands der DAK-Gesundheit
DAK-Gesundheit
Nagelsweg 27-31, D-20097 Hamburg

Mitherausgeber:
Prof. Dr. Volker Nürnberg, BWL-Professor für Gesundheitsmanagement
c/o Allensbach Hochschule
Lohnerhofstraße 2, D-78467 Konstanz

Autorinnen und Autoren:
Susanne Hildebrandt, Terese Dehl, Hans-Dieter Nolting

Unter Mitarbeit von
Elena Burgart
Tobias Woköck
Thuy Ha Nguyen

IGES Institut GmbH
Friedrichstr. 180, D-10117 Berlin

Redaktion:
Sandra Schmidt
DAK-Gesundheit
Nagelsweg 27-31, D-20097 Hamburg
E- Mail: sandra.schmidt@dak.de

Hamburg
Juli 2025

Bibliografische Informationen der Deutschen Nationalbibliothek
Die Deutsche Nationalbibliothek verzeichnet diese Publikation in der
Deutschen Nationalbibliografie; detaillierte bibliografische Daten sind im Internet über
http://dnb.d-nb.de abrufbar.

Bei der Herstellung des Werkes haben wir uns zukunftsbewusst für umweltverträgliche und wiederverwertbare Materialien entschieden. Der Inhalt ist auf elementar chlorfreiem Papier gedruckt.

PEFC-zertifiziert
Dieses Produkt stammt aus nachhaltig bewirtschafteten Wäldern und kontrollierten Quellen
PEFC/04-31-0810 www.pefc.de

Alte Eppelheimer Str. 42/1
69115 Heidelberg
E-Mail: info@medhochzwei-verlag.de
Web: www.medhochzwei-verlag.de
Informationen zur Produktsicherheit finden Sie unter
www.medhochzwei-verlag.de/Produktsicherheit

medhochzwei

ISBN 978-3-98800-151-1
ISBN eBook: 978-3-98800-152-8

Fotos: © Gettyimages/Mariia Vitkovska (Titelbild); DAK-Gesundheit/Läufer (Foto Storm, Umschlag Rückseite); P. Hoffmann/Frankfurt (Foto Nürnberg, Umschlag Rückseite)
Titelbildgestaltung: Natalia Degenhardt
Satz: Strassner ComputerSatz, Heidelberg
Druck: mediaprint solutions GmbH, Eggertstraße 28, 33100 Paderborn
Printed in Germany
A001

Vorwort

Der sprunghaft gestiegene Krankenstand seit 2022 schlägt regelmäßig hohe Wellen in den Medien: Im Zuge einer erhitzten Debatte wird krankgeschriebenen Beschäftigten eine mangelnde Motivation unterstellt bis hin zur sogenannten Blaumacherei, die der Wirtschaft schade. Gleichzeitig sind durch das 2022 eingeführte Verfahren der elektronischen AU-Meldung (eAU) sowie die Möglichkeit zur telefonischen Krankschreibung bei milderen Erkrankungen neue Prozesse eingeleitet worden, deren Einflüsse auf das AU-Geschehen und seine Statistik bisher nicht untersucht sind. Schließlich ist unklar, inwieweit besondere Infektwellen nach der COVID-19-Pandemie den Krankenstand beeinflusst haben. Mit dem vorliegenden Report füllen wir die vorhandenen Leerstellen. Wir möchten die Debatte um den sogenannten Rekordkrankenstand versachlichen und die Grundlagen der Statistik zum Krankenstand aktualisieren. Ein entsprechender Exkurs erweitert daher den diesjährigen Gesundheitsreport.

Regelmäßig gerät bei Diskussionen um Themen wie Krankenstand oder Personalmangel auch die sogenannte Gen Z (Geburtsjahrgänge 1995 bis 2010) in den Fokus. Für die betriebliche Praxis wird es in Anbetracht des demografischen Wandels immer wichtiger, junge Menschen zu gewinnen und zu halten. Die Debatte, in öffentlichen Medien von Arbeitgeberseite wie von Fachleuten geführt, zeigt zwei Seiten: Den jungen Menschen wird einerseits attestiert, dass auf ihren Schultern die Last eines Generationenvertrages im Hinblick auf die Absicherung von Renten, von alternden Belegschaften und dünner werdenden Personaldecken liege. Andererseits wird ihnen immer wieder mangelnde Arbeitsmoral und ein hoher Anspruch bei der Balance zwischen Arbeit und Freizeit unterstellt, sowie zu wenig Belastbarkeit und Durchhaltevermögen vorgeworfen. Die Diskussion um die Bedürfnisse verschiedener Altersgruppen in der Arbeitswelt gerät daher oftmals zur Konfrontation, von Generationenkonflikten ist schnell die Rede. Der diesjährige Gesundheitsreport legt daher den Fokus auf die sogenannte Gen Z – soweit diese bereits im Arbeitsleben angekommen ist. Vertiefend werden Einblicke in die Bewertung der eigenen Gesundheit, das Krankmeldeverhalten, die Erwartungen an die Arbeitswelt sowie die wahrgenommenen Generationenkonflikte gegeben.

Die Erkenntnisse des Reports stützen sich auf einen Methodenmix und unterschiedliche Datenquellen. Neben den Arbeitsunfähigkeitsdaten und den ambulanten Daten der DAK-Gesundheit wird eine repräsentative Erwerbstätigenbefragung ausgewertet und mit früheren Befragungsergebnissen verglichen. Eine halbstandardisierte Befragung von Expertinnen und Experten aus verschiedenen Bereichen der Wissenschaft und der betrieblichen Praxis komplettiert die Untersuchung.

Obwohl junge Beschäftigte ihre Gesundheit zum größten Anteil als mindestens gut einschätzen, ist bereits ein Fünftel bis ein Viertel von chronischen körperlichen Erkrankungen betroffen. Unter einer chronischen psychischen Erkrankung leiden 18 Prozent der unter 25-Jährigen und 17 Prozent der unter 30-Jährigen. Eine depressive Symptomatik ist bei den Beschäftigten bis einschließlich 29 Jahre verbreiteter als bei den Älteren.

In Folge der COVID-19-Pandemie sind viele jüngere Beschäftigte besonders sensibilisiert im Umgang mit Infekten: Gut ein Viertel lässt sich heute mit Erkältungssymptomen eher krankschreiben als noch vor der Pandemie. Atemwegserkrankungen sind mit Abstand die häufigste Ursache von Krankmeldungen bei den Beschäftigten bis 29 Jahren. Zu der erhöhten Sensibilität passt, dass Präsentismus bei den Jungen im Vergleich zu 2015 zurückgegangen ist, obwohl noch immer 65 Prozent der Befragten bis 29 Jahre Präsentismus betreiben.

Die Zufriedenheit mit der Arbeit hat in den vergangenen 14 Jahren bei den Beschäftigten bis 29 Jahren abgenommen. Junge Beschäftigte sind stärker als ältere im Hinblick auf ihre persönliche Zukunft belastet.

Generationenkonflikte kommen vermehrt in Teams vor, deren Mitglieder überwiegend älter sind. Zuschreibungen und Klischees belasten am stärksten die Beschäftigten bis 29 Jahren, die sich dadurch falsch beurteilt fühlen. Doch auch für ältere Beschäftigte zeigt sich, dass so manches Vorurteil nicht zutrifft. So sind beispielsweise viele jenseits des 50. Lebensjahres ebenso offen für Weiterbildung und moderne Arbeitsmethoden wie ihre jungen Kolleginnen und Kollegen.

Wir möchten mit dem vorliegenden Report für ein gesundheitsförderliches betriebliches Handeln sensibilisieren, das mit Vorurteilen über junge – wie auch ältere – Mitarbeitende aufräumt. Entscheidend ist es, in der betrieblichen Praxis miteinander ins Gespräch zu kommen und so gemeinsam förderliche Arbeitsbedingungen zu entwickeln.

Als Krankenkasse und Institution unseres öffentlichen Gesundheitswesens möchten wir durch faktenbasierte Informationen zu einem gesunden Miteinander beitragen und eine wichtige Grundlage schaffen für Innovation und Nachhaltigkeit in der Arbeitswelt.

Wir wünschen Ihnen eine anregende Lektüre.

Andreas Storm
Vorstandsvorsitzender der DAK-Gesundheit

Prof. Dr. Volker Nürnberg
BWL-Professor für
Gesundheitsmanagement

Hamburg, Juli 2025

Inhaltsverzeichnis

Zusammenfassung der Ergebnisse

Arbeitsunfähigkeit

Im Jahr 2024 liegt der **Krankenstand** bei 5,4 Prozent und ist damit gegenüber dem Vorjahr um 0,1 Prozentpunkte gesunken. Insgesamt lieget der Krankenstand damit in etwa auf dem Niveau von 2023 und 2022 (jeweils 5,5 Prozent).

Die **Betroffenenquote** sank im Jahr 2024 leicht auf einen Wert von 63,6 Prozent (2023: 64,5 Prozent). Dies bedeutet, dass für mehr als jeden zweiten Beschäftigten im Jahr 2024 eine Arbeitsunfähigkeitsmeldung vorlag.

Die Krankschreibungshäufigkeit ist mit 202,5 **AU-Fällen** pro 100 Versichertenjahre gegenüber dem Vorjahr leicht gestiegen (2023: 200,1 Arbeitsunfähigkeitsfälle). Die durchschnittliche Falldauer ist hingegen leicht gesunken. Sie lag im Jahr 2024 bei 9,7 Tagen (2023: 10,1 Tage).

Auf Atemwegserkrankungen, Erkrankungen des Muskel-Skelett-Systems sowie psychische Erkrankungen entfielen 2024 mehr als die Hälfte (rund 55 Prozent) aller krankheitsbedingter Fehltage:

- **Atemwegserkrankungen** lagen mit einem Anteil von 19,4 Prozent hinsichtlich ihrer Bedeutung für den Krankenstand an erster Stelle. Im Vergleich zum Vorjahr ist die Zahl der Arbeitsunfähigkeitstage gestiegen (von 371,4 auf 381,7 Fehltage pro 100 Versichertenjahre). Die Fallhäufigkeit ist im Vergleich zum Vorjahr ebenfalls gestiegen auf 66,5 Fälle je 100 Versichertenjahre (63,1 Fälle pro 100 Versichertenjahre in 2023).
- Erkrankungen des **Muskel-Skelett-Systems** lagen mit 349,8 Arbeitsunfähigkeitstagen pro 100 Versichertenjahre an der zweiten Stelle aller Krankheitsarten. Im Vorjahr entfielen mit rund 355,5 Tagen etwas mehr Fehltage auf diese Diagnose.
- **Psychische Erkrankungen** verursachten 17,4 Prozent des Krankenstandes und liegen somit auf Platz drei. 2024 gab es aufgrund von psychischen Erkrankungen 10,4 Erkrankungsfälle und 341,8 Arbeitsunfähigkeitstage pro 100 Versichertenjahre. Das ist erneut etwas mehr als noch im Vorjahr (2023: 340,5 AU-Tage).

Das Gesundheitswesen lag mit einem Krankenstandswert von 6,3 Prozent an der Spitze und somit eindeutig über dem Durchschnitt aller Branchen. Am niedrigsten unter den Branchen mit hohem Anteil DAK-Versicherter war der Krankenstand in der Branche „Rechtsberatung und andere Unternehmensdienstleistungen" mit einem Wert von 4,0 Prozent. Auch in der Branche der Banken und Versicherungen lag der Krankenstand bei 4,0 Prozent. In der Branche Datenverarbeitung und Informationsdienstleistungen lag der Krankenstand mit 3,5 Prozent auf dem niedrigsten Wert unter allen Branchen.

Die regionalen Unterschiede zwischen den Bundesländern stellen sich 2024 folgendermaßen dar: Sie streuen in den Bundesländern zwischen dem niedrigsten Wert von 4,7 Prozent in Baden-Württemberg und dem höchsten in Sachsen-Anhalt mit 6,5 Prozent. Die Bundesländer Saarland und Sachsen-Anhalt standen 2024 wie im Vorjahr an der Spitze des Krankenstandsgeschehens. Die Bundesländer Bayern und Baden-Württemberg weisen erneut die niedrigsten Krankenstände aller Bundesländer auf.

Vertiefende Analyse zum gestiegenen Krankenstandsniveau

Der Anstieg des Krankenstands ab 2022 vollzieht sich hauptsächlich durch eine Zunahme von kurzen Krankschreibungen. Der Anstieg der AU-Fälle ist zu 94 Prozent auf mehr Krankschreibungen mit einer Dauer von bis zu 14 Tagen zurückzuführen; diese Fälle sind für 80 Prozent des Anstiegs der Fehltage und damit für den Sprung des Krankenstandes von 2021 auf 2022 verantwortlich.

Über ein Drittel des Anstiegs entfällt auf akute Infektionen der oberen Atemwege (J06), Krankschreibungen aufgrund dieser Diagnose sind rund 35 Prozent des Fehltageanstiegs zuzuschreiben.

Die Analyse des ambulanten Behandlungsgeschehens zeigt, dass für keine der am Anstieg der Fehlzeiten beteiligte Diagnose eine vermehrte Diagnosestellung im gleichen Umfang – in vielen Fällen sogar gar nicht – stattgefunden hat.

Die digitale Übermittlung der Krankschreibungen an die Krankenkassen führt dazu, dass die Krankschreibungen vollständiger als zuvor erfasst werden. Die Ergebnisse zeigen, dass ab 2022 der durch die Krankenkassen registrierte und berichtete Krankenstand aufgrund dieser besseren Erfassung angestiegen ist.

Die mediale Diskussion über eine neue Blaumacherkultur unter den Beschäftigten kann durch die Befragungsergebnisse nicht gestützt werden. Vielmehr geben 92 Prozent der Befragten Beschäftigten an, in den letzten zwölf Monaten nie ohne triftigen Grund gefehlt zu haben.

Auch die telefonische Krankschreibung wird nach den Ergebnissen der Befragung wie vorgesehen genutzt. Hauptgründe für die Nutzung sind das Ziel, andere Patientinnen und Patienten in der Praxis nicht anstecken zu wollen und ein vorsichtiger Umgang mit dem eigenen Gesundheitszustand, den man durch einen Praxisbesuch nicht verschlechtern möchte. Auch eine detaillierte Analyse der Krankschreibungen im Zeitverlauf zeigt keinen Zusammenhang mit den Möglichkeiten der telefonischen Krankschreibung und einem Anstieg der Krankschreibungen.

Schwerpunktthema 2025: Generation Z in der Arbeitswelt

Gesundheitliche Situation der jungen Beschäftigten

Junge Beschäftigte bis 29 Jahre weisen mit 4,7 Prozent einen unterdurchschnittlichen Krankenstand auf. Sie beurteilen ihren Gesundheitszustand altersgemäß als gut. Allerdings gibt bereits ein großer Anteil an eine chronische Erkrankung zu haben: 21 Prozent der 18- bis 24-Jährigen und über 25 Prozent der 25- bis 29-Jährigen haben eine chronische körperliche Erkrankung. Chronische psychische Erkrankungen betreffen 17 bis 18 Prozent in dieser Altersgruppe.

Fehlzeiten und Krankmeldeverhalten

Junge Beschäftigte sind häufig, dann aber deutlich kürzer krankgeschrieben als ältere Beschäftigte. Die meisten Krankmeldungen junger Beschäftigter sind auf Atemwegserkrankungen zurückzuführen. Psychische Erkrankungen machen rund 14 Prozent der Fehltage aus. Ein Drittel der jungen Frauen bis 19 Jahre und ein Fünftel der jungen Männer hatten 2023 eine ambulante Diagnose im Bereich psychischer Erkrankungen.

Umgang mit Krankheiten und Gesundheit

Junge Beschäftigte sind durch die COVID-19-Pandemie vorsichtiger im Umgang mit Infekten. Über die Hälfte achtet stärker auf Symptome, ein Viertel lässt sich auch schneller krankschreiben. Dennoch hat in den letzten zwölf Monaten rund 65 Prozent der Beschäftigten bis 29 Jahre krank gearbeitet. In dieser Gruppe fürchten 36 Prozent berufliche Nachteile durch häufige Krankmeldungen.

Wünsche und Erwartungen an die Arbeitswelt

Junge Beschäftigte legen großen Wert auf eine gute Einarbeitung und ein angenehmes Arbeitsklima. Die Vereinbarkeit von Beruf und Privatleben ist ihnen wichtig. Neben einer guten Bezahlung ist die Sicherheit des Arbeitsplatzes ebenfalls sehr wichtig für Beschäftigte unter 30 Jahren. Eine unterstützende Führungskraft wird von ihnen häufiger als wichtig bewertet als eine strikte Trennung von Beruf und Privatleben. Die Bewertung verschiedener Aspekte von Arbeit im Rahmen der Beschäftigtenbefragung gibt Hinweise darauf, dass dabei verschiedene Lebensphasen oder -ereignisse, z. B. der Berufseinstieg bzw. -wechsel oder Care-Arbeit, eine große Rolle bei der Bewertung spielen. Generationenkonflikte belasten junge Beschäftigte besonders, da sie sich oft falsch beurteilt fühlen. Eine kritische betriebliche Auseinandersetzung mit Stereotypen ist notwendig.

Zur Einführung in den DAK-Gesundheitsreport

Was Sie auf den folgenden Seiten erwartet

Das erste Kapitel erläutert die Datengrundlage und methodische Besonderheiten dieses Gesundheitsreports: Die erwerbstätigen Mitglieder der DAK-Gesundheit und ihre Zusammensetzung nach Alter und Geschlecht, auch die Methodik und die Datenquellen der Kennzahlenberechnung und des Schwerpunktthemas werden hier dargestellt.

Kapitel 2 stellt die wichtigsten Kennzahlen des Arbeitsunfähigkeitsgeschehens der Jahre 2010 bis 2024 im Überblick dar. Diesen Kennziffern ist zu entnehmen, wie hoch der Krankenstand war, wie viele Erkrankungsfälle beobachtet wurden und zu welchem Anteil die erwerbstätigen Mitglieder der DAK-Gesundheit überhaupt von Arbeitsunfähigkeiten (AU) betroffen waren.

Im dritten Kapitel geht es um die Ursachen von Arbeitsunfähigkeit. Zu diesem Zweck werden die Arbeitsunfähigkeiten nach Krankheitsarten aufgeschlüsselt. Die Auswertung beruht auf den medizinischen Diagnosen, die die Ärzte mit den AU-Bescheinigungen den Krankenkassen übermitteln. Darüber hinaus wird analysiert, in welchem Maße Arbeitsunfälle für Fehlzeiten verantwortlich waren.

In Kapitel 4 erfolgen tiefergehende Auswertungen des Fehlzeitengeschehens nach Wirtschaftsgruppen. Diese konzentrieren sich auf die Bereiche, in denen der größte Teil der Mitglieder der DAK-Gesundheit tätig ist.

Im Kapitel 5 werden schließlich regionale Unterschiede im AU-Geschehen auf der Ebene der 16 Bundesländer untersucht.

Im Kapitel 6 erfolgt ergänzend zu den sich jährlich fortsetzenden Analysen zum Arbeitsunfähigkeitsgeschehen eine Sonderanalyse zu dem Phänomen des sprunghaften Anstiegs des Krankenstands in den Jahren ab 2022. Untersucht werden die Gründe des Anstiegs anhand von Befragungs- und Routinedaten, um die Effekte sachlich einordnen und abschätzen zu können.

In Kapitel 7 wird das diesjährige Schwerpunktthema behandelt: Die Generation Z in der Arbeitswelt. Eingangs wird die gesundheitliche Situation der Beschäftigten aus dieser Generation anhand von Befragungs- und Routinedaten der DAK-Gesundheit dargestellt. Es wird darüber hinaus das Krankmeldeverhalten der Generation Z dargestellt, unter anderem wird dargestellt ob sich dabei noch Einflüsse der COVID-19-Pandemie zeigen und ob junge Beschäftigte leichtfertiger mit Krankschreibungen umgehen als noch vor einigen Jahren bzw. als ihre älteren Kolleginnen und Kollegen. In einem weiteren Aspekt wird es um die Arbeitszufriedenheit jüngerer Beschäftigter gehen und darum, welche Aspekte jüngeren Beschäftigten im Berufsleben besonders wichtig sind. Auch mögliche Generationenkonflikte unter den Beschäftigten werden beleuchtet. Abschließend wird ein Fazit gezogen. Soweit auf Basis der Datengrundlage möglich, werden innerhalb des Schwerpunktes Vergleiche mit anderen Altersgruppen und früheren Beschäftigten im gleichen Alter einbezogen.

Der DAK-Gesundheitsreport 2025 schließt mit einer übergreifenden Zusammenfassung und wesentlichen Schlussfolgerungen der DAK-Gesundheit.

Weitere Informationen, Erläuterungen und Tabellen

Erläuterungen zu immer wieder auftauchenden Begriffen sowie zur Berechnung der wichtigsten verwendeten Kennzahlen sind im Anhang I zu finden. Außerdem wird dort das allgemeine methodische Vorgehen erklärt.

Detaillierte Zahlenmaterialien zu den Arbeitsunfähigkeiten nach Regionen, Krankheitsarten und Wirtschaftsgruppen finden interessierte Leserinnen und Leser in einem Tabellenteil (Anhang II: Tabellen).

1. Datenquellen und Methodik

1.1 Erwerbstätige Mitglieder der DAK-Gesundheit im Jahr 2024

Der DAK-Gesundheitsreport 2025 berücksichtigt alle Personen, die im Jahr 2024 aktiv erwerbstätig bzw. Arbeitslosengeld I bezogen haben und wenigstens einen Tag lang Mitglied der DAK-Gesundheit waren, sowie im Rahmen ihrer Mitgliedschaft einen Anspruch auf Krankengeldleistungen der DAK-Gesundheit hatten.

Für diesen Personenkreis erhält die DAK-Gesundheit die ärztlichen Arbeitsunfähigkeitsbescheinigungen, falls eine Krankschreibung aufgrund von Krankheit erfolgt. Fehlzeiten aufgrund von Krankenhaus- oder Reha-Behandlung sind dabei enthalten. Fehlzeiten im Zusammenhang mit Schwangerschaften (außer bei Komplikationen) werden nicht einbezogen. Fehlzeiten bei Bezug von Kinderkrankengeld sind nicht in den Fehlzeiten enthalten.

Die gesamte Datenbasis der Arbeitsunfähigkeitsanalysen des Berichtsjahrs 2024 umfasst rund 2,4 Mio. Mitglieder der DAK-Gesundheit, die sich zu 51 Prozent aus Frauen und zu 49 Prozent aus Männern zusammensetzen.

Abbildung 1: Mitglieder der DAK-Gesundheit im Jahr 2024 nach Geschlecht

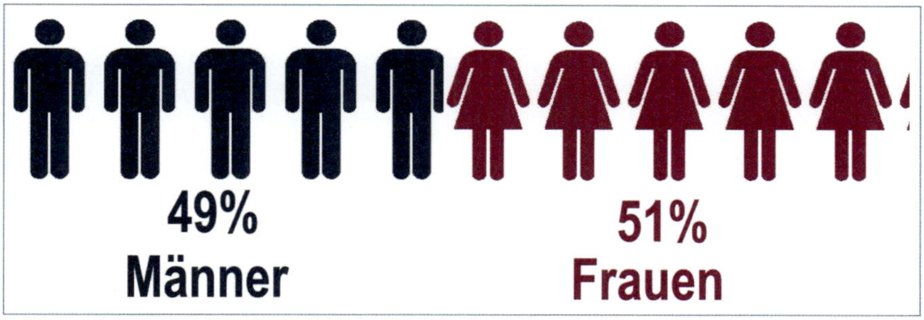

Quelle: AU-Daten der DAK-Gesundheit 2024

Die DAK-Gesundheit versichert aufgrund ihrer historischen Entwicklung als Angestelltenkrankenkasse insbesondere Beschäftigte in Berufen mit nach wie vor hohem Frauenanteil (z. B. im Gesundheitswesen, Handel, in Büroberufen und Verwaltungen). Seit 1996 können auch andere Berufsgruppen Mitglied bei der DAK-Gesundheit werden.

Hinsichtlich der Datenbasis ist zu beachten, dass nicht alle erwerbstätigen Mitglieder über das ganze Jahr bei der DAK-Gesundheit versichert waren. Daher werden die rund 2,4 Mio. Mitglieder auf „ganzjährig versicherte Mitglieder" umgerechnet. Für das Jahr 2024 umfasst die Datenbasis knapp 2,2 Mio. Versichertenjahre.

Alle in diesem Gesundheitsreport dargestellten Auswertungen von Arbeitsunfähigkeitsdaten schließen nur diejenigen Erkrankungsfälle ein, für die der DAK-Gesundheit im Jahr 2024 Arbeitsunfähigkeitsbescheinigungen vorlagen.

Abbildung 2: Alters- und Geschlechtsstruktur der erwerbstätigen Mitglieder der DAK-Gesundheit im Jahr 2024

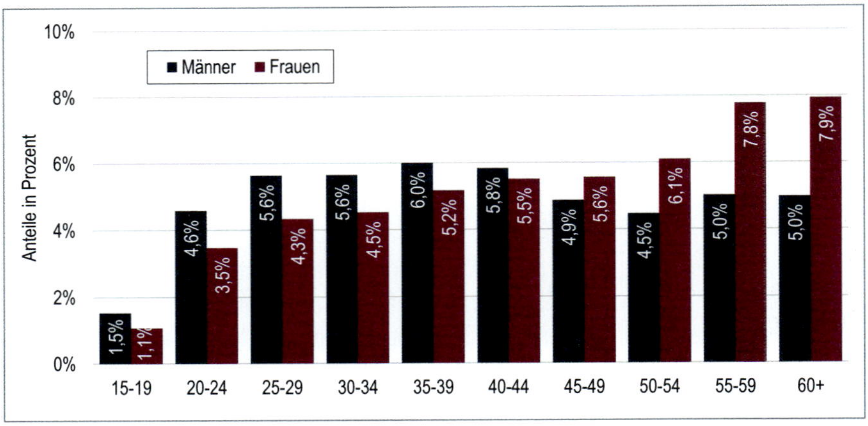

Quelle: AU-Daten der DAK-Gesundheit 2024

In den Altersgruppen ab der Gruppe der 45- bis 49-Jährigen ist der Anteil der Frauen höher als der der Männer, zunächst nur geringfügig, ab der Altersgruppe der 50- bis 54-Jährigen dann deutlich. In den unteren Altersgruppen stellen Männer einen größeren Anteil der erwerbstätigen Mitglieder dar.

Wird die Alters- und Geschlechtsstruktur der DAK-Mitglieder verglichen mit der Standardpopulation, den Erwerbstätigen in der Bundesrepublik im Jahr 2010, zeigen sich einige Unterschiede. Einflüsse auf das Arbeitsunfähigkeitsgeschehen, die aus diesen Abweichungen folgen können, werden durch die Standardisierung (vgl. Anhang I) aus den beobachteten Zahlen herausgerechnet.

Zugleich sichert diese Vorgehensweise die Vergleichbarkeit der Krankenstandswerte mit den Zahlen anderer Ersatzkassen.

Berücksichtigung von Arbeitsunfähigkeitsfällen

In allen hier vorliegenden Auswertungen zur Arbeitsunfähigkeit können nur diejenigen Erkrankungsfälle einbezogen werden, für die der DAK-Gesundheit Arbeitsunfähigkeitsbescheinigungen vorliegen. Zu beachten ist dabei jedoch, dass bis zu Einführung der elektronischen Krankmeldung nicht alle Arbeitsunfähigkeitsfälle bei der DAK-Gesundheit gemeldet wurden, so dass die DAK-Gesundheit nicht von jeder Erkrankung Kenntnis erhalten hat. Ab 1.10.2022 waren alle Arztpraxen verpflichtet, die Krankschreibungen elektronisch an die Krankenkassen zu melden, die technisch dazu in der Lage waren. Im Laufe des Jahres 2022 sind alle Arztpraxen sukzessive auf diese Verfahren umgestiegen. Dadurch sind in den Daten der DAK-Gesundheit die Krankmeldungen ab 2022 deutlich vollständiger erfasst als in den Vorjahren.

Eine Bescheinigung der Arbeitsunfähigkeit durch einen Arzt oder eine Ärztin für den Arbeitgebenden ist in der Regel erst ab dem vierten Kalendertag erforderlich. Kurzzeiterkrankungen von ein bis drei Tagen Dauer werden durch die Krankenkassen folglich nur erfasst, soweit eine ärztliche Krankschreibung vorliegt. Als Konsequenz dieser Umstände können sowohl die tatsächliche Betroffenenquote als auch die tatsächliche Fallhäufigkeit und damit verbunden die tatsächlich angefallenen AU-Tage in einem Berichtsjahr über den erfassten Werten liegen.

Das Problem der Untererfassung betrifft nicht nur die Krankenstandsdaten der DAK-Gesundheit. Die „Dunkelziffer" nicht erfasster Arbeitsunfähigkeiten findet sich in den Krankenstandsanalysen aller Krankenkassen und somit auch in der amtlichen Statistik. Für alle Erhebungen gilt: Der tatsächliche Krankenstand und insbesondere die Häufigkeit von Erkrankungen liegen über den von den Krankenkassen ermittelten Daten. Ab dem Berichtsjahr 2022 geht diese Untererfassung durch Einführung der elektronischen Krankmeldung (eAU), durch die Krankmeldungen direkt aus der Praxis an die Krankenkassen übermittelt werden, deutlich zurück. Die Datenbasis der Krankenstands Berichterstattung verändert sich dadurch deutlich, da mehr kurze Krankschreibungen erfasst werden und auch Krankschreibungen von Personen vorliegen, die bis dahin keine Krankschreibungen eingereicht hatten (vgl. dazu die vertiefende Analyse in Abschnitt 6).

Vergleichbarkeit der Ergebnisse mit den Gesundheitsberichten anderer Ersatzkassen

Arbeitsunfähigkeitsanalysen, wie sie in diesem Gesundheitsreport dargestellt sind, dienen dazu, sich ein umfassenderes Bild von der Krankenstandentwicklung in der Bundesrepublik zu machen. Dies wird bislang durch unterschiedliche methodische Vorgehensweisen der Krankenkassen bei der Erstellung ihrer Gesundheitsberichte erschwert.

Zumindest auf der Ebene der Ersatzkassen sind aber einheitliche Standards für die Gesundheitsberichterstattung festgelegt worden: die direkte Standardisierung nach Alter und Geschlecht. Einzelheiten dazu können dem Anhang entnommen werden[1].

Andere Krankenkassen (z. B. AOK, BKK) verwenden abweichende Standardisierungsverfahren, weshalb Vergleiche mit deren Berichten nur eingeschränkt möglich sind.

Diagnosebezogene Werte ab dem Berichtsjahr 2023 für den vorliegenden Gesundheitsreport neu berechnet

Auf einer Krankschreibung können auch mehrere Diagnosen verschlüsselt sein. Bei der diagnosebezogenen Auswertung sollen sowohl Doppelzählungen als auch ein Informationsverlust vermieden werden. Deshalb läuft sie bei der DAK-Gesundheit seit dem Jahr 2024

1 Voraussetzung für Vergleiche zwischen Mitgliederkollektiven mehrerer Krankenversicherungen ist die Bereinigung der Zahlen um den Einfluss unterschiedlicher Alters- und Geschlechtsstrukturen. Dies wird durch eine Standardisierung der Ergebnisse anhand einer einheitlichen Bezugsbevölkerung, den Erwerbstätigen in der Bundesrepublik im Jahr 2010, erreicht. Die DAK-Gesundheit verwendet dabei – ebenso wie die anderen Ersatzkassen – das Verfahren der direkten Standardisierung (vgl. Anhang I).

methodisch unter Nutzung einer tragenden Diagnose, der sogenannten Leitdiagnose. Sie ist angelehnt an die Logik des Risikostrukturausgleichs. Um für den vorliegenden Gesundheitsreport auch einen Vorjahresvergleich für diagnosebezogene Auswertungen zu ermöglichen, wurden zum Zweck der Vergleichbarkeit die Werte des Vorjahres 2023 rückwirkend nach der neuen Methode neu berechnet und ausgewiesen. Ein direkter Vergleich der diagnosebezogenen Ergebnisse mit früheren Gesundheitsreporten ist daher nicht möglich.

1.2 Datenquellen des Schwerpunktthemas

Die Ergebnisse des Schwerpunktthemas in Abschnitt 7 dieses Reports sowie die der vertiefenden Analyse zum Krankenstand in Abschnitt 6 stützen sich auf verschiedene Datenquellen (Abbildung 4). Hierbei handelt es sich zum einen um die Prozessdaten der DAK-Gesundheit. Für die Analysen wurden Arbeitsunfähigkeitsdaten durch ambulante Behandlungsdaten der bei der DAK-Gesundheit versicherten Beschäftigten ergänzt. Zum anderen wurde eine standardisierte Online-Befragung von 7.068 abhängig Beschäftigten im Alter von 18 bis 65 Jahren durchgeführt. Ebenfalls sind in der Stichprobe Auszubildende und dual Studierende enthalten. Zusätzlich wurden die Beschäftigtenbefragungen der Gesundheitsreporte 2011 (Schwerpunkt: Wie gesund sind junge Arbeitnehmer im Herbst 2010; 3.003 Befragte) (Krämer und Nolting 2011) und 2016 (Gender und Gesundheit, Befragung im Herbst 2015; 5.175 Befragte) (Marschall et al. 2016) für den vorliegenden Report herangezogen (vgl. Abbildung 3).

Eine weitere Datenquelle stellt eine halbstandardisierte Befragung von Expertinnen und Experten dar. Der Pool der Befragten umfasst dabei zum einen Personen aus der wissenschaftlichen Praxis und zum anderen betriebliche Fachleute. Im Fokus der Befragung der wissenschaftlichen Expertinnen und Experten steht die aktuelle Empirie zur Generation Z im Kontext der Arbeitswelt sowie spezifische betriebliche Maßnahmen für verschiedene Genrationen von Beschäftigten. Die betrieblichen Expertinnen und Experten geben Auskunft zu Tendenzen in der Entwicklung der betrieblichen Krankenstände sowie zu möglichen Einflussfaktoren auf den Krankenstand in den letzten Jahren. Ferner wurden auch sie gebeten sich über Unterschiede zwischen den Generationen und damit einhergehenden betrieblichen Konzepten zu äußern. Die verwendeten Fragebögen für Expertinnen und Experten sind dem Anhang beigefügt.

Abbildung 3: Übersicht der herangezogenen Beschäftigtenbefragungen

	Befragung 2010	Befragung 2015	Befragung 2024
	Gesundheitsreport 2011 „Wie gesund sind junge Arbeitnehmer“	**Gesundheitsreport 2016 „Gender und Gesundheit“**	**Gesundheitsreport 2025 „Generation Z“**
Befragte	Beschäftigte von 18 bis 29 Jahre (inkl. berufliche Ausbildung und Lehre)	Beschäftigte von 18 bis 65 Jahre	Beschäftigte von 18 bis 65 Jahre (inkl. berufliche Ausbildung und Lehre bzw. duales Studium)
Befragungszeit	Herbst 2010	Herbst 2015	Herbst 2024
Anzahl Befragte	3.003 Befragte	5.175 Befragte	7.068 Befragte

Quelle: IGES nach Beschäftigtenbefragung der DAK-Gesundheit 2010, 2015 und 2024

Abbildung 4: Dem Schwerpunktthema zugrunde liegende Datenquellen

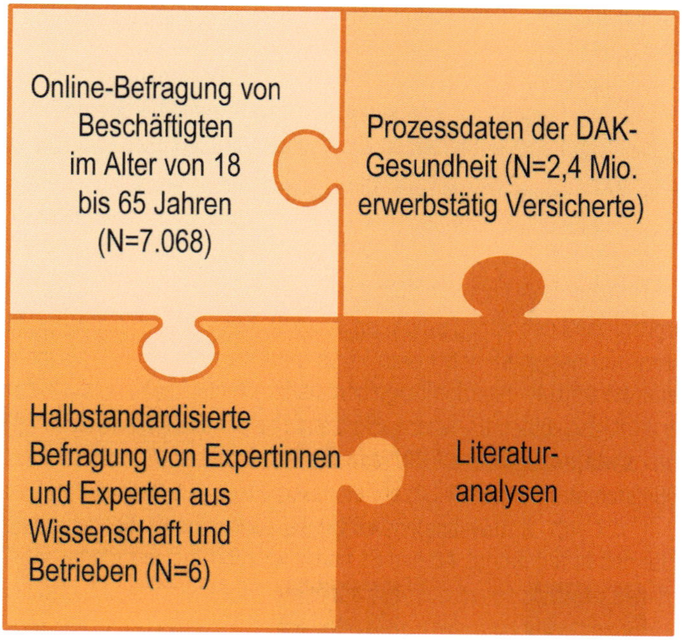

Quelle: IGES eigene Darstellung

1.3 Bevölkerungsbefragung

Methodik und Soziodemografie der Stichprobe

Die standardisierte Beschäftigtenbefragung 2024 von 7.068 Erwerbstätigen, d. h. abhängig Beschäftigten, ist die Basis für zahlreiche Ergebnisse des Reports, insbesondere zum individuellen Krankmeldeverhalten sowie der Einstellungen zum Krankmelden. Darüber hinaus wurden die Beschäftigten zu ihrer Gesundheit sowie zu ihren Anforderungen und Vorstellungen an die Rahmenbedingungen ihrer Tätigkeit und zu möglichen Generationenkonflikten bei der Arbeit befragt.

Weitere Themen des Fragebogens sind Angaben zur beruflichen Stellung im Unternehmen, Betriebsgröße, Umfang der Beschäftigung, Länge der aktuellen Betriebszugehörigkeit, Beginn der Berufstätigkeit und privaten Situation (Partnerschaftsstatus, betreuungspflichtige Kinder).

Die Befragung wurde im Zeitraum 31. Oktober bis 15. November 2024 durch die forsa Politik- und Sozialforschung GmbH als Online-Befragung realisiert. Das von forsa verwendete Panel rekrutiert die Panel-Teilnehmenden telefonisch basierend auf einem wissenschaftlichen Auswahlverfahren, sodass jeder Haushalt in Deutschland die gleiche statistische Chance hat, am Panel teilzunehmen. Grundsätzlich werden alle ausgewählten Befragungsteilnehmenden durch eine kurze E-Mail zur Befragung eingeladen. Die Einladung enthält neben dem Link zum Fragebogen eine kurze Information zum übergeordneten Thema der Befragung. Nicht im Panel enthalten ist die Gruppen an Personen, die das Internet gar nicht nutzen.

Die Rücklaufquote wird von forsa mit 31 Prozent angegeben. Alle hier dargestellten Auszählungen und Analysen wurden durch das IGES Institut auf Basis des von forsa übernommenen Rohdatensatzes erstellt.

Die Befragten sind auf Basis der Daten des Mikrozensus nach Alter, Geschlecht, Bildung und Bundesland gewichtet, sodass der Datensatz repräsentativ für die abhängig beschäftigte Bevölkerung im Alter von 18 bis 65 Jahren in Deutschland ist.

Alle Einzelheiten zur Erhebungsmethodik und zur Stichprobe der Beschäftigtenbefragungen für die Gesundheitsreporte 2011 und 2016 sind in den entsprechenden Veröffentlichungen dazu dargestellt (vgl. Krämer und Nolting 2011; Marschall et al. 2016).

Tabelle 1 zeigt die Demografie der Befragten ohne Verwendung der Gewichtung. Aufgrund des Fokus auf die Generation Z wird die Altersgruppe der 18- bis 29-Jährigen Beschäftigten differenziert betrachtet und detaillierter in zwei Altersgruppen (18–24 Jahre und 25–29 Jahre) dargestellt.

Tabelle 2 zeigt die Befragten nach Alter und Geschlecht mit verwendetem Gewicht. Alle weiteren Auswertungen basieren auf dem gewichteten Datensatz.

Tabelle 1: Befragte nach Altersgruppen und Geschlecht (ungewichtet)

Altersgruppe	Männer		Frauen		Gesamt	
	Anzahl	Tabellenprozent	Anzahl	Tabellenprozent	Anzahl	Tabellenprozent
18–29	345	4,9 %	285	4,0 %	630	8,9 %
davon:						
18–24	*91*	*1,3 %*	*88*	*1,2 %*	*179*	*2,5 %*
25–29	*254*	*3,6 %*	*197*	*2,8 %*	*451*	*6,4 %*
30–39	815	11,5 %	671	9,5 %	1.486	21,0 %
40–49	1.012	14,3 %	891	12,6 %	1.903	26,9 %
50–59	923	13,1 %	942	13,3 %	1.865	26,4 %
60–65	605	8,6 %	579	8,2 %	1.184	16,8 %
Gesamt	**3.700**	**52,3 %**	**3.368**	**47,7 %**	**7.068**	**100,0 %**

Quelle: IGES nach Beschäftigtenbefragung der DAK-Gesundheit 2024

Tabelle 2: Befragte nach Altersgruppen und Geschlecht (gewichtet)

Altersgruppe	Männer		Frauen		Gesamt	
	Anzahl	Tabellenprozent	Anzahl	Tabellenprozent	Anzahl	Tabellenprozent
18–29	492	7,0 %	421	6,0 %	913	12,9 %
davon:						
18–24	*135*	*1,9 %*	*139*	*2,0 %*	*274*	*3,9 %*
25–29	*358*	*5,1 %*	*282*	*4,0 %*	*639*	*9,0 %*
30–39	936	13,2 %	826	11,7 %	1.762	24,9 %
40–49	926	13,1 %	881	12,5 %	1.807	25,6 %
50–59	764	10,8 %	780	11,0 %	1.544	21,8 %
60–65	540	7,6 %	501	7,1 %	1.042	14,7 %
Gesamt	**3.659**	**51,8 %**	**3.409**	**48,2 %**	**7.068**	**100,0 %**

Quelle: IGES nach Beschäftigtenbefragung der DAK-Gesundheit 2024

Tabelle 3 zeigt die Zusammensetzung der Stichprobe nach Geschlecht und höchstem Schulabschluss. Etwas mehr als ein Drittel der Frauen und etwas weniger als ein Drittel der Männer haben einen mittleren Schulabschluss. Rund zehn Prozent der Frauen und 18 Prozent der Männer haben einen einfachen oder keinen Schulabschluss. Einen Hochschulabschluss oder ein Studium geben 51 Prozent der Frauen und 49 Prozent der Männer an.

Die Stichprobe setzt sich aus Arbeitern, Angestellten, Beamten und Personen in Ausbildung zusammen. In beiden Geschlechtern stellen die Angestellten die Mehrheit dar – insbesondere bei den Frauen, die zu rund 84 Prozent Angestellte sind. Die Gruppe der Beschäftigten „in Ausbildung" beinhaltet betriebliche Auszubildende sowie dual Studierende. Bei den Männern sind rund 3 Prozent in Ausbildung und bei den Frauen 2 Prozent (Tabelle 4).

Tabelle 3: Befragte nach höchstem Schulabschluss und Geschlecht

Abschluss	Männer		Frauen		Gesamt	
	Anzahl	Prozent	Anzahl	Prozent	Anzahl	Prozent
einfach[2]	672	18,4 %	353	10,4 %	1.025	14,5 %
mittl. Abschluss[3]	1.176	32,2 %	1.304	38,4 %	2.480	35,2 %
Hochschule/ Abitur[4]	1.784	48,9 %	1.729	50,9 %	3.513	49,9 %
anderer	15	0,4 %	14	0,4 %	29	0,4 %
Gesamt	**3.647**	**100,0 %**	**3.399**	**100,0 %**	**7.046**	**100,0 %**

Quelle: IGES nach Beschäftigtenbefragung der DAK-Gesundheit 2024

2 ohne Abschluss, Haupt-/Volksschulabschluss

3 mittlere Reife, Realschulabschluss, Fachschulreife, Abschluss der Polytechnischen Oberschule (8./10. Klasse)

4 Fachhochschulreife, Abschluss einer Fachoberschule, Abitur, allgemeine oder fachgebundene Hochschulreife, Fach-/Hochschulstudium

Tabelle 4: Befragte nach beruflicher Statusgruppe und Geschlecht

	Männer		Frauen		Gesamt	
Statusgruppe	Anzahl	Prozent	Anzahl	Prozent	**Anzahl**	**Prozent**
Arbeiter	718	19,6 %	177	5,2 %	895	12,7 %
Angestellte	2.485	67,9 %	2.845	83,5 %	5.330	75,4 %
Beamte	357	9,8 %	307	9,0 %	664	9,4 %
In Ausbildung	99	2,7 %	81	2,4 %	180	2,5 %
Gesamt	**3.659**	**100,0 %**	**3.409**	**100,0 %**	**7.068**	**100,0 %**

Quelle: IGES nach Beschäftigtenbefragung der DAK-Gesundheit 2024

Hinweise zur Darstellung der Befragungsergebnisse bei fehlenden Werten und Teilgruppenauswertungen

Nicht alle Befragten antworteten auf alle Fragen. Dadurch gibt es bei den meisten Fragen fehlende Antworten. Der Anteil fehlender Angaben bewegt sich in der Regel in der Größenordnung eines Prozents oder weniger. Sie werden daher in den Tabellen und Grafiken nicht berichtet und ausgewiesen. Ist der Anteil der fehlenden Angaben erhöht, wird die Summe der fehlenden Angaben im Total ausgewiesen und ist unter der Abbildung bzw. in der Tabelle angegeben. Generell gilt aber: Die Differenz zwischen der unter einer Grafik angegebenen Anzahl (n) und der Gesamtzahl von Befragten (n = 7.068) kommt durch „keine Angabe" bzw. die Antwort „weiß nicht" zustande. Einige Auswertungen beziehen sich nur auf einen Teil der Befragten, z. B. auf den Teil der Befragten, die sich in den letzten 12 Monaten bei ihrem Arbeitgebenden krankgemeldet haben („n"). Auch hier kann es wiederum „keine Angabe" oder „weiß nicht"-Antworten geben, die diese Zahl verringert. Oftmals werden innerhalb einer Darstellung die Antworten zu mehreren Fragen aufgeführt. In diesen Fällen kann die Zahl der Befragten, die auf diese Fragen geantwortet haben, unterschiedlich sein (i. d. R sind diese Unterschiede gering). Hier wird für die Zahl der Befragten ein Bereich angegeben (z. B. n = 3.861–3.917).

Darüber hinaus können die dargestellten Abbildungen und Tabellen geringfügige Rundungsfehler enthalten, da zur besseren Lesbarkeit nur eine Dezimalstelle abgebildet wird.

Die Befragung enthält verschiedene mehrstufige Antwortskalen. Im Rahmen der Auswertung sind diese Angaben teilweise zur besseren Darstellung zusammengefasst worden. Antwortmöglichkeiten wie „trifft voll und ganz zu" sowie „trifft eher zu" werden häufig zu „trifft zu" zusammengefasst und „trifft eher nicht zu" und „trifft überhaupt nicht zu" zu „trifft nicht zu".

Vergleichende Analysen anhand vergangener Befragungen im Rahmen des DAK-Gesundheitsreports

Die Untersuchungen zur Generation Z und dem Krankmeldeverhalten sowie möglichen Unterschieden zwischen den Generationen werden im Rahmen des Reports auf Basis von Zeitreihendaten dargestellt, um mögliche Veränderungen über die Zeit sichtbar zu machen.

Anders als bei der klassischen Querschnittsbefragung (einmalige Befragung) werden hierbei verschiedene Stichproben von Beschäftigten zu unterschiedlichen Zeitpunkten miteinander verglichen, wobei es sich nicht um dieselben Beschäftigten zu unterschiedlichen Zeitpunkten handelt. Mit Hilfe dieser drei Querschnittsbefragungen von Beschäftigten wird versucht neben Alterseffekten auch Rückschlüsse auf Generationsunterschiede abzuleiten bzw. Veränderungen unter den Beschäftigten über die Zeit, beispielsweise im Verhalten oder bei Einstellungen.

Altersunterschiede, im Sinne von Unterschieden zwischen Beschäftigten verschiedener Altersgruppen zu einem Zeitpunkt, bilden zum einen Unterschiede in Einstellungen, Verhaltensweisen und Meinungen in Abhängigkeit vom jeweiligen Lebensabschnitt und dem Altersgang einer Person ab. Sie können aber auch Ergebnis sich wandelnder Einstellungen im Laufe der Zeit darstellen. Um mögliche Generationsunterschiede ableiten zu können, werden Items aus den Erwerbstätigenbefragungen der Gesundheitsreporte 2011 und 2016 der aktuellen Beschäftigtenbefragung 2024 vergleichend gegenübergestellt (vgl. Abbildung 3). Auf Basis des Vergleichs der Befragungsergebnisse zu verschiedenen Zeitpunkten soll untersucht werden, ob und gegebenenfalls wie sich die Antworten der Beschäftigten für bestimmte Altersgruppen im Zeitverlauf verändert haben (s. g. Interkohorten).

2. Arbeitsunfähigkeiten im Überblick

2.1 Der Krankenstand

In welchem Maße eine Volkswirtschaft, eine Wirtschaftsgruppe oder ein Betrieb von Fehlzeiten aufgrund von Krankheit betroffen ist, wird anhand der Kenngröße „Krankenstand" ausgedrückt. Der Krankenstand gibt an, wie viel Prozent der Erwerbstätigen an einem Kalendertag durchschnittlich arbeitsunfähig erkrankt waren.

Abbildung 5: Krankenstand der Mitglieder der DAK-Gesundheit im Vergleich zu den Vorjahren

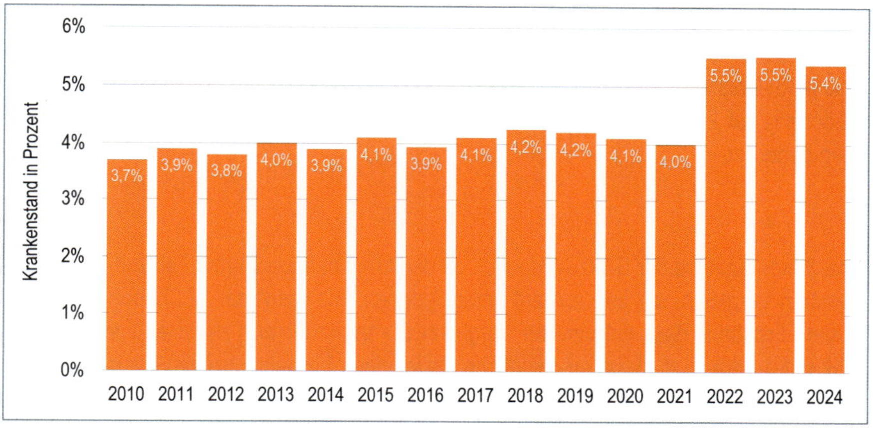

Quelle: AU-Daten der DAK-Gesundheit 2010–2024

Der Krankenstand bewegt sich in den Jahren vor 2022 insgesamt auf einem niedrigen Niveau. Nach einem leichten Rückgang in den Jahren 2019 bis 2021 von 4,2 Prozent auf 4,0 Prozent ist der Wert des Krankenstands im Jahr 2022 sprunghaft auf ein deutlich höheres Niveau angestiegen. 2024 ist der Krankenstand gegenüber dem Vorjahr leicht gesunken und liegt bei einem Wert von 5,4 Prozent. Der Krankenstand liegt damit drei Berichtsjahre in Folge auf einem deutlich höheren Niveau wie in den Jahren davor.

Anstieg des Krankenstandes

Der sprunghafte Anstieg des Krankenstandes ist nicht nur ein Phänomen, dass die DAK-Gesundheit betrifft. Das Institut für Arbeitsmarkt- und Berufsforschung zeigt, im Rahmen einer Zeitreihe seit 1991, dass der Anstieg des Krankenstandes für alle Gesetzlichen Krankenkassen zu verzeichnen ist (IAB 2024).

Der Anstieg des Krankenstandes bei gleichzeitiger anhaltender Schwäche der deutschen Konjunktur (Bundesministerium für Wirtschaft und Klimaschutz 14.10.2024) sowie die damit in Zusammenhang gebrachten hohen Produktivitätsausfälle in Deutschland, machen den Krankenstand zum Politikum.

Der vorliegende Gesundheitsreport befasst sich in Abschnitt 6 vertiefend mit den Hintergründen und Ursachen des gestiegenen Krankenstands und klärt auf, inwieweit es sich bei dem auf Basis der Krankenkassendaten berichteten Anstieg um einen tatsächlichen Anstieg der Fehlzeiten handelt. Auch weitere mögliche Einflussfaktoren auf den Krankenstand auf Ebene der Beschäftigten und im Zusammenhang mit der bestehenden Fehlzeitenregelungen werden darin vertiefend betrachtet.

Volkswirtschaftliche Bedeutung des Krankenstandes

Für das Jahr 2022 schätzt „die BAuA die volkswirtschaftlichen Produktionsausfälle [durch krankheitsbedingte Fehlzeiten] auf insgesamt 118 Milliarden Euro bzw. den Ausfall an Bruttowertschöpfung auf 207 Milliarden Euro[5]" (vgl. BAUA 2023). Für das Jahr 2023 schätzt die BAUA auf Basis des Arbeitsunfähigkeitsvolumens „die volkswirtschaftlichen Produktionsausfälle auf insgesamt 128 Milliarden Euro bzw. den Ausfall an Bruttowertschöpfung auf 221 Milliarden Euro" (vgl. BAUA 2024), was einen erneuten leichten Anstieg bedeutet.

Krankenstand im europäischen Vergleich

Eine Sonderanalyse der DAK-Gesundheit zu den krankheitsbedingten Fehlzeiten im europäischen Vergleich, die im Kern auf verschiedenen Analysen[6] der OECD beruht, kommt zu dem Ergebnis, dass ein direkter Vergleich der registrierten Fehlzeiten zwischen den EU-Ländern durch stark unterschiedliche Regelungen hinsichtlich der Voraussetzungen, der Dauer und der Höhe der Karenztage, der Lohnfortzahlung und des Krankengeldes erschwert wird. In einer Untersuchung zur selbst berichteten Krankheit in verschiedenen Staaten der EU, zeigt sich für Deutschland ein Krankenstand im oberen Mittelfeld des europäischen Vergleichs. Erklärungsansätze, die allein auf Systemunterschiede bei der Entgeltfortzahlung in den einzelnen Ländern abzielen, können allerdings die Unterschiede im Krankenstand zwischen den Ländern nicht erklären (Hildebrandt und Nguyen 2025).

2.2 Einflussfaktoren auf den Krankenstand

Welche Faktoren verursachen einen Krankenstand auf einem besonders hohen oder niedrigen Niveau? Der Krankenstand wird von einer Vielzahl von Faktoren beeinflusst, die auf unterschiedlichen Ebenen ansetzen und zum Teil auch gegenläufige oder sich aufhebende Wirkungen haben. Es lässt sich also nicht nur ein Mechanismus identifizieren, der z. B. eine radikale Senkung des Krankenstandes bewirken könnte.

5 Bei den erfassten Personen handelt es sich um Pflicht- und freiwillige Mitglieder der gesetzlichen Krankenversicherung mit Krankengeldanspruch.

6 Die OECD unterscheidet hierbei zwischen „‚compensated' und ‚self-reported' absence from work due to illness" (OECD).

Abbildung 6: Einflussfaktoren auf den Krankenstand

- Hohe Arbeitsbelastung
- Schlechtes Betriebsklima
- Umfang sozialpolitischer Maßnahmen bei Arbeitsunfähigkeit

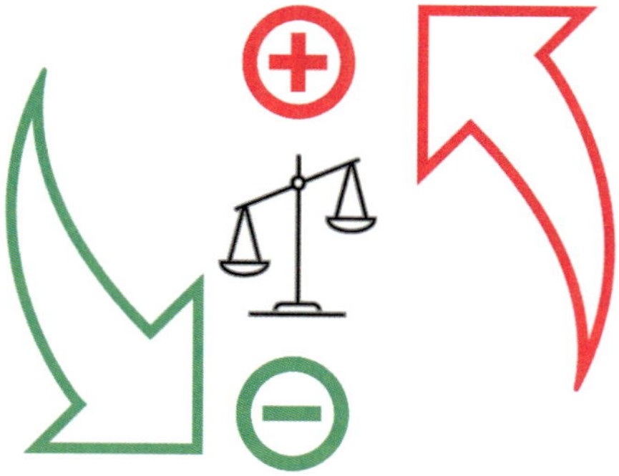

- Angst vor Arbeitsplatzverlust
- Hohe Arbeitsmotivation
- Gute Arbeitsbedingungen

Quelle: DAK-Gesundheit 2024

Wirkmechanismen auf den Krankenstand setzen an unterschiedlichen Stellen an und können in unterschiedlichen Richtungen Einfluss nehmen.

Faktoren auf der volkswirtschaftlichen Ebene

Auf der volkswirtschaftlichen Ebene wird allgemein der Konjunktur und der damit verbundenen Lage am Arbeitsmarkt Einfluss auf das Krankenstandsniveau zugesprochen:

Sind die Wirtschaftslage und damit die Beschäftigungslage gut, steigt der Krankenstand tendenziell an. Schwächt sich die Konjunktur ab und steigt die Arbeitslosigkeit, so sinkt in der Tendenz auch das Krankenstandsniveau (Kohler 2002).

Die vergleichende Betrachtung der Krankmeldungen der letzten zehn Jahre zeigt, dass Konjunkturveränderungen allein nicht mehr automatisch zu deutlichen weiteren Absenkungen oder Erhöhungen des Krankenstandes führen. Der Krankenstand entwickelt sich weitgehend unabhängig von konjunkturellen Verläufen.

Es ist eine gesamtwirtschaftliche Verlagerung von Arbeitsplätzen vom industriellen in den Dienstleistungssektor beobachtbar. Das veränderte Arbeitsplatzprofil bringt in der Tendenz auch den Abbau gefährlicher oder körperlich schwerer Arbeit mit sich. Entsprechend führt dieser Wandel zu Veränderungen des Krankheitsspektrums sowie tendenziell zur Senkung des Krankenstandsniveaus. Wie die Statistiken zeigen, ist der Krankenstand in Angestelltenberufen in der Regel deutlich niedriger als im gewerblichen Bereich.

Sozialpolitische Maßnahmen

In Deutschland hat die Entgeltfortzahlung einen hohen Stellenwert und ist zudem, verglichen mit anderen Ländern, sehr großzügig (Ziebarth und Pichler 2024).

> **Entgeltfortzahlung im Krankheitsfall gemäß § 3 Entgeltfortzahlungsgesetz**
>
> Seit 1994 haben alle Arbeitnehmer (inklusive Auszubildende), die unverschuldet durch Arbeitsunfähigkeit infolge eines Krankheitsfalls an ihrer Arbeitsleistung verhindert sind Anspruch an Entgeltfortzahlung. Verantwortlich für die Zahlung ist der Arbeitgebende für bis zu einer Dauer von sechs Wochen.

Verschiedene Analysen zeigen, dass es einen Zusammenhang zwischen der Anzahl der Fehltage und dem Umfang der Entgeltfortzahlungen gibt (Böckerman et al. 2018; Johansson et al. 2002; Johansson et al.; Johansson und Palme 2005; Ziebarth und Pichler 2024).

Bei einer Senkung der Zahlungen, melden sich demnach auch weniger Beschäftigte krank. Es ist davon auszugehen, dass bestimmte Beschäftigtengruppen hierbei auf eine Krankmeldung verzichten würden. Dies betrifft Personen mit einer leichten Erkrankung, die morgens aufgrund ihrer Symptomatik entscheiden der Arbeit fernzubleiben (die s. g. Bettkantenentscheidung) sowie mögliche „Blaumacher", d. h. Beschäftigte die der Arbeit ohne triftigen Grund fernbleiben. Daneben führen restriktivere Zahlungen aber auch dazu, dass Beschäftigte krank zur Arbeit gehen (Präsentismus), was negative Konsequenzen für die Betriebe haben kann. Zum einen werden Infektionen unter Kolleginnen und Kollegen verbreitet und zum anderen kann die Produktivität der kranken Beschäftigtenn verringert sein (Ziebarth und Pichler 2024). So haben während der COVID-19-Pandemie viele Länder die bezahlten Krankentage ausgeweitet, was zu einer Eindämmung der Pandemie beitrug und darüber hinaus die Arbeitsmärkte vor größeren Krisen bewahrte (Scarpetta et al. 2020).

Betriebliche Einflussfaktoren auf den Krankenstand

Viele Dienstleistungsunternehmen, einschließlich der öffentlichen Verwaltungen, stehen verstärkt unter Wettbewerbsdruck bei fortschreitender Verknappung der Ressourcen. In der Folge kommt es zu Arbeitsverdichtungen und „Rationalisierungen" und vielfach auch zu Personalabbau. Daraus können belastende und krankmachende Arbeitsbelastungen (z. B. Stressbelastungen) entstehen, die zu einem Anstieg des Krankenstandes führen.

▶ Der Gesundheitsreport 2023 beschäftigt sich vertiefend mit dem Thema „Gesundheitsrisiko Personalmangel: Arbeitswelt unter Druck". Beschäftigte mit häufigem oder konstantem Personalmangel sind besonders von Belastungen und Leistungsdruck betroffen, was zu physischen und psychischen Beschwerden führt. Branchen, die besonders stark vom Personalmangel betroffen sind, weisen erhöhte Fehlzeiten auf.

Auf der anderen Seite sind von betriebsbedingten Entlassungen vor allem ältere oder gesundheitlich beeinträchtigte Beschäftigte betroffen. Da in den AU-Analysen nur die „aktiv Erwerbstätigen" berücksichtigt werden, tritt hierdurch der sogenannte „healthy-worker-effect" auf. Die Belegschaft scheint also allein durch dieses Selektionsprinzip „gesünder" geworden zu sein.

Betriebliches Gesundheitsmanagement

Im Zuge umfassender Organisations- und Personalentwicklung haben sich in den letzten Jahren viele Unternehmen verstärkt des Themas „betrieblicher Krankenstand" angenommen. Insbesondere dem Zusammenhang von Arbeitsmotivation bzw. Arbeitszufriedenheit und Betriebsklima in Bezug auf das Arbeitsunfähigkeitsgeschehen wird im Rahmen von betrieblichen Mitarbeiterzirkeln, -befragungen, Führungsstilanalysen etc. Rechnung getragen.

Wie die Diskussion um die Einflussfaktoren zeigt, wird der Krankenstand von einer Vielzahl einzelner Faktoren beeinflusst, die auf unterschiedlichen Ebenen ansetzen. Und schließlich verbergen sich hinter den Krankenstandswerten unterschiedliche Krankheiten und Gesundheitsrisiken. Auch eine Veränderung des Gesundheitsbewusstseins und -verhaltens kann eine Änderung des Krankenstandsniveaus begründen.

Eine Übersichtsarbeit, die den Einfluss verschiedener Interventionen auf das Fehlzeitengeschehen untersucht, zeigt das es eine Vielzahl an Programmen gibt, die sich krankenstandsenkend auswirken, daneben gibt es auch Angebote die unwirksam bleiben (Odeen et al. 2013). Eine Betrachtung des ökonomischen Nutzens von Maßnahmen zu arbeitsweltbezogener Gesundheitsförderung, zeigt bei einer Vielzahl von Untersuchungen auf den positiven Nutzen solcher Maßnahmen (Barthelmes et al. 2019).

Alles in allem lässt sich nicht der eine Mechanismus identifizieren, der eine starke Absenkung des Krankenstandes bewirken könnte. Es ist daher schwierig, eine zuverlässige Prognose für die zukünftige Entwicklung des Krankenstandes abzugeben. Darüber hinaus sind viele Maßnahmen zielgruppenspezifisch (bspw. Muskel-Skelett-Erkrankungen oder psychische Belastungen) und heterogen im Sinne der methodischen Umsetzung.

Grundsätzlich ist die DAK-Gesundheit im Interesse der Unternehmen sowie Beschäftigten um eine positive Entwicklung zu niedrigen Krankenständen bemüht und möchte die Verantwortlichen dazu ermutigen, in ihrem Bemühen um die Verbesserung von Arbeitsbedingungen und den Abbau von Arbeitsbelastungen nicht nachzulassen.

Im Rahmen des betrieblichen Gesundheitsmanagements unterstützt die DAK-Gesundheit die Aufsetzung von Maßnahmen, die auf den Schutz, die Verbesserung bzw. die Wiederherstellung der Gesundheitsressourcen der Beschäftigten sowie ihr Wohlbefinden bei der Arbeit hinwirken. Dies kann sich auch reduzierend auf die Arbeitsunfähigkeit der Beschäftigten auswirken.

2.3 Strukturmerkmale des Krankenstandes

Der Krankenstand ist eine komplexe Kennziffer, die von verschiedenen Faktoren beeinflusst wird. Eine Betrachtung der einzelnen Faktoren ermöglicht ein weitergehendes Verständnis von Krankenstandsunterschieden zwischen Personengruppen sowie der Entwicklungen im Zeitverlauf. Bevor die entsprechenden Ergebnisse für das Jahr 2024 dargestellt werden, werden diese Faktoren für eine vertiefte Analyse des Krankenstandes kurz erläutert.

Eine mögliche Darstellungsweise des Krankenstandes ist die Kennziffer „Arbeitsunfähigkeitstage pro Versichertenjahr". Diese Zahl gibt an, wie viele Kalendertage im jeweiligen Berichtsjahr 100 Mitglieder der DAK-Gesundheit durchschnittlich arbeitsunfähig waren. Um diese Kennziffer ausweisen zu können, ohne mit mehreren Stellen hinter dem Komma arbeiten zu müssen, berechnet man sie zumeist als „AU-Tage pro 100 Versichertenjahre" bzw. „AU-Tage pro 100 ganzjährig Versicherter". Aus Gründen der einfachen Lesbarkeit wird nachfolgend im Allgemeinen nur von „100 Versicherten" bzw. „100 Mitgliedern" gesprochen.

Der Krankenstand (KS) lässt sich berechnen, indem man die AU-Tage je 100 Versichertenjahre (Vj) durch die Kalendertage des Jahres teilt:[7]

$$KS\ in\ \% = \frac{Anzahl\ der\ AU\text{-}Tage\ je\ 100\ Vj}{365\ Tage}$$

Die Höhe des Krankenstandes wird u. a. davon beeinflusst, wie viele Mitglieder überhaupt – wenigstens einmal – arbeitsunfähig erkrankt waren. Der Prozentsatz derjenigen, die wenigstens eine Arbeitsunfähigkeit im Bezugsjahr hatten, wird als „Betroffenenquote" bezeichnet.

- Der Krankenstand in einer bestimmten Höhe bzw. die Anzahl der AU-Tage (pro 100 Versicherte) können durch wenige Erkrankungsfälle mit langer Dauer oder durch viele Erkrankungsfälle mit kurzer Dauer bedingt sein.

Es ist daher bei der Betrachtung des Krankenstandes wichtig zu wissen, wie viele AU-Fälle (je 100 Versicherte) den Krankenstand verursachen und wie hoch die durchschnittliche Erkrankungsdauer ist.

Der Krankenstand (KS) in Prozent kann demnach auch wie folgt berechnet werden:

$$KS\ in\ \% = \frac{Anzahl\ der\ AU\text{-}F\ddot{a}lle\ je\ 100\ Vj \times Dauer\ einer\ Erkrankung}{365\ Tage}$$

Für Schaltjahre erfolgt die Division durch 366 Tage.

7 Für Schaltjahre steht im Nenner die Zahl 366.

Im Hinblick auf die ökonomische Bedeutung von Erkrankungsfällen ist es ferner interessant, die Falldauer näher zu untersuchen. Hierbei wird zwischen Arbeitsunfähigkeiten unterschieden,

- die in den Zeitraum der Lohnfortzahlung fallen (AU-Fälle bis zu sechs Wochen Dauer) und solchen,
- die darüber hinaus gehen und bei denen ab der siebten Woche Krankengeldleistungen durch die DAK-Gesundheit erfolgen (AU-Fälle über sechs Wochen Dauer).

In der öffentlichen Diskussion über den Krankenstand genießen häufig die besonders kurzen Arbeitsunfähigkeiten größere Aufmerksamkeit. Solche Kurzfälle können in einem Unternehmen die Arbeitsabläufe erheblich stören – für die Krankenstandshöhe haben sie jedoch nur geringe Bedeutung.

Jedes dieser Strukturmerkmale beeinflusst die Krankenstandshöhe. Ihre Betrachtung ist daher sinnvoll, wenn man die Krankenstände im Zeitverlauf oder zwischen unterschiedlichen Betrieben, Branchen oder soziodemografischen Gruppen miteinander vergleichen will. In den folgenden Abschnitten werden die genannten Strukturmerkmale des Krankenstandes vertiefend analysiert. In Abschnitt 6 befindet sich darüber hinaus eine vertiefende Analyse zur Entwicklung der Strukturmerkmale nach Einführung der elektronischen Krankmeldung.

Arbeitsunfähigkeitstage und Krankenstandsniveau

Bei 100 ganzjährig versicherten Mitgliedern der DAK-Gesundheit wurden 2024 im Durchschnitt 1.967,4 Fehltage wegen Arbeitsunfähigkeit (AU) registriert. Der Krankenstand von 5,4 Prozent im Jahr 2024 wird aus der Anzahl der Arbeitsunfähigkeitstage errechnet: Verteilt man die im Jahr 2024 je 100 Versicherte angefallenen 1.967,4 Arbeitsunfähigkeitstage auf die 366 Kalendertage des Jahres 2024, so waren an jedem Tag 5,4 Prozent der bei der DAK-Gesundheit versicherten Beschäftigten arbeitsunfähig erkrankt.

Abbildung 7: AU-Tage eines durchschnittlichen Mitglieds der DAK-Gesundheit 2024 (Basis: 366 Kalendertage in 2024)

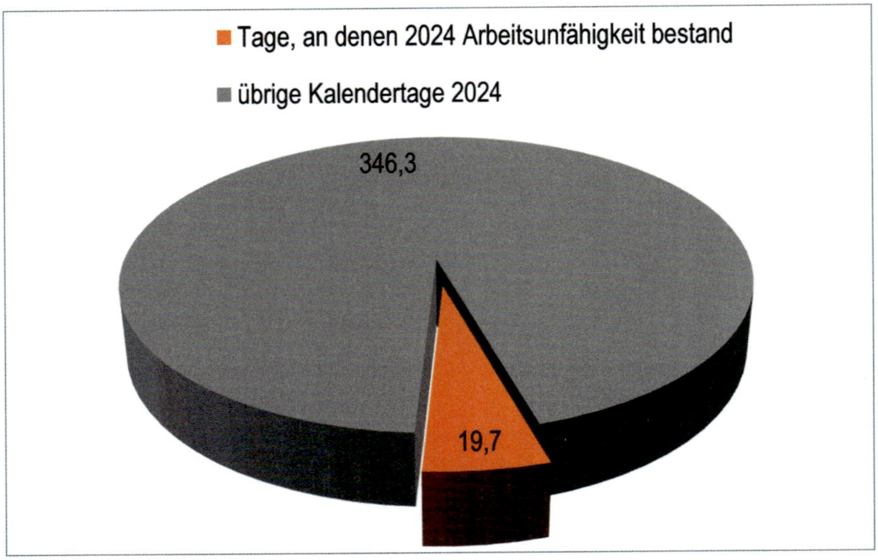

Quelle: AU-Daten der DAK-Gesundheit 2024

Betroffenenquote

2024 hatten 63,6 Prozent der Mitglieder der DAK-Gesundheit mindestens eine Arbeitsunfähigkeit. Das bedeutet, dass weniger als die Hälfte der Beschäftigten keine Arbeitsunfähigkeit im Jahr 2024 hatte. Abbildung 8 zeigt die Betroffenenquoten für die Jahre 2010 bis 2024.

Abbildung 8: Betroffenenquote 2024 im Vergleich zu den Vorjahren

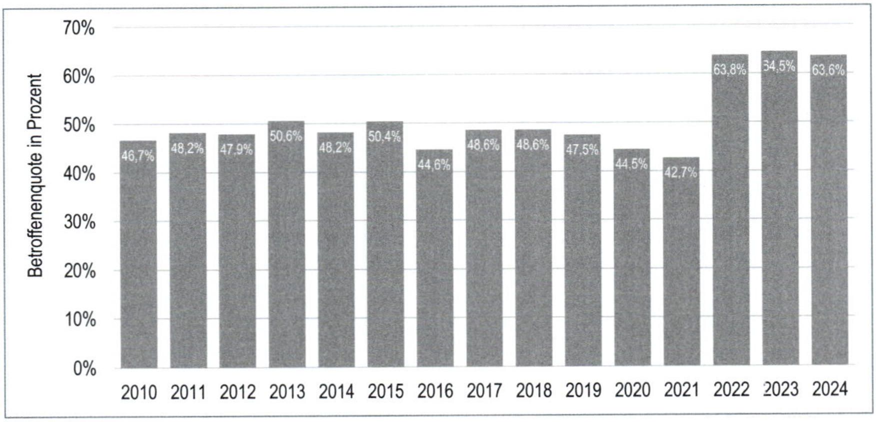

Quelle: AU-Daten der DAK-Gesundheit 2010–2024

Gegenüber dem Vorjahr ist die Betroffenenquote im Jahr 2024 leicht gesunken und liegt damit deutlich oberhalb der 50-Prozent-Marke. Vor Einführung der elektronischen Krankschreibung lag der Wert in den meisten Jahren seit 2010 deutlich unter oder nur knapp über dem Wert von 50 Prozent. Abschnitt 6 geht auf die Hintergründe der Entwicklung ab 2022 vertiefend ein.

Häufigkeiten von Arbeitsunfähigkeiten

Die Höhe des Krankenstandes ergibt sich aus der Häufigkeit von Arbeitsunfähigkeitsfällen und der durchschnittlichen Erkrankungsdauer. Die Dauer der Arbeitsunfähigkeitsfälle ist im Jahr 2024 etwas gesunken, die Häufigkeit ist jedoch etwas gestiegen, so dass das Krankenstandsniveau 2024 knapp unter dem des Vorjahres liegt.

Die Erkrankungshäufigkeit lag 2024 mit 202,5 Erkrankungsfällen je 100 Versicherte etwas über der im Vorjahr (2023: 200,1 AU-Fälle). Demnach war jedes Mitglied im Jahr 2024 durchschnittlich mit 2,02 Fällen (202,5 dividiert durch 100) in etwa zweimal arbeitsunfähig.

Abbildung 9: AU-Fälle pro 100 ganzjährig Versicherte 2010 bis 2024

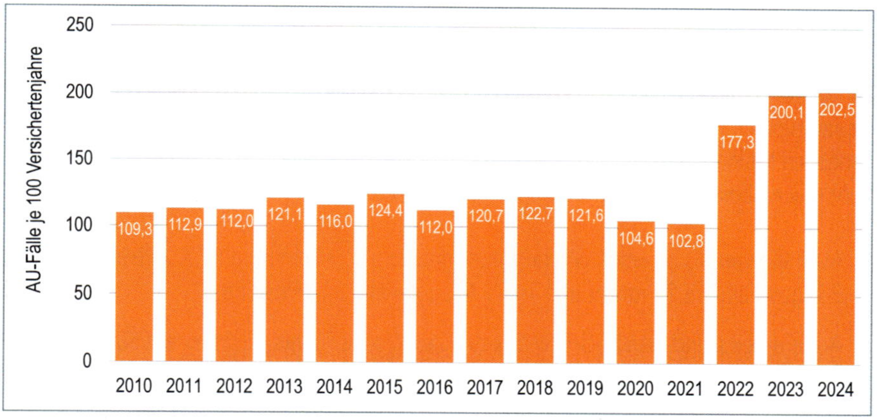

Quelle: AU-Daten der DAK-Gesundheit 2010–2024

In den Jahren 2010 bis 2012 war der Wert für die Krankschreibungshäufigkeit nahezu unverändert. In den Jahren 2013 bis 2019 lag die Krankschreibungshäufigkeit, mit Ausnahme des Wertes für 2016, auf einem etwas höheren Niveau. In den beiden Pandemiejahren 2020 und 2021 sank die Krankschreibungshäufigkeit wieder deutlich. Der Wert für 2022 ist gegenüber dem Niveau aller dargestellten Vorjahre sehr stark gestiegen und erhöht sich im Jahr 2024 nochmal. Abschnitt 6 geht auf die Hintergründe der Entwicklung ab 2022 vertiefend ein.

Durchschnittliche Falldauer

In den weiter zurückliegenden Jahren bis 2019 hatte sich die durchschnittliche Erkrankungsdauer nur unwesentlich von Jahr zu Jahr verändert. Im Jahr 2020 war die Falldauer dann deutlich gestiegen auf 14,4 Tage. Seit 2022 ist die Falldauer stark gesunken und liegt nun mit 9,7 Tagen in 2024 auf dem niedrigsten Niveau seit Auswertungsbeginn.

Abbildung 10: Durchschnittliche Falldauer (in Tagen) 2024 im Vergleich zu den Vorjahren

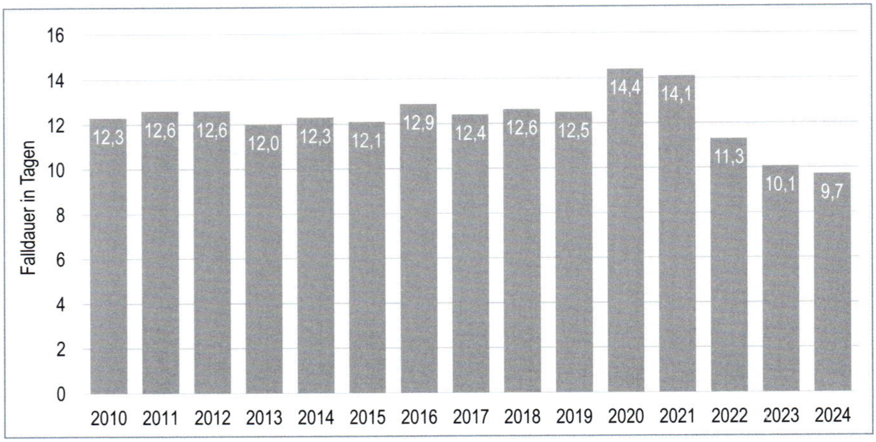

Quelle: AU-Daten der DAK-Gesundheit 2010–2024

Bedeutung der Arbeitsunfähigkeitsfälle unterschiedlicher Dauer

Hinter der Kennziffer „Krankenstand" verbirgt sich ein sehr heterogenes Geschehen: Das Gesamtvolumen von AU-Tagen kommt durch eine große Zahl von kurz dauernden und eine erheblich kleinere Zahl von langfristigen AU-Fällen zustande. Abbildung 11 veranschaulicht diesen Zusammenhang für das Berichtsjahr 2024:

- AU-Fälle von bis zu einer Woche Dauer machen 72,3 Prozent aller AU-Fälle aus (1- bis 3-Tages-Fälle 38,2 Prozent und 4- bis 7-Tages-Fälle 34,1 Prozent).
- Andererseits sind diese AU-Fälle bis zu einer Woche für nur 25,5 Prozent der AU-Tage – und damit des Krankenstandes – verantwortlich. Die kurzen Fälle von bis zu drei Tagen Dauer verursachen nur 7,9 Prozent der Ausfalltage.

Dies bedeutet: Die große Masse der Krankheitsfälle hat aufgrund ihrer kurzen Dauer eine vergleichsweise geringe Bedeutung für den Krankenstand.

Abbildung 11: Anteile der AU-Fälle unterschiedlicher Dauer an den AU-Tagen und -Fällen 2024 insgesamt

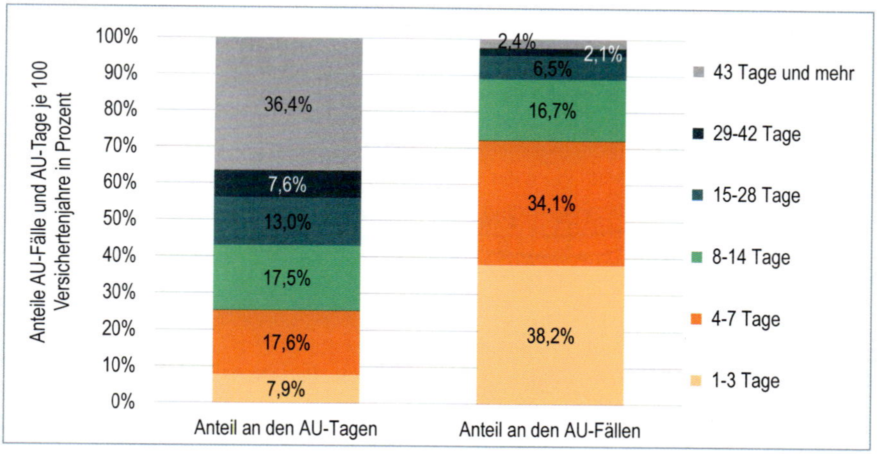

Quelle: AU-Daten der DAK-Gesundheit 2024

- 36,4 Prozent der AU-Tage entfielen auf nur 2,4 Prozent der Fälle, und zwar auf die langfristigen Arbeitsunfähigkeiten von mehr als sechs Wochen Dauer. Damit ist im Vergleich zum Vorjahr der Anteil der Langzeitarbeitsunfähigkeiten an den AU-Fällen gesunken (2023: 2,5 Prozent). Ihr Anteil an den AU-Tagen sank ebenfalls (2023: 37,1 Prozent).

Um einen Rückgang von Langzeitarbeitsunfähigkeiten zu erreichen, bedarf es der betrieblichen Prävention und Gesundheitsförderung, Rehabilitationsmaßnahmen sowie ein Wiedereingliederungsmanagement in Betrieben (BEM).

Langzeitarbeitsunfähigkeiten durch betriebliches Eingliederungsmanagement überwinden

Das durch das am 1. Mai 2004 in Kraft getretene „Gesetz zur Förderung der Ausbildung und Beschäftigung schwerbehinderter Menschen" novellierte neunte Sozialgesetzbuch (SGB IX) fordert in § 167 Abs. 2 SGB IX alle Arbeitgebende auf, für alle Beschäftigten, die innerhalb eines Jahres länger als sechs Wochen ununterbrochen oder wiederholt arbeitsunfähig sind, ein betriebliches Eingliederungsmanagement durchzuführen.

Zum betrieblichen Eingliederungsmanagement gehören alle Maßnahmen, die geeignet sind, die Beschäftigungsfähigkeit der Mitarbeiterinnen und Mitarbeiter mit gesundheitlichen Problemen oder Behinderung nachhaltig zu sichern.

Zur Umsetzung dieser Vorschrift stehen die Krankenkassen als Rehabilitationsträger sowie auch Berufsgenossenschaften, Rentenversicherungsträger, Agenturen für Arbeit einschließlich ihrer gemeinsamen Servicestellen neben Integrationsämtern bzw. Integrationsfachdiensten den Betrieben beratend und unterstützend zur Seite.

Krankenstand nach Alter und Geschlecht

Abbildung 12: Krankenstand 2024 nach Geschlecht und Altersgruppen

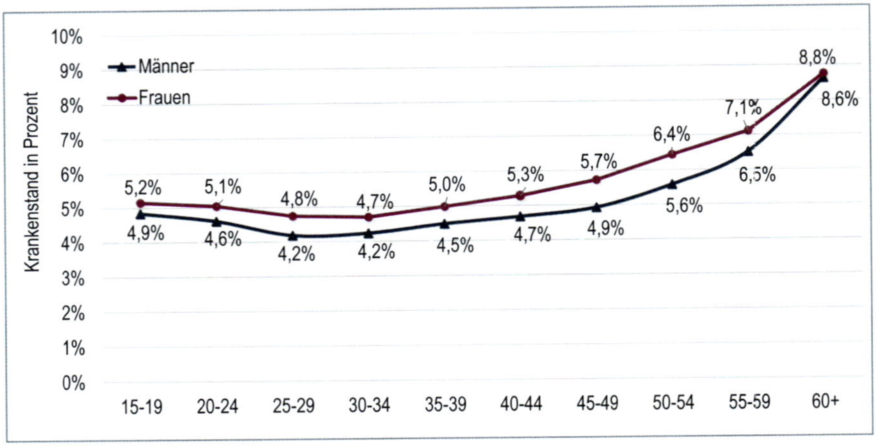

Quelle: AU-Daten der DAK-Gesundheit 2024

Der Krankenstand der weiblichen Versicherten ist mit durchschnittlich 5,7 Prozent – wie auch in den Vorjahren – höher als der der männlichen Versicherten (5,1 Prozent). Wie der Altersverlauf zeigt, liegt der Krankenstand der Frauen in allen Altersgruppen über dem der Männer.

Der höhere Krankenstand von Frauen ist im Wesentlichen auf eine höhere Fallhäufigkeit (211,7 Fälle bei Frauen gegenüber 194,6 Fällen bei Männern je 100 Versichertenjahre) zurückzuführen.

► Im Schwerpunktthema 2015 „Männer und Frauen im Arbeitsunfähigkeitsgeschehen" wurde der Frage nachgegangen, warum Frauen häufiger als Männer krankgeschrieben sind. Aspekte waren das Morbiditätsgeschehen, das sich zwischen den Geschlechtern deutlich unterscheidet, Einstellungen und Umgang im Zusammenhang mit Krankheit, Arbeitsunfähigkeit und Krankschreibung sowie mögliche weitere Einflussfaktoren wie die Branchenzugehörigkeit.

Der Altersverlauf der beiden Kurven in Abbildung 13 zeigt, abgesehen vom Niveau, insgesamt einen ähnlichen Verlauf. Zu Beginn, in der Altersspanne der 15- bis 24-Jährigen, fallen die Werte zunächst ab und Erreichen ihr Minimum bei Männern und Frauen etwa im Alter von 30 Jahren. Von da an nimmt der Krankenstand im weiteren Altersverlauf deutlich zu.

Eine Erklärung für diesen insgesamt typischen Altersverlauf des Krankenstands liefert die Zerlegung des Krankenstandes in seine beiden Komponenten „Erkrankungshäufigkeit" abgebildet durch die Fallzahl und „Erkrankungsdauer".

Abbildung 13: Falldauer (Rauten) und Fallhäufigkeit (Säulen) nach Altersgruppen 2024

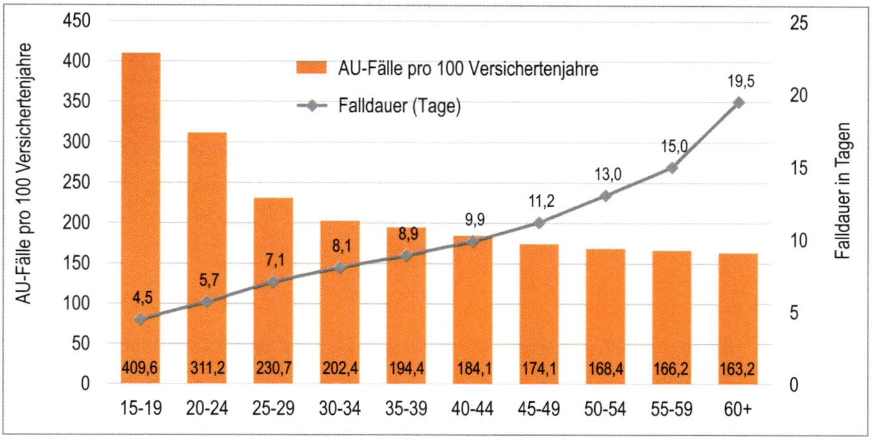

Quelle: AU-Daten der DAK-Gesundheit 2024

Der in Abbildung 13 erkennbare Altersgang bei der Falldauer und bei der Fallhäufigkeit zeigt ein typisches Bild:

In den jüngeren Altersgruppen sind Arbeitsunfähigkeitsfälle mit Abstand am häufigsten. Bei den unter 20-Jährigen ist im Vergleich zu den Mitgliedern in den mittleren Altersgruppen die Fallzahl mit 410 Fällen pro 100 Versicherte mehr als doppelt so hoch.

Mit anderen Worten: Jüngere Arbeitnehmer werden in der Regel zwar häufiger, allerdings meist nur wenige Tage krank. Eine durchschnittliche Krankschreibung eines 15- bis 19-Jährigen dauerte beispielsweise nur 4,5 Tage, die eines 55- bis 59-Jährigen hingegen 15,0 Tage.

Wegen der kurzen Falldauer wirkte sich die sehr viel größere Fallhäufigkeit der jüngsten Mitglieder nur in einem etwas höheren Krankenstand aus (vgl. Abbildung 12). Die längere durchschnittliche Falldauer der älteren Mitglieder ist darauf zurückzuführen, dass Langzeitarbeitsunfähigkeiten von mehr als sechs Wochen Dauer im Altersverlauf zunehmen und einen erheblich größeren Anteil am Krankheitsgeschehen haben.

► Das Schwerpunktthema 2011 „Gesundheit junger Arbeitnehmer“ zeigt, dass ein wichtiger Grund für die hohe Fallhäufigkeit in der jüngsten Altersgruppe das größere Unfall- und Verletzungsrisiko jüngerer Beschäftigter ist im Zusammenhang mit Freizeitaktivitäten (Sport). Jüngere Arbeitnehmer sind zudem häufiger aufgrund von eher geringfügigen Erkrankungen (z. B. Atemwegsinfekten) krankgeschrieben. Daher ist die Falldauer bei den jüngeren Mitgliedern sehr gering und steigt erst mit zunehmendem Alter deutlich an.

Das diesjährige Schwerpunktthema im Kapitel 7 liefert einen aktuellen vertiefenden Einblick in die Einstellungen und den Umgang im Zusammenhang mit Krankheit, Arbeitsunfähigkeit und Krankschreibung der Generation Z.

Abbildung 14 zeigt, wie viele AU-Tage in der jeweiligen Altersgruppe auf die Fälle von bis zu bzw. über sechs Wochen Dauer zurückzuführen waren. In jeder Altersgruppe sind die Säulen in zwei Teile zerlegt: Einerseits die Tage, die durch kürzere Krankheitsfälle bis 42 Tage Dauer verursacht wurden (heller Säulenabschnitt) und andererseits die Tage, die auf längere Arbeitsunfähigkeiten von mehr als sechs Wochen entfielen (dunkler Säulenabschnitt).

Abbildung 14: AU-Tage pro 100 Versicherte der Fälle bis 42 Tage und über 42 Tage Dauer nach Altersgruppen

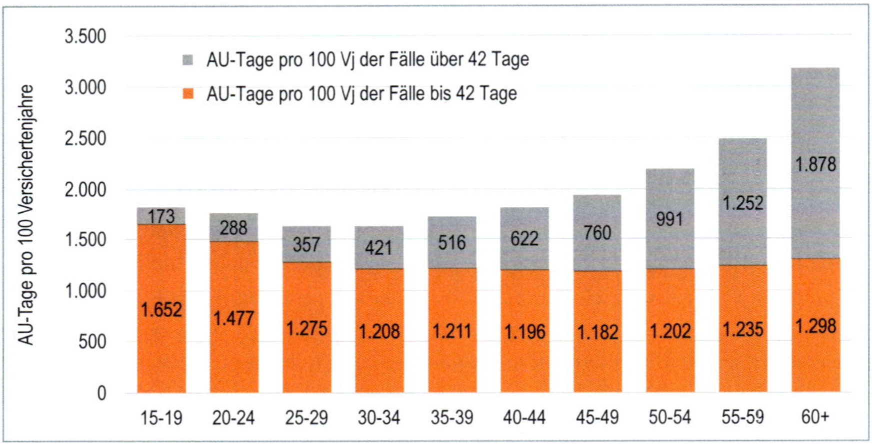

Quelle: AU-Daten der DAK-Gesundheit 2024

Ein Vergleich der beiden Säulenabschnitte in der jeweiligen Altersgruppe zeigt deutlich, dass die Erkrankungsfälle mit langer Dauer im Altersverlauf an Bedeutung gewinnen:

Während bei den 15- bis 19-Jährigen lediglich ein Anteil von 9,5 Prozent (173 von [173+1.652]) des Krankenstandes auf die Langzeit-Arbeitsunfähigkeitsfälle entfällt, beträgt dieser Wert in der Altersgruppe der über 60-Jährigen 59,1 Prozent (1.878 von [1.878+1.298]). Mit anderen Worten: Bei den über 60-Jährigen werden knapp 60 Prozent des Krankenstandes durch Erkrankungen von über sechs Wochen Dauer verursacht.

3. Arbeitsunfähigkeiten nach Krankheitsarten

Dieses Kapitel untersucht die Krankheitsarten, die für die Arbeitsunfähigkeiten der Mitglieder der DAK-Gesundheit ursächlich sind.

Als Krankheitsarten bezeichnet man die Obergruppen, zu denen die einzelnen medizinischen Diagnosen zu Zwecken der Dokumentation und Analyse zusammengefasst werden.

Ausgangspunkt dieser Analyse sind die Angaben der Ärzte zu den medizinischen Ursachen für eine Arbeitsunfähigkeit, die mithilfe eines internationalen Schlüsselsystems, dem ICD-Schlüssel, auf der Arbeitsunfähigkeitsbescheinigung vermerkt werden.[8] Vgl. hierzu auch die methodischen Hinweise zur Diagnosezuordnung der Arbeitsunfähigkeitsfälle in Abschnitt 1.1.

3.1 Die wichtigsten Krankheitsarten

Die zehn Krankheitsarten mit den größten Anteilen an den Erkrankungstagen und damit am Krankenstand der Mitglieder der DAK-Gesundheit sind in Abbildung 15 dargestellt.

Abbildung 16 zeigt die Anteile dieser Krankheitsarten an den Erkrankungsfällen.

Auf Atemwegserkrankungen, Erkrankungen des Muskel-Skelett-Systems und psychische Erkrankungen entfallen 2024 mehr als die Hälfte aller Fehltage (54,6 Prozent):[9]

Erkrankungen des Atmungssystems

Im Jahr 2024 hatten Erkrankungen des Atmungssystems einen Anteil von 19,4 Prozent am Krankenstand. Mit 381,7 AU-Tagen je 100 Versicherte lag diese Krankheitsart beim Tagevolumen an der Spitze. Auch hinsichtlich der Erkrankungshäufigkeit lagen Erkrankungen des Atmungssystems mit 66,5 Erkrankungsfällen pro 100 Versicherte an der Spitze. Im Durchschnitt dauerte eine Krankschreibung wegen einer Atemwegserkrankung 5,7 Tage.

Die Fehltage wegen Erkrankungen des Atmungssystems sind 2024 im Vergleich zum Vorjahr (2023: 371,4 AU-Tage pro 100 Versicherte) gestiegen.

Erkrankungen des Muskel-Skelett-Systems

Krankschreibungen aufgrund von Erkrankungen des Muskel-Skelett-Systems liegen 2024 mit 17,8 Prozent aller Fehltage an zweiter Stelle im Fehlzeitengeschehen, die Zahl der Fehltage je 100 Versichertenjahre ist von 355,5 Tagen in 2023 auf 349,8 Tagen in 2024 zurückgegangen. Mit 25,3 AU-Fällen gab es 2024 in Bezug auf die Fallhäufigkeit einen minimalen Zuwachs (25,0 AU-Fälle in 2023). Die durchschnittliche Krankschreibungsdauer

8 Vgl. DIMDI 2023

9 Abweichungen in der Summenbildung können rundungsbedingt auftreten.

ist dabei von 14,2 auf 13,8 Tage gesunken. In der Hauptgruppe der Erkrankungen des Muskel-Skelett-System stellen Rückenerkrankungen den größten Teilkomplex da.

► Mehr Informationen hierzu bieten Sonderauswertungen innerhalb des DAK-Gesundheitsreports 2018 „Rückenleiden".

Psychische Erkrankungen

An dritter Stelle in Bezug auf den Anteil an allen Fehltagen stehen die psychischen Erkrankungen mit 17,4 Prozent der Ausfalltage. Im Vergleich zum Vorjahr ist mit 341,8 AU-Tagen pro 100 Versicherte ein erneuter Anstieg der Fehltage festzustellen (2023: 340,5 AU-Tage). Psychische Erkrankungen früheren zu deutlich überdurchschnittlich langen Krankschreibungen, 2024 dauerte eine Krankschreibung 32,9 Tage.

Nach epidemiologischen Studien gehören psychische Erkrankungen zu den häufigsten und auch kostenintensivsten Erkrankungen.

Die gestiegene Bedeutung von psychischen Erkrankungen hat die DAK-Gesundheit bereits mehrfach untersucht.

► Sonderanalysen zu psychischen Erkrankungen sind in den Gesundheitsreporten 2002, 2005 und 2013 zu finden.

Die aktuellen Entwicklungen dazu finden sich im nachfolgenden Abschnitt.

Abbildung 15: Anteile der zehn wichtigsten Krankheitsarten an den AU-Tagen

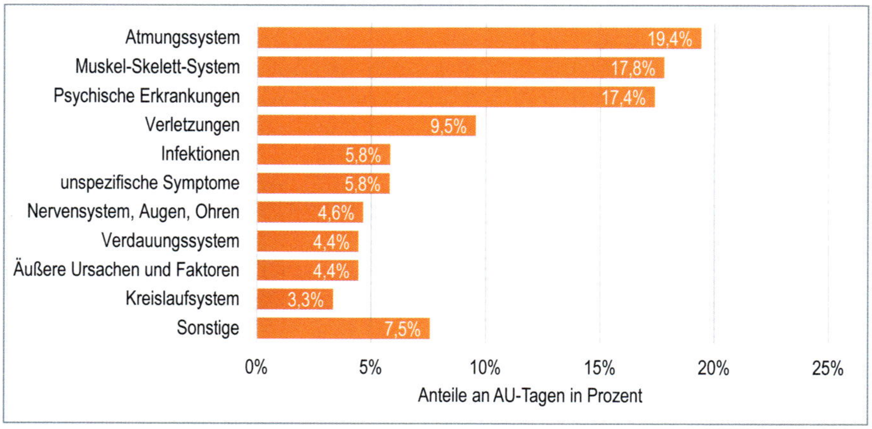

Quelle: AU-Daten der DAK-Gesundheit 2024

Abbildung 16: Anteile der zehn wichtigsten Krankheitsarten an den AU-Fällen

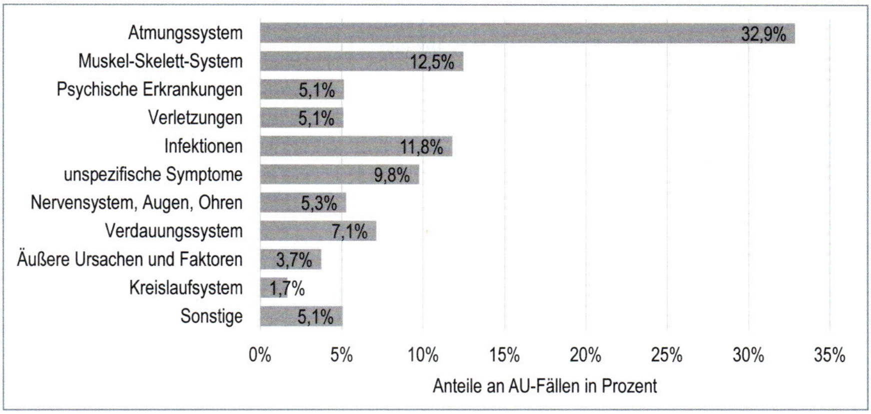

Quelle: AU-Daten der DAK-Gesundheit 2024

Verletzungen

Krankschreibungen aufgrund einer Verletzung sind 2024 wieder auf Platz vier im Fehlzeitengeschehen. Auf Verletzungen entfallen 2024 9,5 Prozent aller Fehltage. Mit einer durchschnittlichen Krankschreibungsdauer von 18,2 Tagen gehören diese Krankschreibungen zu denen mit einer deutlich überdurchschnittlichen Krankschreibungsdauer. In Bezug auf die Fallhäufigkeit liegen Krankschreibungen wegen Verletzungen zusammen mit den psychischen Erkrankungen in 2024 an siebter Stelle.

Krankschreibungen aufgrund einer Infektion wie z. B. einer infektiösen Gastroenteritis und Kolitis stehen mit einem Anteil von 5,8 Prozent an fünfter Stelle.

Diagnosegruppe mit COVID-19-Erkrankung

Die Erkrankungsgruppe „Äußere Ursachen und Faktoren, die den Gesundheitszustand beeinflussen" fasst mehrere Diagnosegruppen zusammen, ICD-10 U00-Z99. Darin enthalten sind auch die beiden Diagnosen U07.1 und U07.2, mit der die COVID-19-Erkrankung kodiert wird. In 2024 hat die Diagnosegruppe keine hohe Bedeutung für den Krankenstand (Platz neun). Zu beachten ist dabei aber auch, dass nach dem Abklingen der COVID-19-Pandemie davon auszugehen ist, dass bei der Diagnosestellung inzwischen seltener ein Test auf COVID-19 durchgeführt wird und damit weniger Erkrankungsfälle diagnostiziert werden. In einem gewissen Umfang muss hier demnach von einer Untererfassung dieser Diagnose ausgegangen werden.

Unter den zehn wichtigsten Krankheitsarten befinden sich über die genannten hinaus auch die unspezifischen Symptome, Erkrankungen des Nervensystems, der Augen und der Ohren, Erkrankungen des Verdauungssystems sowie Erkrankungen des Kreislaufsystems.

Aktuelle Entwicklungen bei psychischen Erkrankungen

Die Entwicklung der Fehltage aufgrund psychischer Erkrankungen war eine der auffälligsten Entwicklungen in Bezug auf die Krankenstandskennziffern in den letzten Jahren. Der DAK-Gesundheitsreport verfolgt diese Entwicklung seit Jahren.

Die nachfolgenden beiden Abbildungen stellen die aktuellen Entwicklungen zusammen.

Es zeigt sich in Abbildung 17, dass die Zahl der Fehltage aufgrund psychischer Erkrankungen 2024 angestiegen ist. Mit 341,8 Fehltagen bezogen auf 100 Versichertenjahre ist der Anstieg aber nur noch sehr gering. Die Zahl der Krankschreibungsfälle stieg ebenfalls nur minimal von 10,2 Fällen je 100 Versichertenjahre in 2023 auf 10,4 Fälle in 2024.

Abbildung 17: AU-Tage und AU-Fälle pro 100 Versichertenjahre aufgrund psychischer Erkrankungen

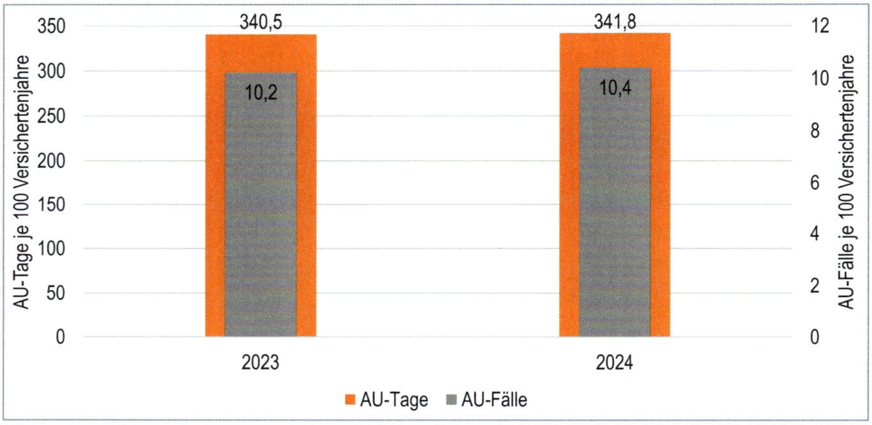

Quelle: AU-Daten der DAK-Gesundheit 2023, 2024

Welche Einzeldiagnose sich in welchem Umfang hinter den psychischen Erkrankungen (ICD-10 F00-F99) verbirgt, zeigt Abbildung 18, in der die Fehltage je 100 Versichertenjahre für die fünf wichtigsten Einzeldiagnosen dargestellt sind. Die weitaus meisten Fehltage werden demnach durch Depressionen verursacht.

Abbildung 18: AU-Tage je 100 Versichertenjahre für die fünf wichtigsten Einzeldiagnosen bei psychischen Erkrankungen

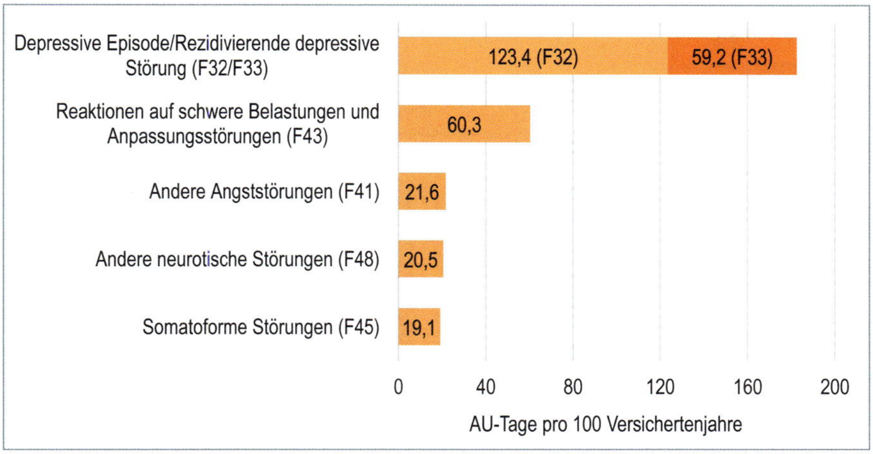

Quelle: AU-Daten der DAK-Gesundheit 2024

Die Zahl der AU-Tage für psychische Erkrankungen nehmen bei beiden Geschlechtern mit dem Alter kontinuierlich zu. Insgesamt liegt die Zahl der Fehltage für psychische Erkrankungen bei Frauen über denen der Männer (Frauen 430,8 Fehltage je 100 Versicherte gegenüber 265,8 bei Männern). Die Veränderung der durchschnittlichen Zahl der Arbeitsunfähigkeitsfälle mit dem Altersgang fällt bei Männern deutlich moderater aus als bei Frauen (vgl. Abbildung 19 und Abbildung 20).

Abbildung 19: AU-Tage und AU-Fälle pro 100 Versichertenjahre aufgrund psychischer Erkrankungen nach Altersgruppen – Männer

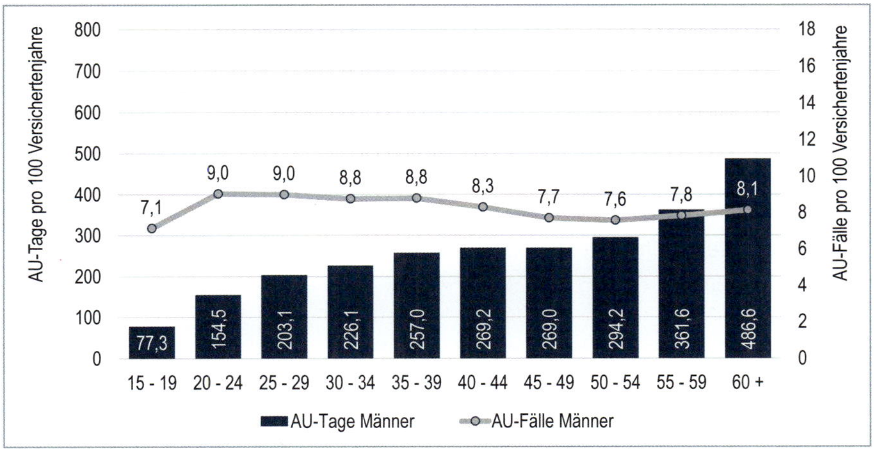

Quelle: IGES nach Daten der DAK-Gesundheit 2024

Abbildung 20: AU-Tage und AU-Fälle pro 100 Versichertenjahre aufgrund psychischer Erkrankungen nach Altersgruppen – Frauen

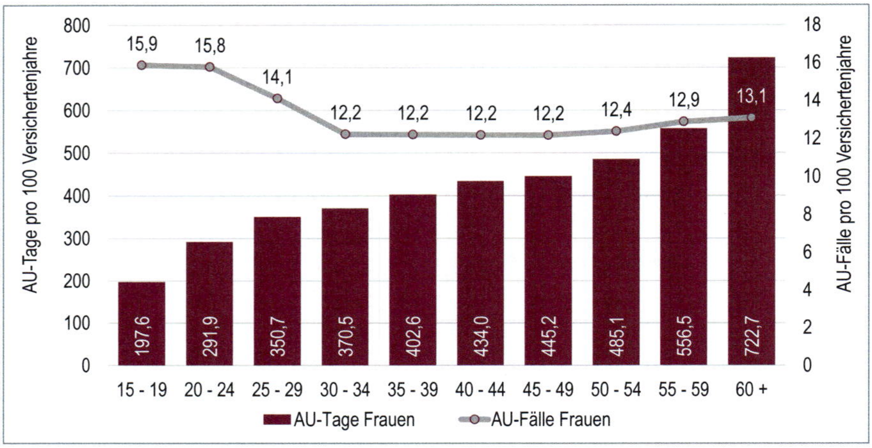

Quelle: IGES nach Daten der DAK-Gesundheit 2024

3.2 Die wichtigsten Krankheitsarten nach Geschlecht

Erkrankungen des Muskel-Skelett-Systems begründen bei Männern die meisten Fehltage und liegen mit einem Anteil von 20,5 Prozent am Gesamtkrankenstand auf Platz eins. Für den Krankenstand der Frauen haben sie eine etwas geringere Bedeutung. Bei Frauen liegt ihr Anteil am Krankenstand bei 14,9 Prozent.

Bei Frauen stehen psychische Erkrankungen an erster Stelle, sie begründen 20,7 Prozent der Fehltage, bei Männern stehen sie an dritter Stelle (14,2 Prozent).

Auf Platz zwei folgen bei Männern Atemwegserkrankungen. Hinsichtlich ihrer Bedeutung für den Krankenstand haben diese bei den Frauen eine ähnliche Bedeutung wie bei den Männern (18,8 Prozent bei den Männern gegenüber 20,0 Prozent bei den Frauen). Bei Frauen steht diese Erkrankungsgruppe ebenfalls an zweiter Stelle.

Bei Männern stehen an vierter Stelle die Verletzungen mit einem Anteil von 11,6 Prozent an den AU-Tagen.

Verletzungen stehen bei den Frauen mit einem Anteil von 7,3 Prozent am Gesamtkrankenstand ebenfalls an vierter Stelle.

An fünfter Stelle stehen bei Männern die Infektionen mit einem Anteil von 6,0 Prozent am Krankenstand. Bei den Frauen nehmen Infektionen keinen der vorderen Plätze ein. Auf Platz fünf finden sich bei den Frauen Erkrankungen durch unspezifische Symptome mit einem Anteil von 6,4 Prozent.

Ferner wird aus Abbildung 21 und Abbildung 22 deutlich, dass bei Frauen und Männern in etwa der gleiche Anteil des Krankenstandes (30,6 Prozent bei Frauen und 28,9 Prozent bei Männern) auf die sonstigen Krankheitsarten entfällt.

Abbildung 21: Anteile der fünf wichtigsten Krankheitsarten an den AU-Tagen bei den Frauen

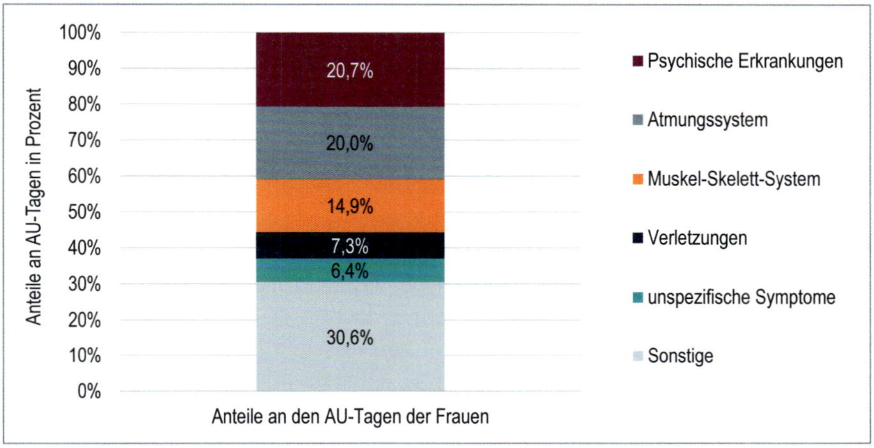

Quelle: AU-Daten der DAK-Gesundheit 2024

Abbildung 22: Anteile der fünf wichtigsten Krankheitsarten an den AU-Tagen bei den Männern

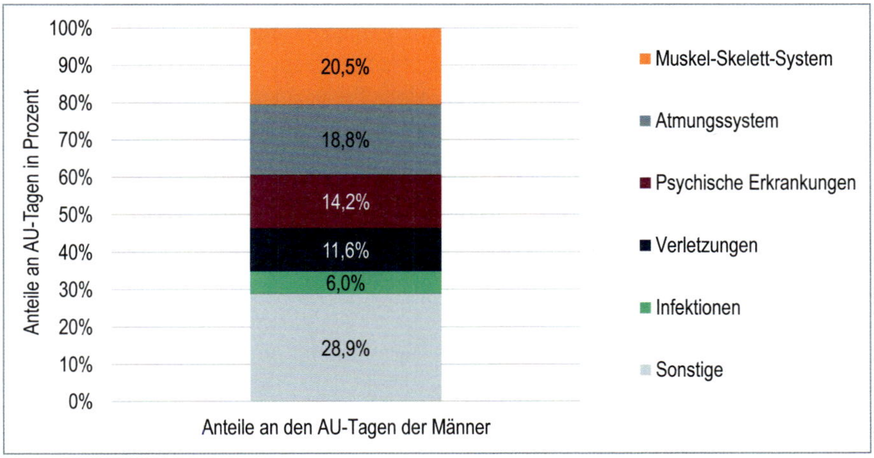

Quelle: AU-Daten der DAK-Gesundheit 2024

3.3 Die wichtigsten Krankheitsarten nach Altersgruppen

Abbildung 23 zeigt die Bedeutung der sechs wichtigsten Krankheitsarten in den fünf unteren und Abbildung 24 in den fünf höheren Altersgruppen. Wie aus den Abbildungen ersichtlich wird, steigt die Bedeutung der Erkrankungen des Muskel-Skelett-Systems mit zunehmendem Alter kontinuierlich an, und zwar von 6,5 Prozent bei den 15- bis 19-Jährigen auf 23,3 Prozent bei den über 60-Jährigen.

Ursächlich für diesen Anstieg sind verstärkt langwierige chronisch-degenerative Erkrankungen im Alter (mehr Informationen enthält das Schwerpunktthema des Gesundheitsreports 2003 und 2018: „Rückenerkrankungen").

Die Bedeutung von Atemwegserkrankungen ist in der unteren Altersgruppe am größten. 33,9 Prozent der Fehltage in dieser Altersgruppe sind damit begründet, mit zunehmendem Alter nimmt ihre Bedeutung für den Krankenstand deutlich ab.

Bei den Verletzungen verhält es sich ebenso: Ihr Anteil am Krankenstand ist in der jüngsten Altersgruppe mit 12,9 Prozent am höchsten. Mit zunehmendem Alter nimmt ihre Bedeutung für den Gesamtkrankenstand jedoch ab. Bei den über 60-Jährigen entfallen nur noch 8,4 Prozent aller Ausfalltage auf Erkrankungen mit dieser Diagnose.

Der Anteil der psychischen Störungen am Gesamtkrankenstand steigt von 7,1 Prozent bei den 15- bis 19-Jährigen kontinuierlich auf einen prozentualen Anteil von 19,0 Prozent bei den 40- bis 44-Jährigen an. Ab dem 45. Lebensjahr bleibt die relative Bedeutung psychischer Erkrankungen (bei insgesamt steigendem Krankenstandsniveau) relativ konstant. Psychische Erkrankungen haben somit in den oberen Altersgruppen an Bedeutung gewonnen.

Abbildung 23: Anteile der wichtigsten Krankheitsarten an den AU-Tagen der fünf unteren Altersgruppen

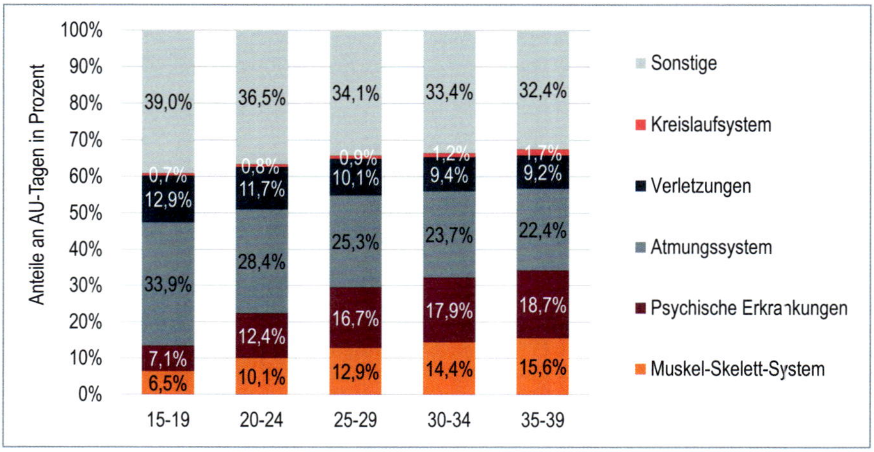

Quelle: AU-Daten der DAK-Gesundheit 2024

Abbildung 24: Anteile der wichtigsten Krankheitsarten an den AU-Tagen der fünf oberen Altersgruppen

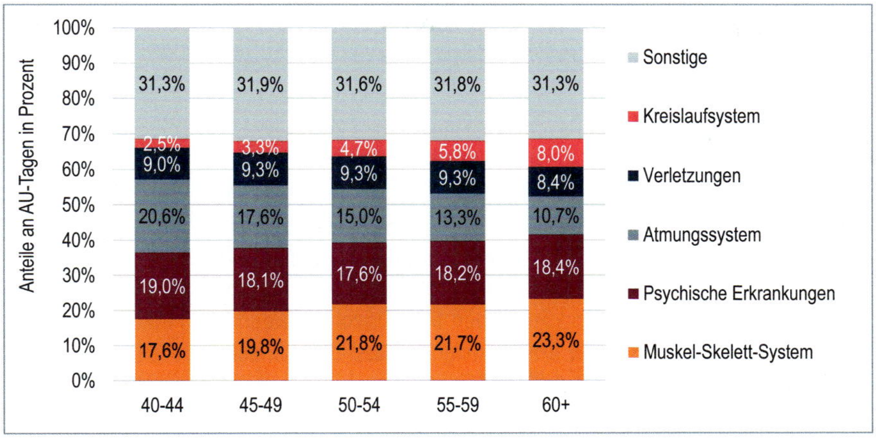

Quelle: AU-Daten der DAK-Gesundheit 2024

3.4 Die wichtigsten Einzeldiagnosen

Bisher wurde der Anteil der Krankheitsarten (ICD-10-Kapitel) am Krankenstand der Mitglieder der DAK-Gesundheit betrachtet. Tabelle 5 zeigt nun auf der Ebene der Einzeldiagnosen, welche konkreten Erkrankungen innerhalb der ICD-10-Kapitel die Höhe des Krankenstandes maßgeblich beeinflusst haben.

Die Rangliste wurde nach dem Kriterium des Anteils an den AU-Tagen erstellt. Im Anhang II zu diesem Report wird diese Rangliste auch differenziert für Männer und Frauen ausgewiesen.

Die wichtigste Einzeldiagnose sind aus dem Bereich der Atemwegserkrankungen die „akuten Infektionen an mehreren oder nicht näher bezeichneten Lokalisationen der oberen Atemwege" (J06). Eine weitere wichtige Einzeldiagnose dieser Erkrankungsgruppe waren „akute Rhinopharyngitis [Erkältungsschnupfen]" (J00).

An zweiter Stelle der Liste der wichtigsten Einzeldiagnosen stehen 2024 die „Depressiven Episoden" (F32). „Reaktionen auf schwere Belastungen und Anpassungsstörungen" (F43) und „Rezidivierende depressive Störungen" (F33) folgen auf den Plätzen vier und fünf. Weitere Diagnosen aus dieser Gruppe sind „Angststörungen" (F41), „Andere neurotische Störungen" (F48) und „somatoforme Störungen" (F45).

Auf Rang drei stehen in 2024 die „Rückenschmerzen" (M54). Weitere Einzeldiagnosen aus dem Kapitel der Muskel-Skelett-Erkrankungen sind „Sonstige Bandscheibenschäden" (M51) auf Platz sieben sowie „Binnenschädigung des Kniegelenkes [internal derangement]" (M23) auf Platz zehn. „Sonstige Gelenkkrankheiten, anderenorts nicht klassifiziert" (M25) und „Schulterläsionen" (M75) folgen auf den hinteren Plätzen.

„Krankheiten mit unklarer Ätiologie, belegte und nicht belegte Schlüsselnummern U07.-" (U07) haben in 2024 weiter an Bedeutung verloren und folgen auf Rang acht. Bei diesen Krankschreibungen handelt es sich fast vollständig um Krankschreibungen mit den Schlüsselnummern U07.1 und U07.2, mit denen Krankschreibungen wegen COVID-19-Erkrankungen codiert werden.

Unter die 20 wichtigsten Einzeldiagnosen fallen außerdem die sogenannten Magen-Darm-Infektionen „Sonstige und nicht näher bezeichnete Gastroenteritis und Kolitis infektiösen und nicht näher bezeichneten Ursprungs" (A09) sowie die „Viruskrankheit nicht näher bezeichneter Lokalisation" (B34). Ebenfalls unter den Top 20 Einzeldiagnosen befinden sich die bösartigen Neubildungen der Brustdrüsen (C50). Aus der Erkrankungsgruppe der Verletzungen, Verstauchungen und Zerrungen findet sich die Diagnose „Fraktur des Unterschenkels, einschließlich des oberen Sprunggelenkes" (S82) in den Top 20. Die Diagnosen „Bauch- und Beckenschmerzen" (R10) und „Sonstige Zustände nach chirurgischem Eingriff" (Z98) finden sich erstmalig unter den häufigsten Einzeldiagnosen.

Veränderungen gegenüber dem Vorjahr

Gegenüber dem Vorjahr gab es einen Anstieg bei der Diagnose „Akute Infektionen an mehreren oder nicht näher bezeichneten Lokalisationen der oberen Atemwege". Der Anteil am Krankenstand stieg von 11,6 Prozent auf 12,1 Prozent in 2024.

Den stärksten Rückgang gegenüber dem Vorjahr gab es bei der Diagnose „Krankheiten mit unklarer Ätiologie, belegte und nicht belegte Schlüsselnummern U07.-". Der Anteil am Krankenstand hat sich im Jahr 2024 reduziert und liegt mit einem Anteil von 1,6 Prozent auf Platz acht. Der Anteil am Krankenstand für diese Diagnose lag 2023 noch bei 3,7 Prozent.

Bei den übrigen Einzeldiagnosen gab es keine starken Veränderungen die 0,3 Prozentpunkte oder mehr ausmachen.

Tabelle 5: Anteile der 20 wichtigsten Einzeldiagnosen an den AU-Tagen und AU-Fällen 2024

ICD-10	Diagnose	Anteil AU-Tage	Anteil AU-Fälle
J06	Akute Infektionen an mehreren oder nicht näher bezeichneten Lokalisationen der oberen Atemwege	12,1 %	22,0 %
F32	Depressive Episode	6,3 %	1,2 %
M54	Rückenschmerzen	5,4 %	6,0 %
F43	Reaktionen auf schwere Belastungen und Anpassungsstörungen	3,1 %	1,8 %
F33	Rezidivierende depressive Störung	3,0 %	0,4 %
A09	Sonstige und nicht näher bezeichnete Gastroenteritis und Kolitis infektiösen und nicht näher bezeichneten Ursprungs	2,5 %	6,4 %
M51	Sonstige Bandscheibenschäden	1,8 %	0,6 %
U07	Krankheiten mit unklarer Ätiologie, belegte und nicht belegte Schlüsselnummern U07.-	1,6 %	2,1 %
B34	Viruskrankheit nicht näher bezeichneter Lokalisation	1,5 %	2,6 %
M23	Binnenschädigung des Kniegelenkes [internal derangement]	1,2 %	0,4 %
F41	Andere Angststörungen	1,1 %	0,3 %
J00	Akute Rhinopharyngitis [Erkältungsschnupfen]	1,1 %	2,2 %
F48	Andere neurotische Störungen	1,0 %	0,6 %
F45	Somatoforme Störungen	1,0 %	0,4 %
Z98	Sonstige Zustände nach chirurgischem Eingriff	0,9 %	0,4 %
M25	Sonstige Gelenkkrankheiten, anderenorts nicht klassifiziert	0,9 %	0,9 %
R10	Bauch- und Beckenschmerzen	0,9 %	2,0 %
C50	Bösartige Neubildung der Brustdrüse [Mamma]	0,9 %	0,1 %
S82	Fraktur des Unterschenkels, einschließlich des oberen Sprunggelenkes	0,9 %	0,1 %
M75	Schulterläsionen	0,8 %	0,4 %
Summe		**48,0 %**	**50,7 %**

Quelle: AU-Daten der DAK-Gesundheit 2024

3.5 Die Bedeutung von Arbeits- und Wegeunfällen

Die DAK-Gesundheit arbeitet mit den Unfallversicherungsträgern bei der Verhütung arbeitsbedingter Gesundheitsgefahren eng zusammen. Im Rahmen des DAK-Gesundheitsreports ist es daher von Interesse, welchen Anteil Arbeits- und Wegeunfälle an den Arbeitsunfähigkeiten der Mitglieder der DAK-Gesundheit haben.

In den Daten der DAK-Gesundheit ist vermerkt, wenn beim Krankheitsfall eines Mitgliedes aufgrund von Arbeits- und Wegeunfällen oder auch Berufskrankheiten eine Leistungspflicht eines gesetzlichen Unfallversicherungsträgers besteht. Da Berufskrankheiten nur einen verschwindend geringen Anteil am Arbeitsunfähigkeitsgeschehen haben, beschränkt sich die Analyse in diesem Kapitel auf die Bedeutung von Arbeits- und Wegeunfällen.

Abbildung 25: Anteil der Arbeits- und Wegeunfälle an den AU-Tagen insgesamt und an der Krankheitsart „Verletzungen"

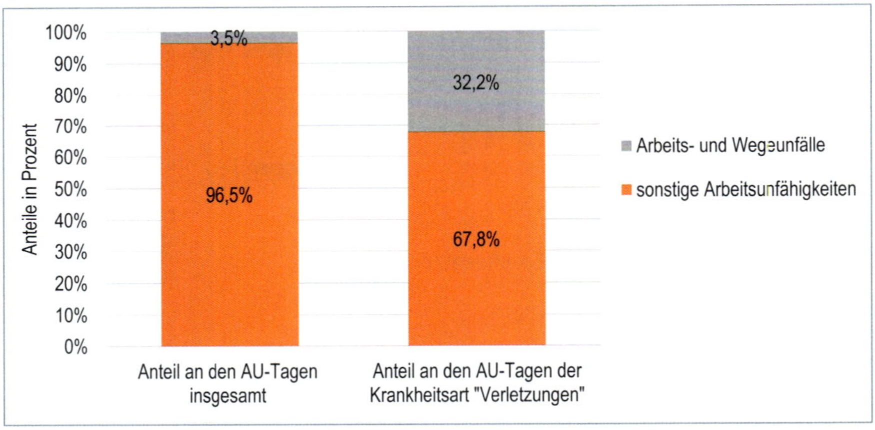

Quelle: AU-Daten der DAK-Gesundheit 2024

2024 wurden je 100 ganzjährig versicherter Mitglieder der DAK-Gesundheit 69,3 AU-Tage und 2,9 AU-Fälle wegen Arbeits- und Wegeunfällen beobachtet. Der Anteil am Gesamtkrankenstand betrug 3,5 Prozent.

Betrachtet man den Anteil der Arbeits- und Wegeunfälle an der Krankheitsart „Verletzungen", so betrug der Anteil etwas mehr als 30 Prozent. Gegenüber dem Vorjahr ist der Anteil der Arbeits- und Wegeunfälle am Gesamtkrankenstand (2023: 3,6 Prozent) leicht gesunken. Als Anteil an der Krankheitsart „Verletzungen" sind Arbeits- und Wegeunfälle gegenüber dem Vorjahr (2023: 32,1 Prozent) beinahe unverändert.

4. Arbeitsunfähigkeiten nach Wirtschaftsgruppen

Im vierten Kapitel wird die Entwicklung des Krankenstands nach Branchen differenziert dargestellt. Grundlage der Auswertung ist die Zuordnung der Mitglieder der DAK-Gesundheit zu den Wirtschaftszweigen. Die Zuordnung nehmen die Arbeitgebenden anhand des Schlüssels der Bundesanstalt für Arbeit bzw. des Statistischen Bundesamtes vor.[10]

Im Folgenden wird das Arbeitsunfähigkeitsgeschehen zunächst in den neun Wirtschaftsgruppen, in denen besonders viele Mitglieder der DAK-Gesundheit beschäftigt sind, etwas detaillierter betrachtet (vgl. Abbildung 26). Abbildung 27 geht auf die übrigen Wirtschaftsgruppen ein.

Abbildung 26: Krankenstandswerte 2024 in den neun Wirtschaftsgruppen mit besonders hoher Mitgliederzahl

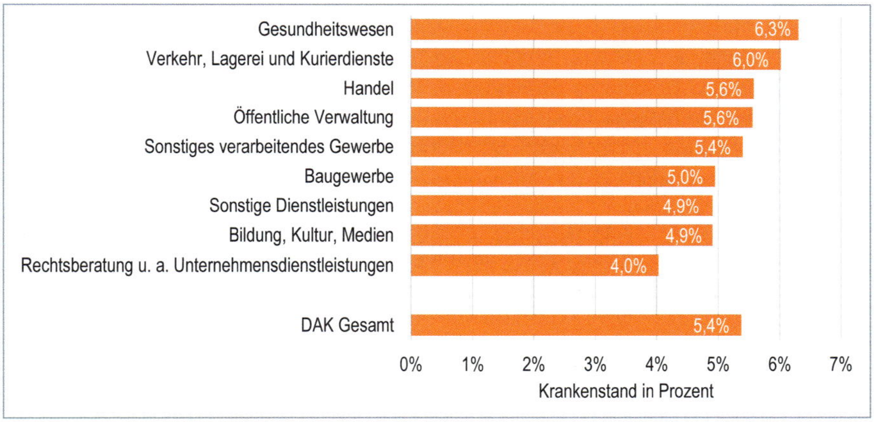

Quelle: AU-Daten der DAK-Gesundheit 2024

Die Branche „Gesundheitswesen" lag mit einem Krankenstand von 6,3 Prozent an der Spitze und somit eindeutig über dem Durchschnitt aller Branchen. Die Branchen „Verkehr, Lagerei und Kurierdienste" mit 6,0 Prozent sowie „Handel" und „Öffentliche Verwaltung" mit jeweils 5,6 Prozent folgen auf den Plätzen zwei bis vier. Unter dem Durchschnitt lagen die Branchen „Baugewerbe" mit einem Krankenstand von 5,0 Prozent, „Sonstige Dienstleistungen" und „Bildung, Kultur, Medien" mit jeweils 4,9 Prozent und „Rechtsberatung u. a. Unternehmensdienstleistungen" mit 4,0 Prozent.

10 Für die Auswertungen im Rahmen der DAK-Gesundheitsreports wird die Gruppierung der Wirtschaftszweige durch Zusammenfassung bzw. Ausgliederung gegenüber der Schlüsselsystematik leicht verändert, um einige für die DAK-Gesundheit besonders charakteristische Wirtschaftsgruppen besser darstellen zu können.

Ursächlich für diese Unterschiede sind deutliche Abweichungen zwischen den Branchen hinsichtlich der Fallhäufigkeit und Falldauer:

Verantwortlich für die hohen Ausfallzeiten in der Branche „Gesundheitswesen" ist vor allem die erhöhte Fallhäufigkeit von mit 229,1 Fällen pro 100 VJ gegenüber dem Gesamtdurchschnitt (202,5 pro 100 VJ). Die Falldauer lag mit 10,1 Tagen nur geringfügig über dem Gesamtdurchschnitt (9,7 Tage).

Das hohe Krankenstandsniveau im Gesundheitswesen ist zu einem großen Te l auf stark belastende Arbeitsbedingungen zurückzuführen.

► Die Arbeitsbedingungen und die Gesundheit von Pflegenden wurden vor dem Hintergrund eines sich wandelnden Gesundheitssystems im DAK-BGW Gesundheitsreport 2005 – „Stationäre Krankenpflege" und im DAK-BGW-Gesundheitsreport 2006 – „Ambulante Pflege" umfassend analysiert.

Wesentliche Ergebnisse sind, dass Pflegende noch immer überdurchschnittlich stark von Krankheiten und Gesundheitsstörungen betroffen sind. Dabei spielen Muskel-Skelett-Erkrankungen und psychische Störungen eine besonders wichtige Rolle. Beide Krankheitsarten stehen häufig im Zusammenhang mit Belastungen aus der Arbeitswelt, die sich durch geeignete betriebliche Präventionsmaßnahmen grundsätzlich reduzieren lassen.

Die hohen Ausfallzeiten im „Verkehr, Lagerei und Kurierdienste" sind auf eine überdurchschnittliche Falldauer zurückzuführen: Je 100 ganzjährig Versicherter konnten 2024 204,7 Erkrankungsfälle gezählt werden, die im Durchschnitt 10,8 Tage dauerten.

Der niedrige Krankenstand in den Branchen „Rechtsberatung u. a. Unternehmensdienstleistungen" lässt sich zurückführen auf eine unterdurchschnittliche Erkrankungshäufigkeit sowie eine niedrigere Erkrankungsdauer:

100 ganzjährig Beschäftigte im Wirtschaftszweig „Rechtsberatung u. a. Unternehmensdienstleistungen" waren 2024 nur 172,4-mal arbeitsunfähig erkrankt. Eine Erkrankung dauerte hier im Durchschnitt nur 8,6 Tage.

Abbildung 27: Krankenstandswerte 2024 in den acht übrigen Wirtschaftsgruppen

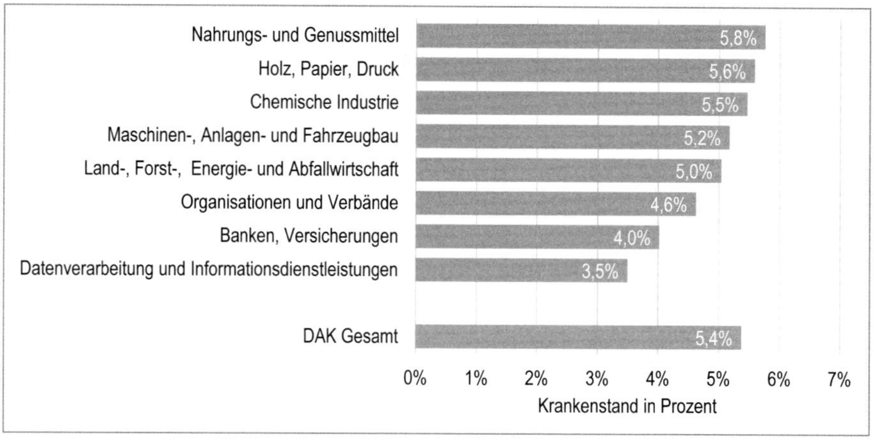

Quelle: AU-Daten der DAK-Gesundheit 2024

Abbildung 27 zeigt die Krankenstände in den übrigen acht Wirtschaftsgruppen. Es zeigt sich, dass einige der Branchen, die dem verarbeitenden Gewerbe zuzuordnen sind, wie z. B. „Maschinen-, Anlagen- und Fahrzeugbau", unter dem DAK-Gesundheit-Durchschnitt liegende Krankenstandswerte aufweisen.

Bereits in den Vorjahresberichten wurde darauf hingewiesen, dass Mitglieder der DAK-Gesundheit in diesen Branchen aufgrund der Historie der DAK-Gesundheit als Angestellten-Krankenkasse hier vermutlich überwiegend nicht in den gewerblichen Bereichen, sondern in den gesundheitlich weniger belastenden Verwaltungs- und Bürobereichen arbeiten.

Einen besonders niedrigen Wert erzielte die Branche „Datenverarbeitung und Informationsdienstleistungen", die über alle Branchen hinweg den niedrigsten Krankenstand aufweist.

In Abbildung 28 und Abbildung 29 sind die Krankenstandswerte nach Wirtschaftsgruppen der Jahre 2023 und 2024 vergleichend gegenübergestellt.

Es zeigt sich, dass die Krankenstände in den meisten Wirtschaftsgruppen um 0,1 bis 0,2 Prozentpunkte gesunken sind. In der Wirtschaftsgruppe „Gesundheitswesen" gab es mit einem Rückgang von 0,4 Prozentpunkten den größten Unterschied. Lediglich die Wirtschaftsgruppe „Baugewerbe" verzeichnet einen Zuwachs des Krankenstands um 0,1 Prozentpunkte.

Abbildung 28: Krankenstandswerte 2023–2024 in den neun Wirtschaftsgruppen mit besonders hoher Mitgliederzahl

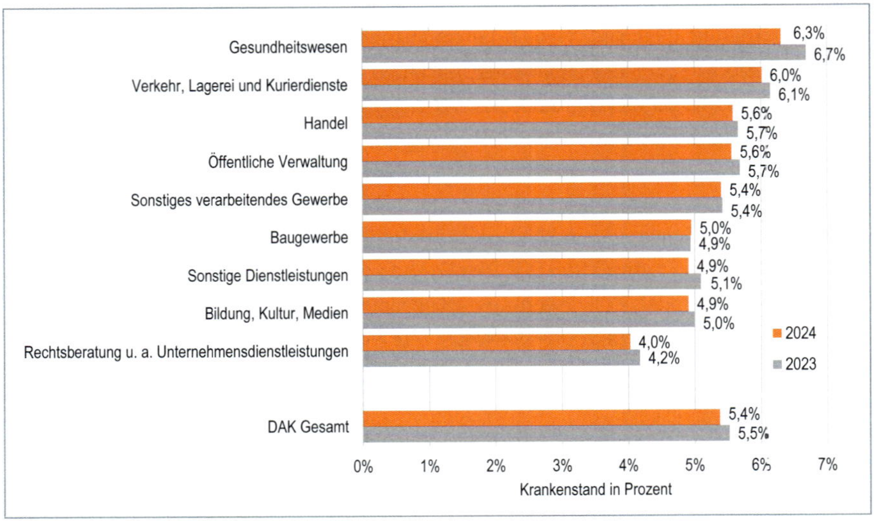

Quelle: AU-Daten der DAK-Gesundheit 2024, 2023

Abbildung 29: Krankenstandswerte 2023–2024 in den acht übrigen Wirtschaftsgruppen

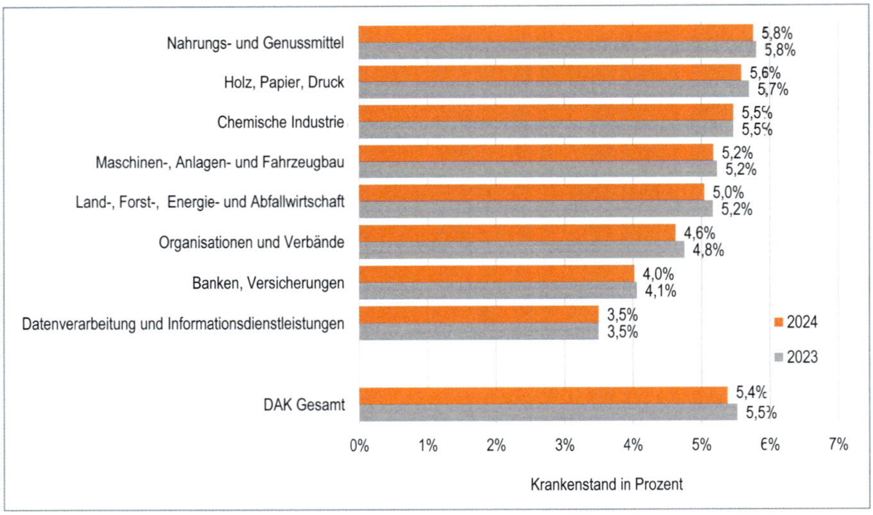

Quelle: AU-Daten der DAK-Gesundheit 2024, 2023

5. Arbeitsunfähigkeiten nach Bundesländern

Die Analyse der Arbeitsunfähigkeiten nach Bundesländern beruht auf der Zuordnung der Mitglieder der DAK-Gesundheit nach ihren Wohnorten. Tabelle 6 zeigt die wichtigsten Kennziffern des Arbeitsunfähigkeitsgeschehens nach Bundesländern für das Jahr 2024.

Tabelle 6: Arbeitsunfähigkeiten nach Bundesländern 2024

Bundesland	Krankenstand	Pro 100 Versichertenjahre		Angabe in Tagen
		AU-Tage	AU-Fälle	Ø-Falldauer
Baden-Württemberg	4,7 %	1.703,7	183,2	9,3
Bayern	4,8 %	1.742,1	184,5	9,4
Berlin	5,2 %	1.917,2	198,9	9,6
Brandenburg	6,3 %	2.293,7	210,0	10,9
Bremen	5,3 %	1.941,5	220,3	8,8
Hamburg	5,0 %	1.839,8	202,4	9,1
Hessen	5,6 %	2.050,1	220,5	9,3
Mecklenburg-Vorpommern	6,3 %	2.309,8	221,8	10,4
Niedersachsen	5,5 %	2.017,6	213,3	9,5
Nordrhein-Westfalen	5,6 %	2.038,1	208,7	9,8
Rheinland-Pfalz	5,7 %	2.080,7	209,3	9,9
Saarland	6,4 %	2.335,1	214,7	10,9
Sachsen	5,6 %	2.061,6	207,1	10,0
Sachsen-Anhalt	6,5 %	2.388,2	225,5	10,6
Schleswig-Holstein	5,5 %	2.022,6	221,0	9,2
Thüringen	6,1 %	2.227,7	219,7	10,1
Gesamt	**5,4 %**	**1.967,4**	**202,5**	**9,7**

Quelle: AU-Daten der DAK-Gesundheit 2024

Regionale Unterschiede

Hinter dem Gesamtkrankenstand von 5,4 Prozent verbergen sich regionale Unterschiede: Wie in den Vorjahren sind auch 2024 unterschiedliche „Krankenstandsregionen" erkennbar (vgl. Abbildung 30). Besonders günstig schneiden die beiden südlichen Bundesländer Baden-Württemberg und Bayern, aber auch Hamburg mit einem Krankenstand von

5,0 Prozent oder weniger ab. Ganz im Norden weisen auch Schleswig-Holstein, Bremen, Niedersachsen sowie Berlin relativ niedrige bis mittlere Krankenstände auf. Leicht über dem Bundesdurchschnitt liegen die Krankenstände in Nordrhein-Westfalen, Hessen und Rheinland-Pfalz, aber auch in Sachsen ganz im Osten. Die höchsten Krankenstände weisen Sachsen-Anhalt, Mecklenburg-Vorpommern, Brandenburg und Thüringen sowie das Saarland auf.

Je nach Erkrankungsgruppe ergibt sich ein etwas anderes Bild der regionalen Unterschiede im Krankenstand.

Abbildung 31 zeigt die Situation bei den Fehltagen aufgrund von Atemwegserkrankungen. Besonders wenige Fehltage treten in den beiden südlichen Bundesländern Bayern und Baden-Württemberg auf, besonders viele im Nordosten in Mecklenburg-Vorpommern, Brandenburg und Sachsen-Anhalt. In Nordrhein-Westfalen, Niedersachsen und ganz im Norden in Schleswig-Holstein, Hamburg, Bremen und Niedersachsen sind mäßig viele Fehltage durch Atemwegserkrankungen zu verzeichnen. In einem Streifen vom Saarland über Rheinland-Pfalz, Hessen, Thüringen bis nach Sachsen liegen die Fehlzeiten etwas höher.

Für die Fehlzeiten aufgrund von Muskel-Skelett-Erkrankungen zeigt Abbildung 32 die Situation in den Bundesländern. Die meisten Fehlzeiten treten in Mecklenburg-Vorpommern sowie in Sachsen-Anhalt und Thüringen auf. Relativ viele Fehltage aufgrund von Muskel-Skelett-Erkrankungen zeigen sich auch in Brandenburg und im Saarland. Sehr wenige Fehltage sind wiederum in Bayern und Baden-Württemberg zu erkennen, sowie in Hamburg und Berlin. Moderat viele Fehltage für die Erkrankungsgruppe zeigen sich in Sachsen und in den übrigen Bundesländern von Süd- bis Nordwesten.

Das Saarland weist die meisten Fehltage aufgrund psychischer Erkrankungen auf (vgl. Abbildung 33). Sehr wenige Fehltage sind in Bayern und Baden-Württemberg zu verzeichnen. Im Norden und Nordosten sowie in Bremen sind die Fehltage aufgrund psychischer Erkrankungen moderat. Nahe am Durchschnitt liegen die Fehltage aufgrund psychischer Erkrankungen in einem breiten Streifen in der Mitte Deutschlands von Rheinland-Pfalz bis Sachsen und nach Norden bis Niedersachsen.

Abbildung 30: Bundesländer nach Krankenständen in 2024

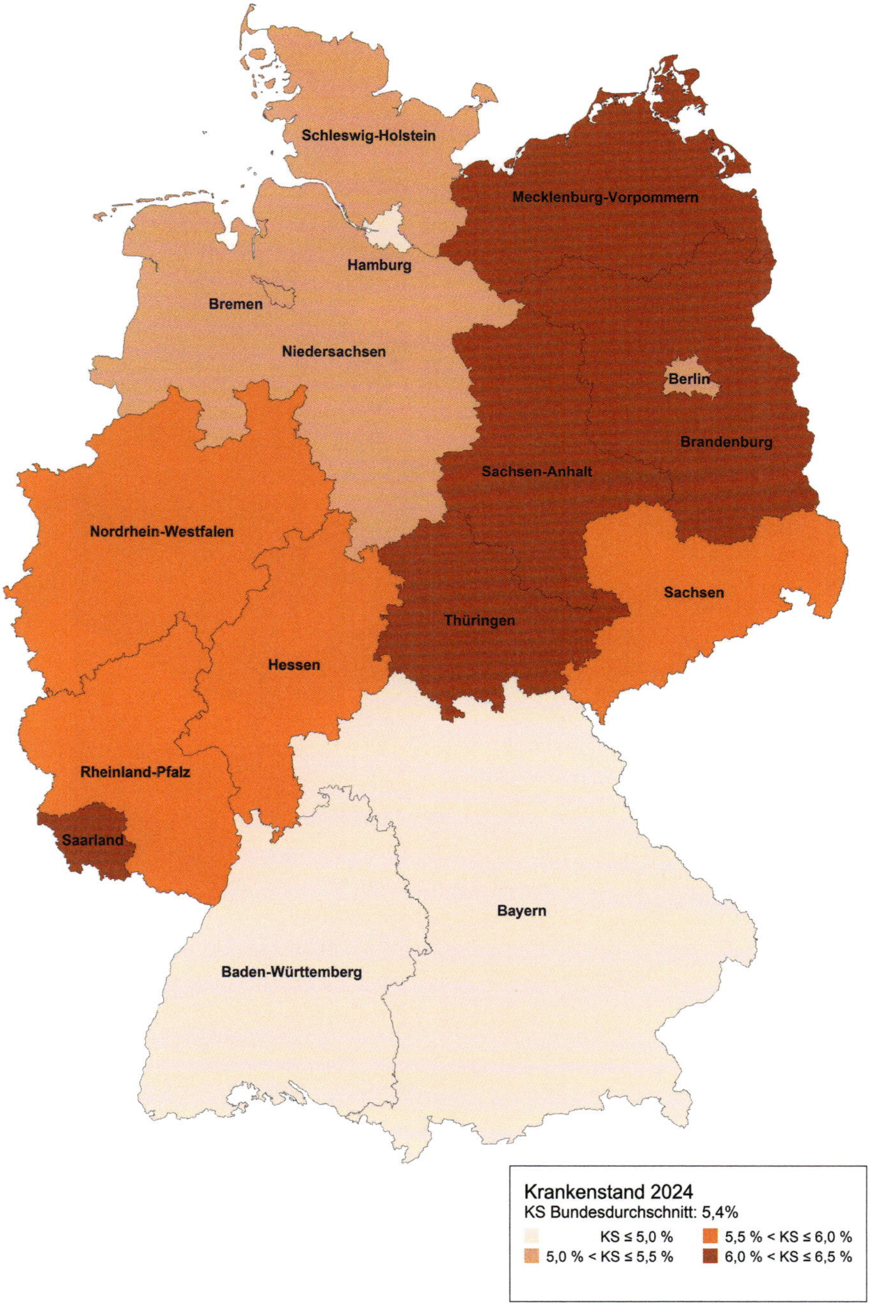

Quelle: AU-Daten der DAK-Gesundheit 2024

Abbildung 31: AU-Tage je 100 Versichertenjahre für Atemwegserkrankungen nach Bundesländern

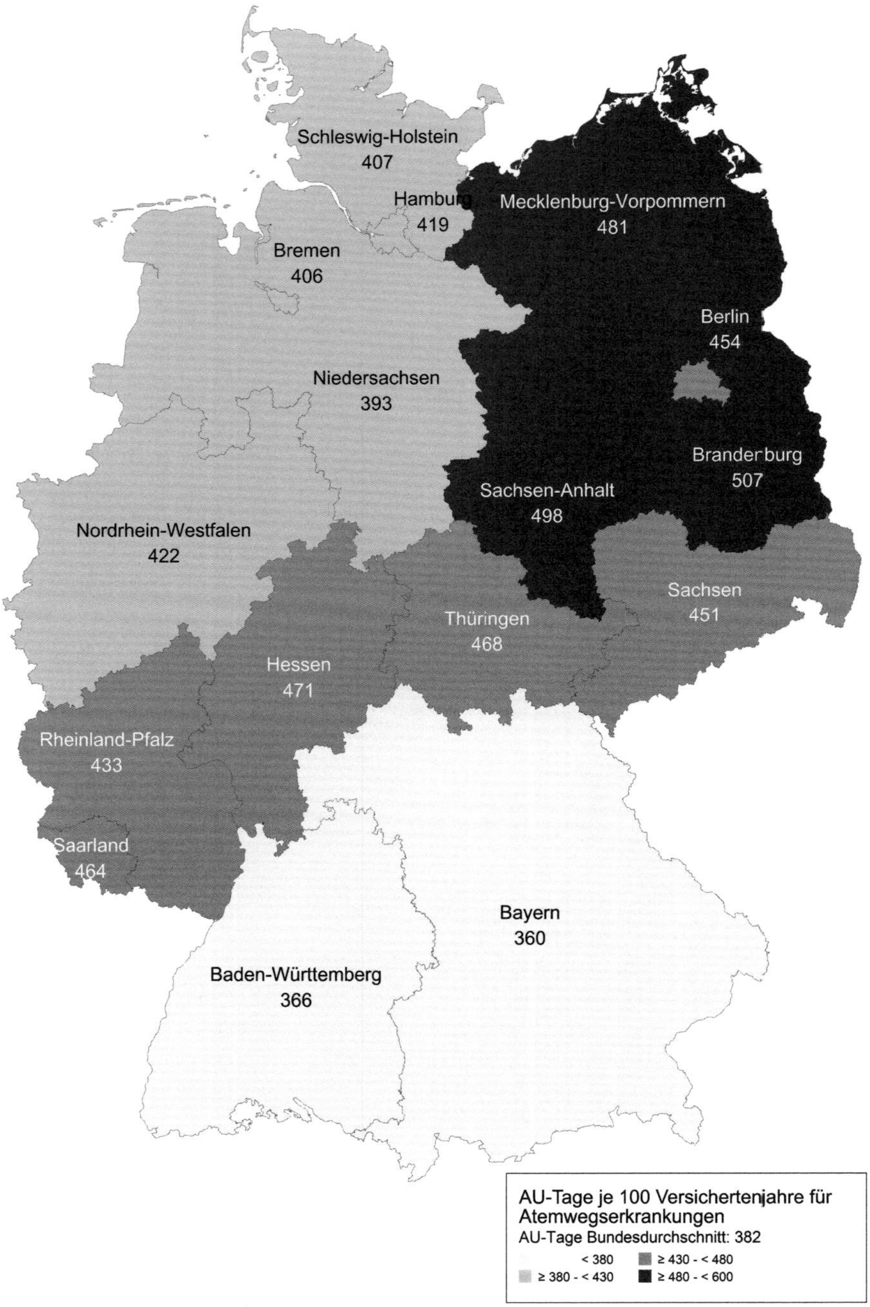

Quelle: AU-Daten der DAK-Gesundheit 2024

Abbildung 32: AU-Tage je 100 Versichertenjahre für Muskel-Skelett-Erkrankungen nach Bundesländern

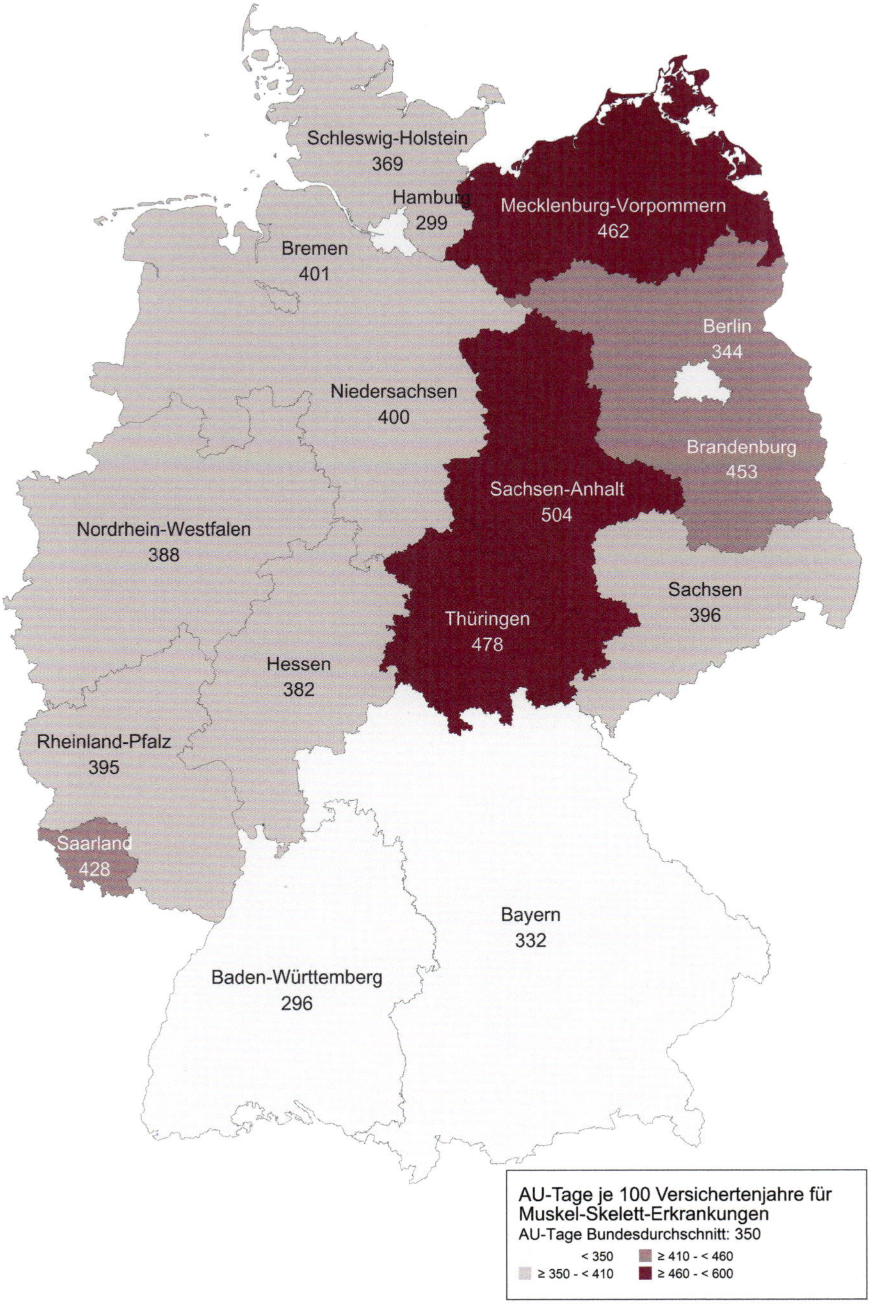

Quelle: AU-Daten der DAK-Gesundheit 2024

Abbildung 33: AU-Tage je 100 Versichertenjahre für psychische Erkrankungen nach Bundesländern

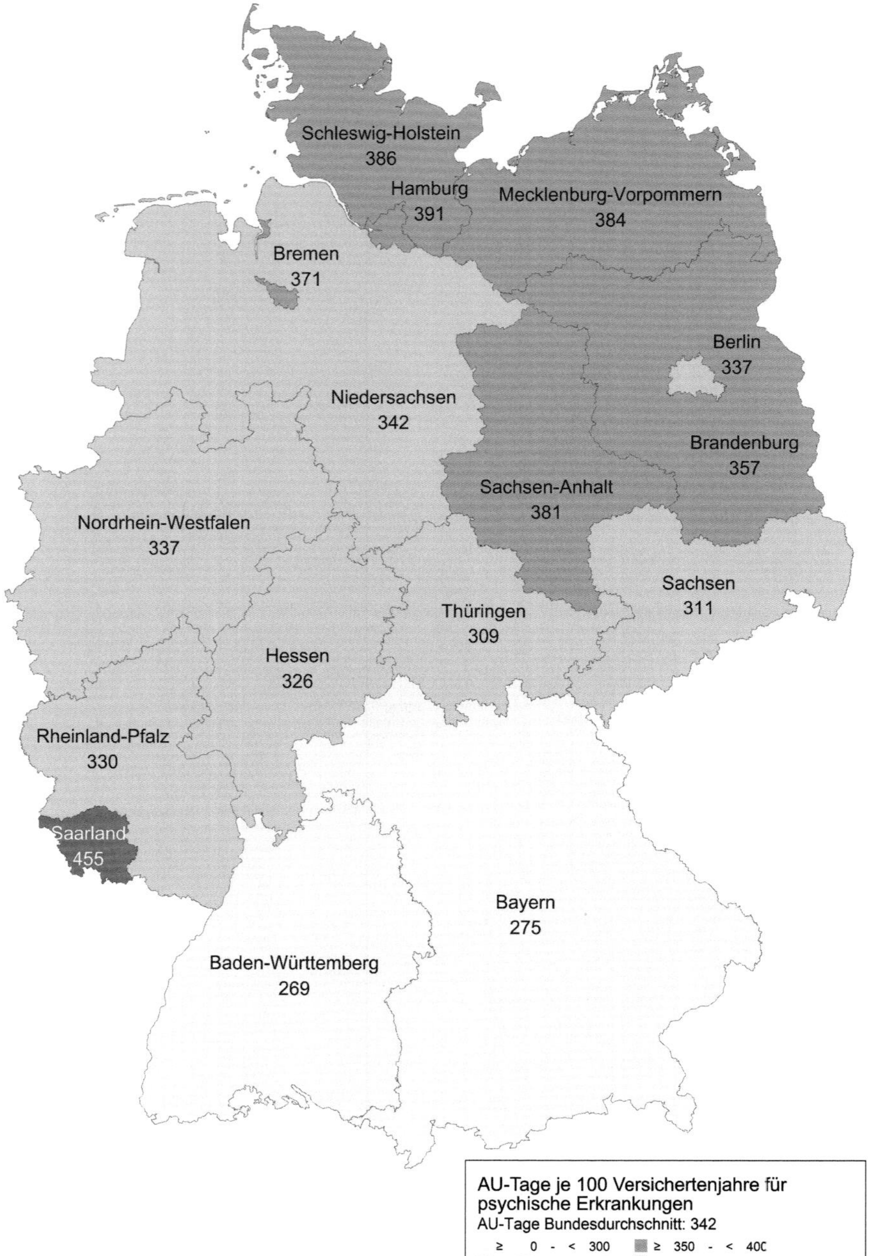

Quelle: AU-Daten der DAK-Gesundheit 2024

Entwicklung des Krankenstandes 2023–2024

Abbildung 34 gibt einen Überblick über die bundeslandspezifischen Krankenstände des Jahres 2024 im Vergleich zum Vorjahr. In allen Bundesländern sind 2024 die Krankenstände gesunken. In Baden-Württemberg und Bayern zeigt sich der Rückgang allerdings erst in den hinteren Nachkommastellen des Krankenstands.

In den Bundesländern Bremen und Berlin ist der größte Rückgang des Krankenstandes um 0,6 bzw. 0,4 Prozentpunkte zu verzeichnen. In den Bundesländern Nordrhein-Westfalen und Hessen sank der Wert nur leicht um 0,1 Prozentpunkte. In den restlichen Bundesländern sank der Krankenstand im Vergleich zum Vorjahr um 0,2 bis 0,3 Prozentpunkte.

Abbildung 34: Krankenstand der Jahre 2023 und 2024 nach Bundesländern

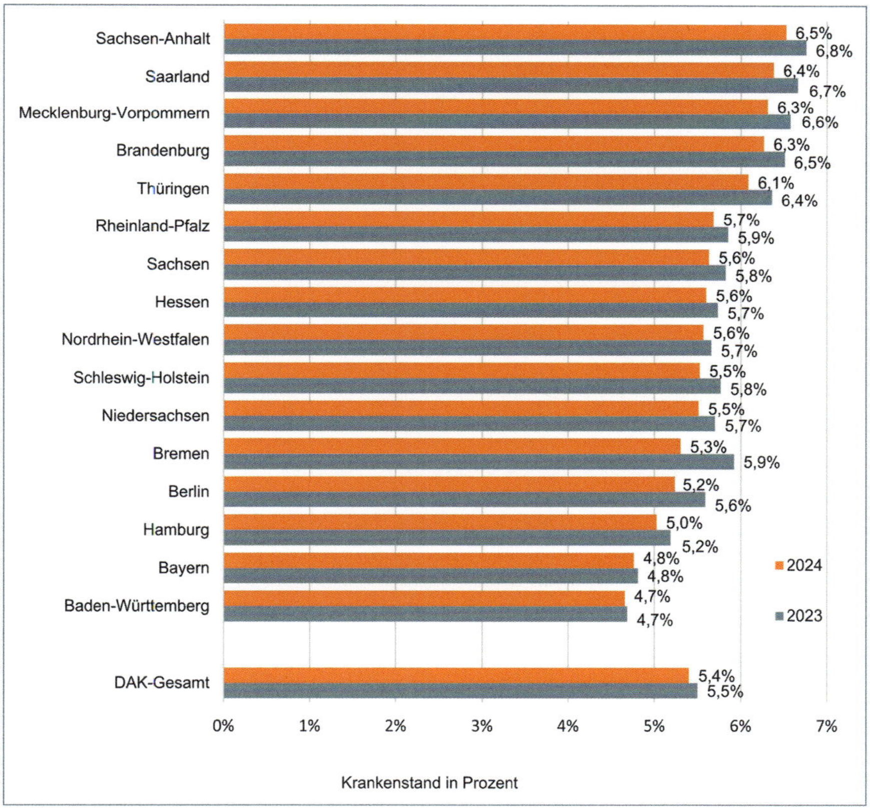

Quelle: AU-Daten der DAK-Gesundheit 2023–2024

Eine weitere Übersicht über die Arbeitsunfähigkeitsdaten für die Jahre 2023 und 2024 aufgeschlüsselt nach Bundesländern ist den Tabellen A1 und A2 im Anhang des DAK-Gesundheitsreports zu entnehmen.

6. Vertiefende Analyse zum gestiegenen Krankenstandsniveau

6.1 Hintergrund

Die Entwicklung des Krankenstands in Abbildung 5 (Abschnitt 2.1) zeigt in den Jahren bis 2021 einen stabilen Krankenstand, der sich in einem engen Band um einen Wert von vier Prozent bewegt. Die Veränderungen von Jahr zu Jahr lagen bis 2021 bei maximal 0,1 bis 0,2 Prozentpunkten. Von 2021 auf 2022 stieg der Krankenstand dann sprunghaft von 4,0 Prozent auf 5,5 Prozent, blieb 2023 auf diesem Niveau und bewegte sich 2024 wieder nur um 0,1 Prozentpunkte nach unten auf einen Wert von 5,4 Prozent.

Auf die berichteten Anstiege und die damit verbundene Diskussion reagieren Unternehmen bereits, was sich auch in den Antworten der betrieblichen Expertinnen und Experten widerspiegelt:

„Die Verantwortlichen im Betrieb reagieren auf die Veränderungen im Krankenstand: Bei den Führungskräften liegt eine erhöhte Motivation vor ein adäquates Ausfallmanagement zu schaffen."

Gaby Ehrhardt, Koordinatorin Betriebliches Gesundheitsmanagement der Albert-Schweitzer-Wohnen und Leben gGmbH

„Die Arbeitsgruppe ‚AG Gesundheit' (betriebliches Gesundheitsmanagement) analysiert regelhaft die Kennzahlen rund um die Gesundheitsquote und leitet daraus Handlungsoptionen und Optimierungspotenziale ab. Das Thema der Verhältnisprävention war bereits vor dem Anstieg des Krankenstandes in der Leitungsebene gesetzt, wird nun jedoch noch stärker in der Personalpolitik fokussiert."

Ute Düvelius, Koordination UKE INside/Leitung AG Gesundheit, Universitätsklinikum Hamburg-Eppendorf

---

Da der Krankenstand eine sehr stark zusammenfassende Kennzahl ist, soll in diesem Abschnitt zunächst im Detail beschrieben werden, wie sich verschiede Kennzahlen zu den Fehlzeiten ab 2022 im Vergleich zu den Jahren davor entwickelt haben.

Daran anschließend werden verschiedene Faktoren untersucht, die zu dem Anstieg des Krankenstandsniveau geführt haben können. Die folgenden Faktoren werden dabei näher betrachtet.

Meldeverfahren

Parallel zum beobachteten sprunghaften Anstieg des berichteten Krankenstands wurde das Verfahren für die Übermittlung der ärztlich attestierten Arbeitsunfähigkeiten an die Krankenkassen umgestellt. Das zum 01.01.2022 eingeführte elektronische Verfahren (eAU) führt seitdem zu einer vollständigeren Erfassung des Krankenstands. Bis dahin wurden nur die Fehlzeiten erfasst, für die die Beschäftigten die Arbeitsunfähigkeitsbescheinigungen bei ihrer Krankenkasse eingereicht hatten. Es liegt auf der Hand, dass der durch die Krankenkassen registrierte Krankenstand steigt, wenn mehr Fehlzeiten erfasst werden. Unklar war bisher, ob dieser Meldeeffekt den Anstieg des Krankenstandes vollständig erklärt.

Erkrankungsaufkommen

Eine Analyse des ambulanten Behandlungsgeschehens der DAK-versicherten Beschäftigten soll Aufschluss darüber geben, ob sich Veränderungen in den ärztlich diagnostizierten Erkrankungen zeigen. Konkret soll die Hypothese geprüft werden, ob Beschäftigte ab dem Jahr 2022 deutlich häufiger in ambulanter ärztlicher Behandlung sind, was ebenfalls zu einem gestiegenen Krankenstand geführt haben könnte.

Verhalten der Beschäftigten

Ein weiterer Ansatz beschäftigt sich mit der Frage, inwieweit sich zeitgleich mit dem Ausklingen der COVID-19-Pandemie das Verhalten der Beschäftigten bei einer Erkrankung bzw. im Zuge einer Arbeitsunfähigkeit verändert hat. Geklärt wird hier die Frage, ob Beschäftigte sich z. B. aufgrund eines sensibleren Umgangs mit ansteckenden Krankheiten eher krankschreiben lassen.

Telefonische Krankmeldung

Die Einführung der telefonischen Krankmeldung fällt ebenfalls in einen zeitlichen Zusammenhang mit der sprunghaften Entwicklung des gemeldeten Krankenstands. Von verschiedenen Seiten wurde auf ein mögliches Missbrauchspotenzial dieser Regelung hingewiesen.

6.2 Darstellung der Entwicklung ab 2022

Der Anstieg des Krankenstands von 4,0 Prozent im Jahr 2021 auf 5,5 Prozent im Jahr 2022 entspricht umgerechnet auf die Zahl der Fehltage einem Anstieg um rund 546 Tage von 1.450 auf 1.996 Fehltage je 100 Versichertenjahren. Gleichzeitig wird ein Rückgang der durchschnittlichen Krankschreibungsdauer von 14,1 auf 11,3 Tage je Fall beobachtet (vgl. Abbildung 10 in Abschnitt 2.3). Die Zunahme der Fehltage beruht demnach auf eine Zunahme von kurzen Krankschreibungen.

Abbildung 35 zeigt die Entwicklung der AU-Fälle differenziert nach der Dauer der einzelnen Krankschreibungen. Die Zunahme um 177 AU-Fälle je 100 Versichertenjahre von 2021 auf 2022 vollzieht sich dabei hauptsächlich bei den AU-Fällen mit einer Dauer von bis zu 14 Tagen. Die Zahl der AU-Fälle mit einer sehr langen Dauer von über 42 Tagen, bei denen es sich in aller Regel um Krankengeldfälle handelt, verändert sich nur unwesentlich, ihre Zahl steigt nur minimal und liegt 2024 wieder auf dem gleichen Niveau wie schon 2019.

Abbildung 35: Entwicklung der AU-Fälle je 100 Versichertenjahre nach Dauer des AU-Falls

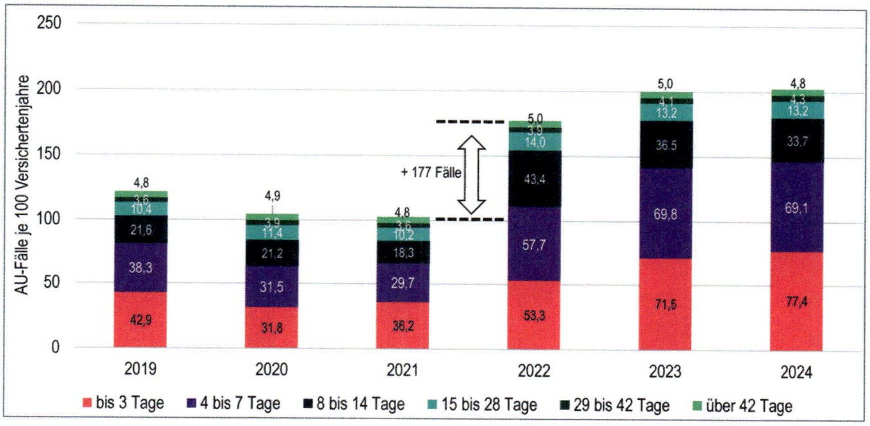

Quelle: AU-Daten der DAK-Gesundheit 2019–2024

Abbildung 36 stellt die Situation in Bezug auf die Zahl der Fehltage dar. Insgesamt steigt die Zahl der Fehltage je 100 Versichertenjahre um 546 Tage, dabei steigt die Zahl der AU-Tage durch Fälle mit einer Dauer von acht bis 14 Tagen von 190,2 in 2021 auf 443,4 am stärksten.

Abbildung 36: Entwicklung der AU-Tage je 100 Versichertenjahre nach Dauer des AU-Falls

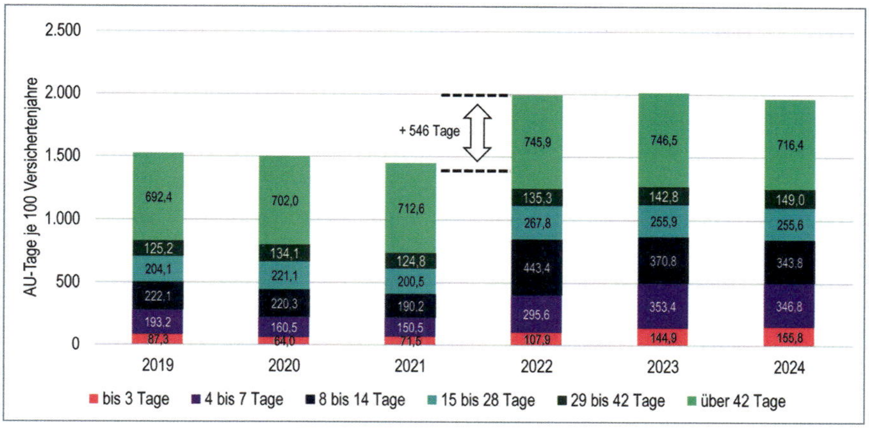

Quelle: AU-Daten der DAK-Gesundheit 2019–2024

Abbildung 37 stellt dar, wie sich die Zunahme der AU-Fälle und AU-Tage zusammensetzt. AU-Fälle mit einer Dauer von acht bis 14 Tagen sind für 38 Prozent des Fallzahlanstiegs verantwortlich und für 46 Prozent des Fehltageanstiegs. Zusammengenommen entsteht die Zunahme der AU-Fälle zu 94 Prozent durch mehr Krankschreibungen mit einer Dauer von bis zu 14 Tagen, diese Fälle sind ursächlich für 80 Prozent des Fehltageanstiegs und damit für den Sprung des Krankenstands von 2021 auf 2022. Die Darstellungen in Abbildung 35 und Abbildung 36 zeigen auch, dass sich in den beiden Folgejahren 2023 und 2024 keine weitere nennenswerte Verschiebung zwischen kurzen und längeren AU-Fällen mehr ergeben hat. Seit 2022 bleibt es bei einer deutlich stärkeren Bedeutung von Krankschreibungen bis zu einer Dauer von 14 Tagen für den Krankenstand (vgl. dazu auch Abbildung 11 im Abschnitt 2.3).

Abbildung 37: Zunahme der AU-Fälle und AU-Tage je 100 Versichertenjahre von 2021 auf 2022 nach Dauer des AU-Falls

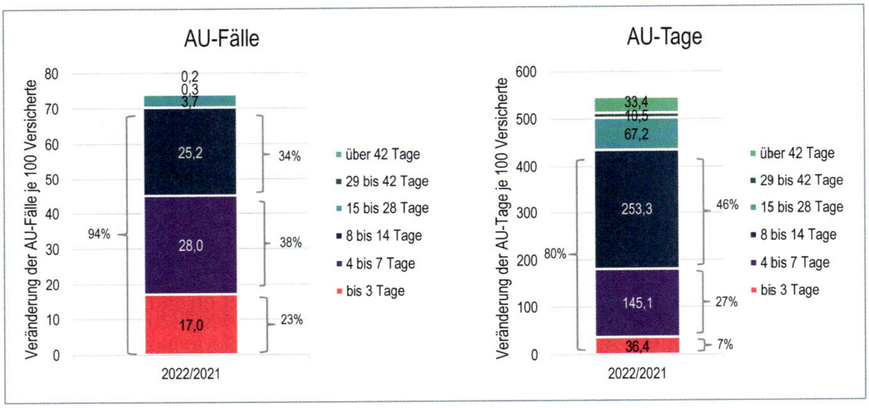

Quelle: AU-Daten der DAK-Gesundheit 2021, 2022

Entwicklung auf Ebene der Erkrankungsgruppen[11]

Auf Ebene der Erkrankungsgruppen (ICD-2-Steller) zeigt sich von 2021 auf 2022 der größte Anstieg bei den Atemwegserkrankungen, die Fehltage nehmen um 172 Prozent zu und die Fallzahl um 179 Prozent.

In Tabelle 7 sind alle Einzeldiagnosen (ICD-3-Steller) aufgelistet, die an dem Anstieg der Fehltage von 2021 auf 2022 einen Anteil von zwei Prozent oder mehr haben. Ein Fünftel des Anstiegs ist demnach der ICD-Diagnose U07 zuzuordnen, worunter auch die COVID-19-Diagnosen zählen, die hier den größten Fehltageanteil ausmachen. Den akuten Infektionen der oberen Atemwege (J06) sind rund 35 Prozent des Fehltageanstiegs zuzuschreiben, alle weiteren Diagnosen spielen eine deutlich geringere Rolle. Insgesamt sind es nur neun Einzeldiagnosen, die einen nennenswerten Anteil von zwei Prozent oder mehr am

11 Alle diagnosebezogenen AU-Analysen in Abschnitt 6 beruhen noch auf der Diagnosezuordnung der AU-Fälle vor 2024, da zum Zeitpunkt der Berechnungen, die in Abschnitt 1.1 beschriebene Umstellung noch nicht abgeschlossen war. Auch bei diesem Verfahren wird jeder AU-Fall nur einer Diagnose zugeordnet, wenn mehrere Diagnosen auf der Krankmeldung notiert sind.

Fehlzeitenanstieg haben. Ab dem Jahr 2023 setzt sich der Anstieg der Fehltage aufgrund der akuten Atemwegsinfektionen nicht weiter fort, bleibt aber trotz eines leichten Rückganges deutlich über dem Niveau der Vorjahre. Die Zahl der Krankschreibungen (AU-Fälle) aufgrund dieser Diagnose steigt von 2021 auf 2022 um mehr als das Dreifache und nimmt in 2023 erneut leicht zu. Die Entwicklung ist in Abbildung 38 dargestellt.

Tabelle 7: Diagnosen mit einem Anteil von über einem Prozent am Anstieg der Fehltage 2021/2022

ICD-10	Diagnose	AU-Tage je 100 VJ 2021	AU-Tage je 100 VJ 2022	Veränderung AU-Tage je 100 VJ	Anteil an der Veränderung
J06	Akute Infektionen an mehreren oder nicht näher bezeichneten Lokalisationen der oberen Atemwege	84,0	272,6	188,6	35 %
U07	Nicht belegte Schlüsselnummer	22,7	130,7	107,9	20 %
B34	Viruskrankheit nicht näher bezeichneter Lokalisation	11,7	38,2	26,5	5 %
J00	Akute Rhinopharyngitis [Erkältungsschnupfen]	8,4	22,6	14,2	3 %
A09	Diarrhoe und Gastroenteritis, vermutlich infektiösen Ursprungs	19,2	32,1	12,9	2 %
J98	Sonstige Krankheiten der Atemwege	5,5	16,7	11,2	2 %
M54	Rückenschmerzen M54	94,5	105,1	10,6	2 %
B99	Sonstige und nicht näher bezeichnete Infektionskrankheiten	5,5	15,9	10,4	2 %
F43	Reaktionen auf schwere Belastungen und Anpassungsstörungen	68,6	77,1	8,5	2 %
Gesamt	**Alle Diagnosen inklusive der hier nicht aufgeführten**			**545,9**	**100 %**

Quelle: AU-Daten der DAK-Gesundheit 2021, 2022

Abbildung 38: Entwicklung der AU-Tage und AU-Fälle für die Diagnose Akute Infektionen an mehreren oder nicht näher bezeichneten Lokalisationen der oberen Atemwege (J06)

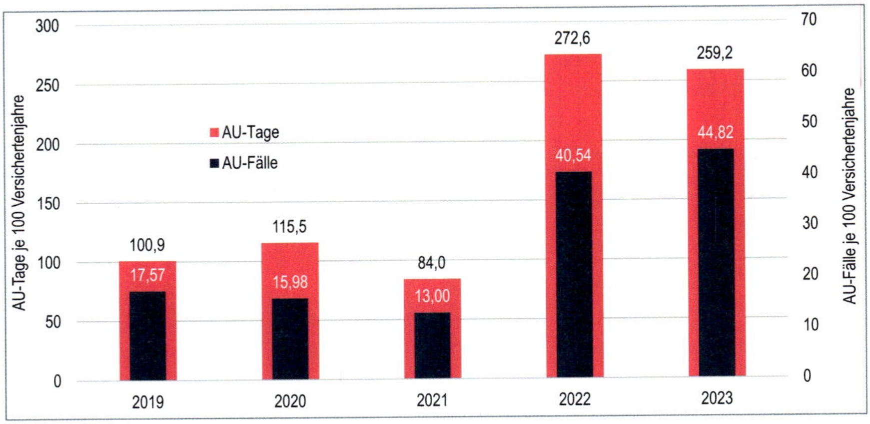

Quelle: AU-Daten der DAK-Gesundheit 2019–2023

6.3 Einfluss der elektronischen Krankmeldung (eAU)

Die flächendeckende Einführung der elektronischen Arbeitsunfähigkeitsbescheinigung (eAU) durch die Krankschreibungen direkt aus der Arztpraxis digital an die Krankenkassen übermittelt werden, war ursprünglich für den 01.01.2021 geplant. Aufgrund von Problemen bei der technischen Umsetzung des Verfahrens wurde die Einführung auf den 01.01.2022 verschoben und ist seit dem 01.07.2022 verpflichtend. Vor der Einführung der eAU wurden die ärztlichen Krankschreibungen von den Versicherten an die Krankenkassen übermittelt. Die digitale Übermittlung der Krankschreibungen an die Krankenkassen führt dazu, dass die Krankschreibungen vollständiger als bis dahin erfasst werden. Das bedeutet, dass der ab 2022 durch die Krankenkassen registrierte und berichtete Krankenstand auch ohne einen Anstieg der Krankschreibungen hätte ansteigen müssen.

Es stellt sich also nur noch die Frage, ob es sich bei dem berichteten Anstieg des Krankenstands um einen reinen Meldeeffekt handelt oder ob ein tatsächlicher Anstieg der Fehltage stattgefunden hat und gegebenenfalls in welchem Umfang.

Die folgende Analyse auf Basis eines Abgleichs der Arbeitsunfähigkeitsdaten und den ambulanten Behandlungsdaten der DAK-versicherten Beschäftigten geht dabei von folgender Grundüberlegung aus:

Nicht jede ambulante ärztliche Behandlung geht mit einer Krankschreibung einher. Es hängt stark von der Erkrankung ab, ob im Zuge einer ärztlichen Behandlung auch eine Krankschreibung erfolgt.

So erfolgt z. B. im Zuge einer Behandlung wegen einer akuten Atemwegserkrankung in etwa 70 Prozent der Behandlungsfälle eine Krankschreibung, bei einer Behandlung wegen Bauchschmerzen erfolgt dies in weniger als 20 Prozent der Behandlungsfälle (im Jahr 2023 liegt dieser Anteil bei rund 18 Prozent; vgl. auch Abbildung 40).

Es ist plausibel davon auszugehen, dass sich mit der Einführung der eAU die Quote der Krankgeschriebenen an den ambulant behandelten Beschäftigten nicht verändert. Es kann davon ausgegangen werden, dass eine ärztliche Entscheidung darüber, ob ein Patient oder eine Patientin krankgeschrieben wird, nicht vom Meldeweg der Krankmeldung an die Krankenkassen abhängt.

Wenn also trotz gleichbleibender Zahl an ärztlichen Behandlungsfällen, die Zahl der Krankschreibungen für eine bestimmte Diagnose steigt, dann liegt das höchst wahrscheinlich nicht daran, dass mehr Krankschreibungen ausgestellt werden, sondern dass mehr Krankschreibungen an die Krankenkassen gemeldet werden (Meldeeffekt).

Betrachtet man beispielsweise die Diagnose Bauchschmerzen (R10) so zeigt Abbildung 39, dass sich innerhalb der vier Quartale der Jahre 2019 bis 2023 keine nennenswerte Veränderung im Anteil der Versicherten mit einem ambulanten Behandlungsfall (ambulante Behandlungsquote) mit dieser Diagnose zeigt. Ab dem dritten Quartal 2022, und damit gleichzeitig mit der Umsetzung der elektronischen Krankmeldung, steigt allerdings der Anteil der Beschäftigten, für die der DAK-Gesundheit aus[12] dem entsprechenden Quartal eine Arbeitsunfähigkeit mit der Diagnose vorliegt.

Wie Abbildung 40 zeigt, steigt ab dem dritten Quartal unter den Versicherten mit einem ambulanten Behandlungsfall der Anteil derjenigen, für die der DAK-Gesundheit eine Krankmeldung vorliegt. Dieser Anteil lag im Zeitraum vom ersten Quartal 2019 bis zum zweiten Quartal 2022 relativ unverändert auf einem Niveau von neun bis elf Prozent.

Abbildung 39: Anteil Versicherte mit ambulantem Behandlungsfall und Anteil Versicherte mit ambulantem Behandlungsfall und Krankschreibung Bauchschmerzen (R10)

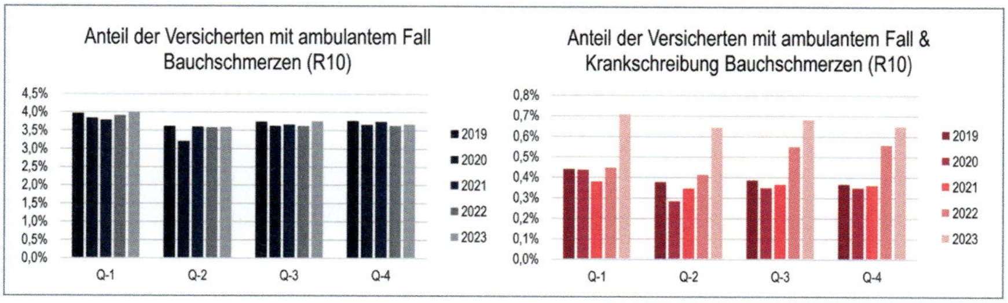

Quelle: IGES nach AU-Daten und ambulanten Behandlungsdaten der DAK-Gesundheit 2019–2023

12 Die Zuordnung erfolgt hier über das Beginn-Datum der Arbeitsunfähigkeit.

Abbildung 40: Anteil Versicherter mit Krankschreibung unter denjenigen mit ambulantem Behandlungsfall

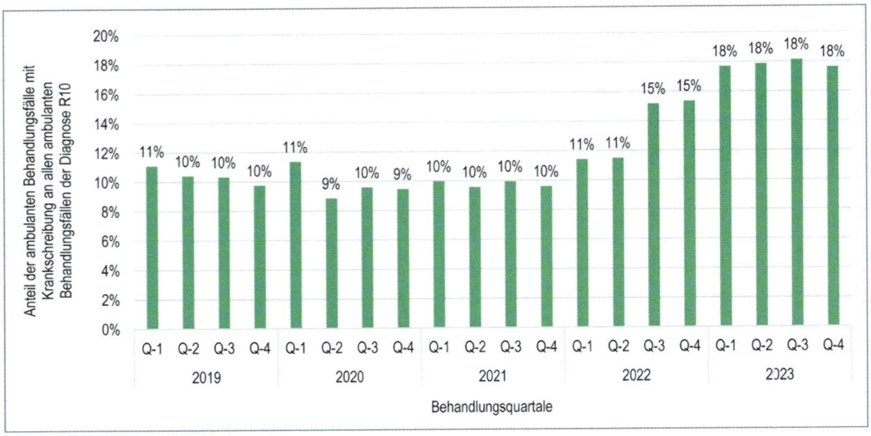

Quelle: IGES nach AU-Daten und ambulanten Behandlungsdaten der DAK-Gesundheit 2019–2023

Abbildung 41 zeigt für die wichtigsten Einzeldiagnosen (ICD-3-Steller) in Bezug auf den gestiegenen Krankenstand (vgl. hierzu auch Tabelle 7), wie sich die Krankschreibungsquoten (Anteil der Beschäftigten mit ambulantem Fall und Krankschreibung) im Vergleich zu den ambulanten Behandlungsquoten (Anteil der Beschäftigten mit ambulantem Fall) verändert haben. Auf der horizontalen Achse ist die Veränderung der Krankschreibungsquote im Mittel über die Quartale des Zeitraums Q3-2020 bis Q4-2021 (vor Einführung der eAU) im Vergleich zu Q3-2022 bis Q4-2023 (nach der Einführung der eAU) dargestellt. Auf der vertikalen Achse ist die Veränderung der Behandlungsquote im Mittel über die jeweils sechs Quartale der beiden Zeiträume abgetragen[13]. Alle Diagnosen, die exakt auf der eingezeichneten Diagonalen liegen, wären Diagnosen, für die Veränderungen in der Behandlungsquote und der Krankschreibungsquote völlig parallel verlaufen würden. Das trifft auf keine der Diagnosen zu, die einen nennenswerten Anteil am gestiegenen Krankenstand haben. Alle Diagnosen liegen deutlich unterhalb der Diagonalen, das bedeutet, die Veränderungen in den Krankschreibungsquoten liegen deutlich über der Entwicklung der Behandlungsquoten. Es fand also ein Anstieg der Krankschreibungsquoten statt, ohne dass es einen vergleichbar großen Anstieg der Behandlungsquoten gab. Die Diagnose Bauchschmerzen (R10) liegt praktisch auf der horizontalen Achse mit einer Veränderung in der Behandlungsquote von 0,9 Prozent, gleichzeitig liegt die veränderte Krankschreibungsquote bei 77 Prozent. Die Diagnose Rückenschmerzen (M54) liegt mit einem Rückgang der Behandlungsquote um fünf Prozent unter der horizontalen Achse, dennoch steigt die Krankschreibungsquote um 43 Prozent. Für alle Diagnosen, die nahe der horizontalen Achse liegen, ist daher, unter der Annahme, dass sich die ärztliche Krankschreibungspraxis durch die Einführung der eAU nicht verändert hat, von einem reinen Meldeeffekt für den Anstieg der Fehltage von 2021 auf 2022 auszugehen.

13 Nicht betrachtet wurde die Veränderung der entsprechenden Quoten für alle Diagnosen, die im Zusammenhang mit der COVID-19-Pandemie zu sehen sind und deren Veränderung der Quoten die Darstellung verzerren würde.

Abbildung 41: Zusammenhang der Veränderten AU-Quote und der Veränderung der Behandlungsquote für die wichtigsten ICD-3-Diagnosen in Bezug auf den gestiegenen Krankenstand 2021/2022

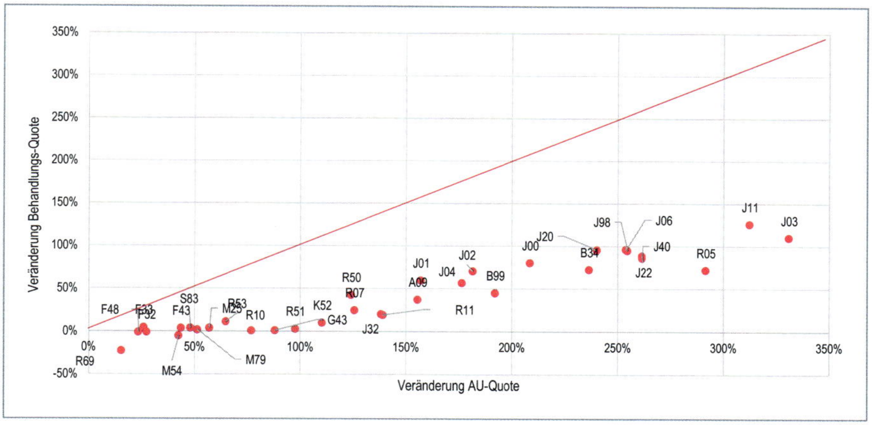

Quelle: IGES nach AU-Daten und ambulanten Behandlungsdaten der DAK-Gesundheit 2020–2023
Anmerkung: Veränderung zwischen Q3-2020 bis Q4-2021 zu Q3-2022 bis Q4-2023

Bei der Diagnose Akute Infektionen an mehreren oder nicht näher bezeichneten Lokalisationen der oberen Atemwege (J06), die den größten Anteil am Anstieg des Krankenstands ausmacht, steigt die Behandlungsrate um 96 Prozent, was in etwa einer Verdoppelung entspricht.

Eine Abschätzung, welcher Anteil, der im Jahr 2022 bei der DAK-Gesundheit eingehenden Krankmeldungen mit der Diagnose J06 auf das geänderte Meldeverfahren zurückzuführen ist und welcher Anteil des Anstiegs aus der Erhöhung der Behandlungsquote der Versicherten resultiert, ist in den folgenden drei Abbildungen dargestellt:

Wie Abbildung 42 zeigt, wurden im vierten Quartal 2019 9,7 Prozent der DAK-versicherten Beschäftigten mit einer akuten Atemwegserkrankung ambulant behandelt. 4,3 Prozent der DAK-versicherten Beschäftigten erhielten im Zuge ihrer ambulanten Behandlung mit einer akuten Atemwegserkrankung eine Krankschreibung und haben diese der DAK-Gesundheit übermittelt, 5,4 Prozent wurden behandelt, ohne dass der DAK-Gesundheit eine Krankschreibung übermittelt wurde. Das bedeutet, dass der DAK-Gesundheit zu 44 Prozent der behandelten Beschäftigten auch eine Krankmeldung mit der Behandlungsdiagnose J06 übermittelt wurde.

Im vierten Quartal 2023 wurden 20,1 Prozent der DAK-versicherten Beschäftigten mit einer akuten Atemwegserkrankung ambulant behandelt. Auf Basis der Erkenntnisse aus 2019 wäre nun zu erwarten, der DAK-Gesundheit analog zu 2019 zu 44 Prozent der behandelten Beschäftigten auch eine Krankmeldung mit der Behandlungsdiagnose J06 übermittelt werden müsste. Insgesamt müssten also aufgrund der im vierten Quartal 2023 gestiegenen Behandlungsquoten (20,1 Prozent) für 8,8 Prozent der DAK-versicherten Beschäftigten Krankschreibungen mit der Diagnose J06 übermittelt werden. Dies entspräche einem Anteil von 44 Prozent der 20,1 Prozent behandelten Beschäftigten.

Abbildung 42: Abschätzung der erwarteten Krankmeldequote J06 für das vierte Quartal 2023 auf Basis der Behandlungsquote

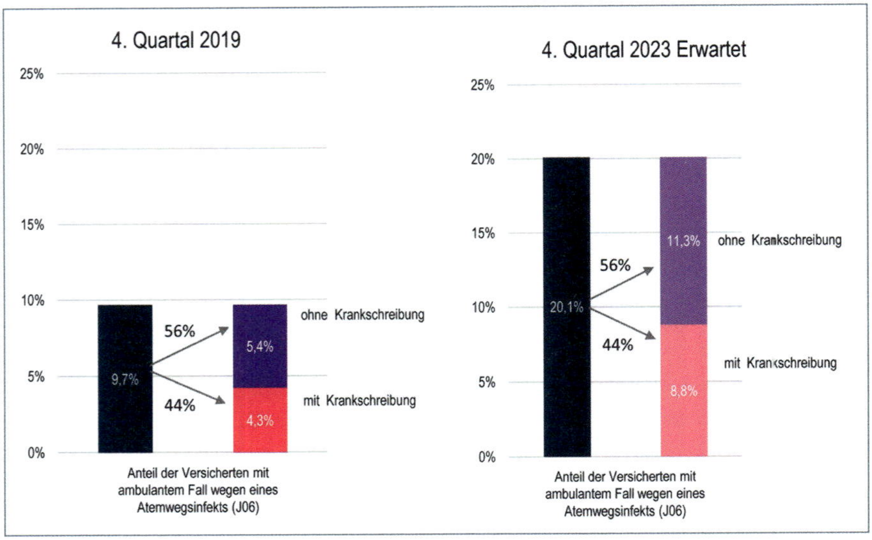

Quelle: IGES nach AU-Daten und ambulanten Behandlungsdaten der DAK-Gesundheit 2019, 2023

Abbildung 43 zeigt nun den Vergleich mit dem im ersten Schritt berechneten Anteil der erwarteten Krankschreibungen mit den beobachteten Krankschreibungen. Es wurde berechnet, dass aufgrund des Anstiegs des Anteils der DAK-versicherten Beschäftigten mit einem ambulanten Behandlungsfall von 9,7 Prozent im vierten Quartal 2019 auf 20,1 Prozent, im vierten Quartal 2023 mit einem Anteil von 8,8 Prozent der DAK-versicherten Beschäftigten zu rechnen wäre, für die der DAK-Gesundheit eine Krankschreibung übermittelt wird.

Tatsächlich wurden der DAK-Gesundheit aber sogar für einen Anteil von 13,8 der DAK-versicherten Beschäftigten eine Krankschreibung übermittelt. Das sind fünf Prozentpunkte mehr als durch den Anstieg der Behandlungsquoten zu erwarten gewesen wäre. Dieser Teil des Anstiegs ist dem Meldeverfahren zuzuschreiben.

Abbildung 43: Abgleich der erwarteten Krankmeldequote J06 für das vierte Quartal 2023 auf Basis der Behandlungsquote mit der beobachteten Krankschreibequote

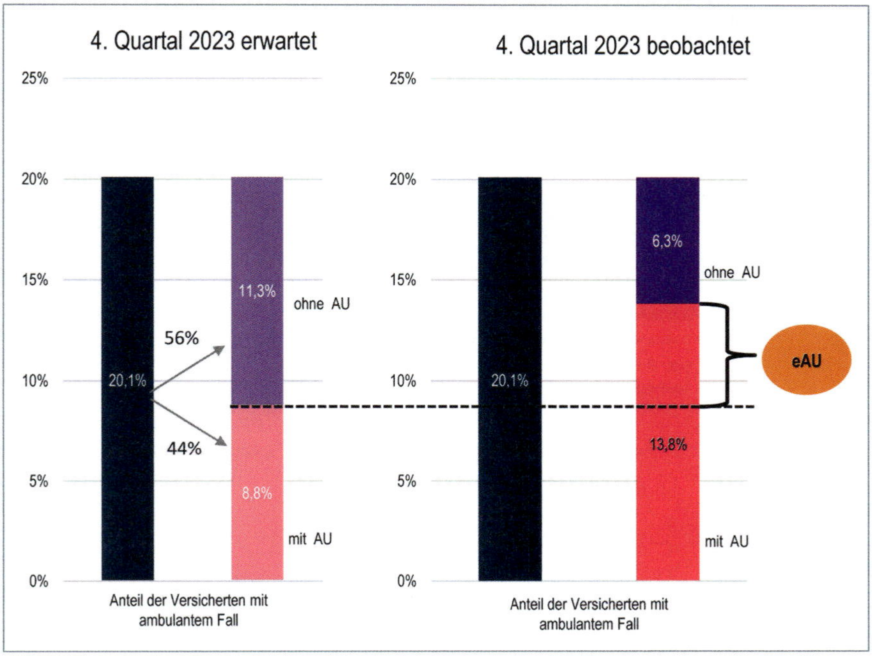

Quelle: IGES nach AU-Daten und ambulanten Behandlungsdaten der DAK-Gesundheit 2019, 2023

Abbildung 44 zeigt nun abschließend die Abschätzung der Krankmeldequote für den gesamten Zeitraum von 2019 bis 2023. Die Steigerung bei den Anteilen der Versicherten, für die der DAK-Gesundheit Krankmeldungen vorlagen, geht im Durchschnitt über alle vier Quartale in 2023 zu 60 Prozent auf neue elektronische Meldeverfahren zurück und zu 40 Prozent auf eine höhere Behandlungsquote.

Abbildung 44: Abschätzung des Effekts der eAU an der gestiegenen Krankmeldequote für die Diagnose J06

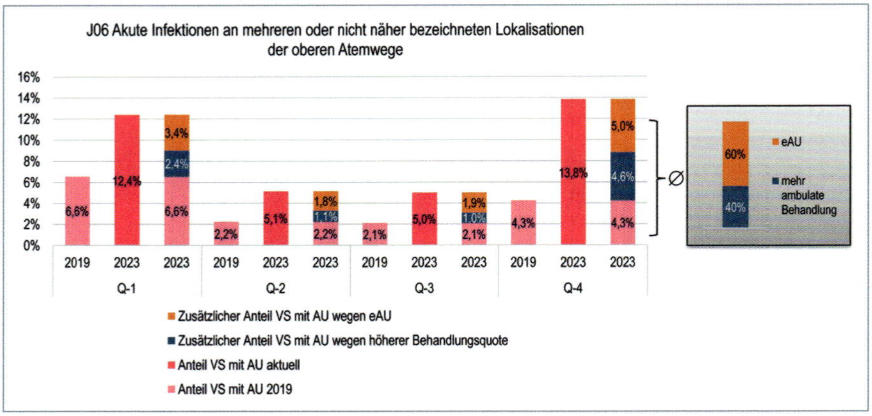

Quelle: IGES nach AU-Daten und ambulanten Behandlungsdaten der DAK-Gesundheit 2019–2023

6.4 Einfluss des Krankmeldeverhaltens der Beschäftigten

Auf Basis der Beschäftigtenbefragung soll überprüft werden, inwieweit sich das Verhalten der Beschäftigten im Krankheitsfall verändert hat und ob sich hieraus eine Ursache für den Anstieg des Krankenstandes ableiten lässt. Im Gegensatz zur Analyse der Arbeitsunfähigkeitsdaten, die, wie bereits mehrfach beschrieben, nur das von den Krankenkassen registrierte Krankschreibungsgeschehen abbilden können, liegt der Fokus der Beschäftigtenbefragung auf dem Krankmeldegeschehen als Ganzes, d. h. die Krankmeldung beim Arbeitgebenden sowohl mit als auch ohne Krankschreibung.

Anteil der Beschäftigten und Häufigkeit der Krankmeldungen

Die befragten Beschäftigten geben mehrheitlich an, dass sie in den letzten zwölf Monaten (einmal oder mehrmals) bei ihrem Arbeitgeber krankgemeldet waren (vgl. Abbildung 45).

In der Beschäftigtenbefragung 2024 geben 69,9 Prozent der Beschäftigten an sich innerhalb der letzten zwölf Monate krankgemeldet zu haben, 30,1 Prozent haben sich nicht krankgemeldet. Somit sind die Werte, verglichen mit der DAK-Beschäftigtenbefragung 2015, fast identisch und somit stabil geblieben: 2015 lag der Anteil krankgemeldeter Beschäftigter bei 69,7 Prozent.

Es kann also festgehalten werden, dass die Befragungsergebnisse nicht darauf hinweisen, dass sich 2024 mehr Beschäftigte krankgemeldet haben als 2015.

Vergleicht man die bundesweiten Befragungsdaten mit der Betroffenenquote (Anteil der Mitglieder der DAK-Gesundheit mit mindestens einer Arbeitsunfähigkeit) der DAK-Gesundheit aus den Jahren 2024 und 2015 ist ersichtlich, dass die berichtete Betroffenenquote auf Basis der AU-Daten der DAK-Gesundheit 2015 mit 50,4 Prozent deutlich unter der Quote aus der Befragung liegt (vgl. Abbildung 8 im Abschnitt 2.3). Für 2024 nähern sich die beiden Werte deutlich an: Die Betroffenenquote auf Basis der AU-Daten liegt bei rund 64 Prozent und damit deutlich näher am Ergebnis der Befragung. Beide Befragungen sind methodisch analog durchgeführt worden, aber zwischen den berichteten Betroffenenquoten liegt die Einführung der eAU.

Abbildung 45: Anteil krankgemeldeter Beschäftigter in den letzten zwölf Monaten

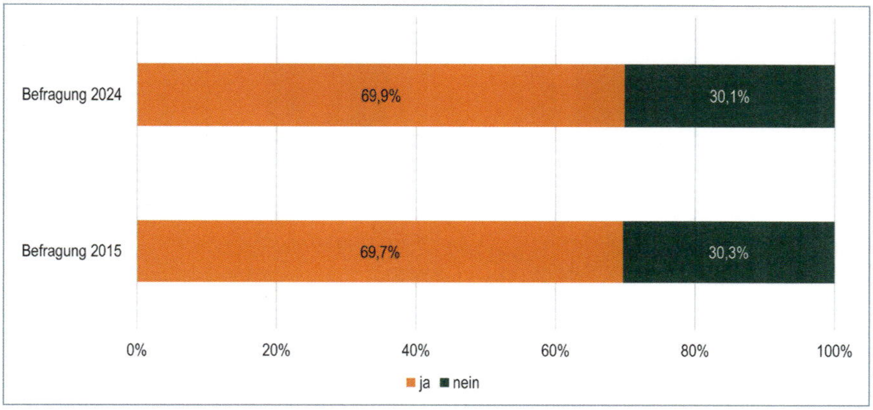

Quelle: IGES nach Beschäftigtenbefragung der DAK-Gesundheit 2015 und 2024
Basis: alle Beschäftigte 2015 (n = 5.209) und 2024 (n = 7.024)

Abbildung 46 zeigt, dass diejenigen Beschäftigten, die in den letzten zwölf Monaten krankgemeldet waren, zu rund einem Drittel einmal krankgemeldet waren. Fast die Hälfte der Beschäftigten gibt an zwei- bis dreimal krankgemeldet gewesen zu sein, etwas mehr als jeder Zehnte war vier- bis fünfmal krankgemeldet und 9,0 Prozent geben an, sich häufiger als fünfmal krankgemeldet zu haben.

Vergleicht man die Befragungsdaten aus dem Jahr 2024 mit den Daten aus 2015 (vgl. Abbildung 46) ist ersichtlich, dass der Anteil Beschäftigter mit einer Krankmeldung von 40,2 Prozent auf 32,5 Prozent rückläufig ist. Während sich der Anteil krankgemeldeter Beschäftigter mit zwei oder drei Krankmeldungen marginal verändert, nimmt der Anteil Beschäftigter mit vier bis fünf Krankmeldungen oder häufiger als fünfmal mit jeweils drei Prozentpunkten leicht zu.

Abbildung 46: Anteil der Beschäftigten, die in den letzten zwölf Monaten krankgemeldet waren nach Häufigkeit der Krankmeldung

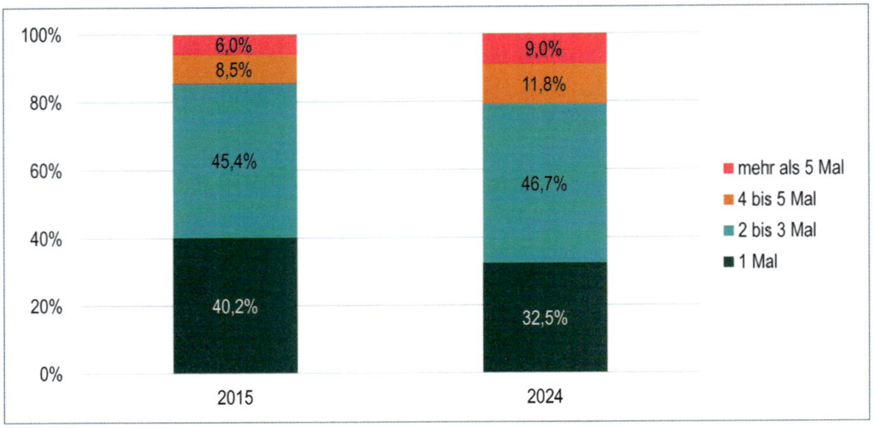

Quelle: IGES nach Beschäftigtenbefragung der DAK-Gesundheit 2015 und 2024
Basis: Beschäftigte, die sich in den letzten 12 Monaten krankmeldeten 2015 (n = 3.629) und 2024 (n = 4.564)

Die Befragungsdaten zum Krankmelden deuten darauf hin, dass mit Einführung der eAU möglichweise der Untererfassung von Arbeitsunfähigkeit durch die elektronische Übermittlung von AU-Bescheinigungen entgegengewirkt wurde. Anders als im Jahr 2015 unterscheiden sich die Selbstauskunft zu Krankmeldungen und die Betroffenenquote der DAK-Gesundheit für das Jahr 2024 in wesentlich geringerem Ausmaß. Ein weiterer Trend ist die Zunahme der Häufigkeit der Krankmeldungen.

Krankmelden mit und ohne ärztliche Bescheinigung

Gemäß § 5 Entgeltfortzahlungsgesetz gibt es die Möglichkeit bei Arbeitsunfähigkeit dem Arbeitgebenden dies auch für bis zu drei Kalendertagen ohne ärztliche Bescheinigung mitzuteilen. Arbeitgebende sind aber berechtigt, die Vorlage der ärztlichen Bescheinigung auch früher zu verlangen (bspw. ab dem ersten Kalendertag).

Abbildung 47 zeigt die Angaben der Beschäftigten zum betrieblichen Umgang mit Krankmeldungen mit und ohne ärztliche Bescheinigung aus den Jahren 2015 und 2024. Im Jahr 2015 geben über ein Drittel der Beschäftigten an, dass sie ab dem ersten Tag eine ärztliche Bescheinigung benötigen und 59,1 Prozent sagten, sie könnten sich einige Tage ohne ärztliche Bescheinigung krankmelden. Die Betriebe scheinen, laut Auskunft der Beschäftigten, diesbezüglich heute eher Krankmeldungen für einige Tage ohne ärztliche Bescheinigung zu akzeptieren: Nur noch ein Viertel (25,2 Prozent) gibt im Jahr 2024 an, ab dem ersten Tag eine ärztliche Bescheinigung zu benötigen und zwei Drittel könne sich auch einige Tage ohne ärztliches Attest krankmelden.

Abbildung 47: Anteil der Beschäftigten, die ab dem ersten Tag eine ärztliche Bescheinigung benötigen

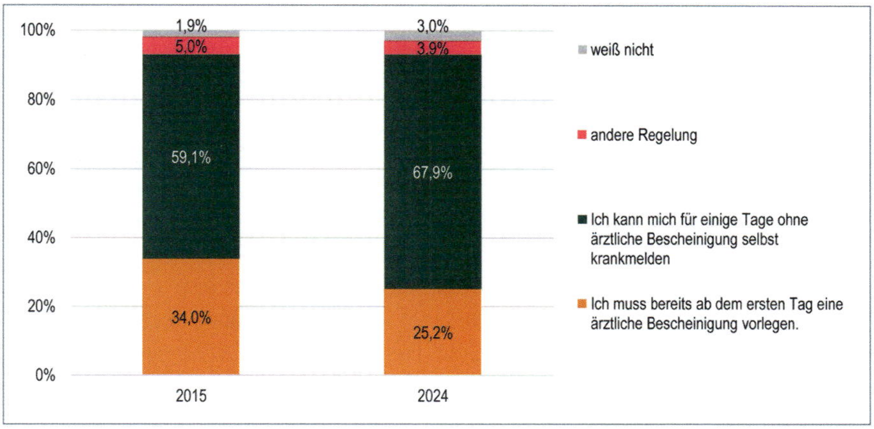

Quelle: IGES nach Beschäftigtenbefragung der DAK-Gesundheit 2015 und 2024
Basis: alle Beschäftigte 2015 (n = 5.215) und 2024 (n = 7.044)

Von denjenigen Beschäftigten, die sich laut Selbstangabe in den letzten zwölf Monaten mindestens einmal krankgemeldet haben, geben fast zwei Drittel an, dies immer mit ärztlicher Bescheinigung getan zu haben, fast ein Viertel teilweise mit oder ohne ärztliche Bescheinigung und 12,1 Prozent hat dies immer ohne ärztliche Bescheinigung getan. Nur 0,2 Prozent wissen nicht mehr, wie sie ihre Krankmeldung in den letzten zwölf Monaten gehandhabt haben (Abbildung 48).

Abbildung 48: Anteil der Beschäftigten, die in den letzten zwölf Monaten krankgemeldet waren nach Anteil mit und ohne ärztliche Bescheinigung

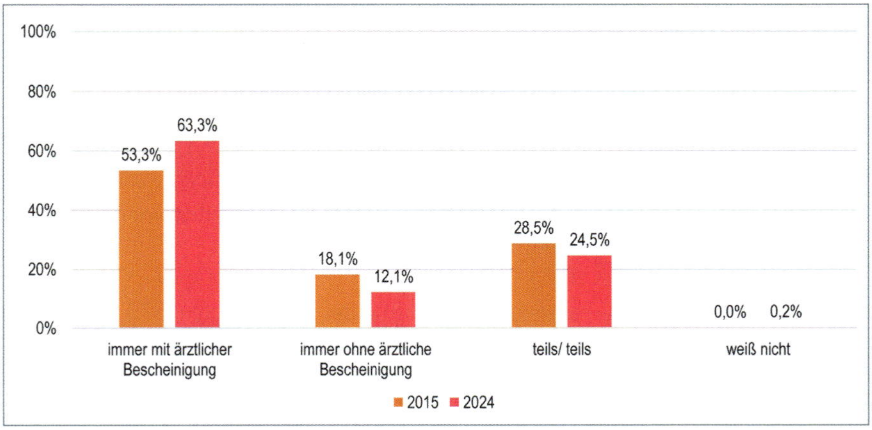

Quelle: IGES nach Beschäftigtenbefragung der DAK-Gesundheit 2015 und 2024
Basis: Beschäftigte, die sich in den letzten 12 Monaten krankmeldeten 2015 (n = 2.440) und 2024 (n = 4.900)

Abbildung 48 zeigt außerdem, dass der Anteil derjenigen Beschäftigten, die sich bei Krankheit mit ärztlichem Attest krankmelden, verglichen mit dem Jahr 2015, um zehn

Prozentpunkte zugenommen hat (von 53,3 Prozent auf 63,3 Prozent), während der Anteil derjenigen die sich immer ohne ärztliches Attest krankmelden um sechs Prozentpunkte abnimmt und der Anteil derjenigen, die teilweise eine Bescheinigung vorlegen um vier Prozentpunkte abnimmt.

In der Zusammenschau mit der Abbildung 47, wonach nur 25,2 Prozent aller befragten Beschäftigten angeben, bereits ab dem ersten Tag eine ärztliche Bescheinigung bei ihrem Arbeitgebenden zu benötigen, ist ersichtlich, dass Beschäftigte sich teilweise auch freiwillig, ohne betriebliche Verpflichtung ein ärztliches Attest über ihre Arbeitsunfähigkeit ausstellen lassen. Über zwei Drittel können sich einige Tage auch ohne ärztliche Bescheinigung krankmelden. Des Weiteren geben 3,9 Prozent an, dass es eine andere Regelung gibt und 3,0 Prozent wissen nicht, wie in ihrem Betrieb die genauen Regeln zum Krankmelden sind. Das Bild bestätigt sich auch für Beschäftigte, die sich für einige Tage ohne ärztliches Attest krankmelden können: Sie geben zu 52,4 Prozent an, sich immer mit Attest krankzumelden (ohne Abbildung).

Eine Auswertung dieser Angaben, eingeschränkt für die Beschäftigten, die sich in den letzten zwölf Monaten krankmeldeten, zeigt ebenfalls vergleichbare Ergebnisse: 22,9 benötigen ab dem ersten Tag ein Attest, 71,5 Prozent können sich einige Tage ohne ärztliche Bescheinigung krankmelden, 3,3 Prozent geben eine andere Regelung an und 2,0 Prozent wissen es nicht (ebenfalls ohne Abbildung).

Die Betriebe scheinen, laut Auskunft, der Beschäftigten diesbezüglich heute eher Krankmeldungen für einige Tage ohne ärztliche Bescheinigung zu akzeptieren. Trotzdem hat der Anteil derjenigen, die bei den Betrieben immer eine ärztliche Bescheinigung vorlegen, zugenommen. Aus diesen Angaben lässt sich schlussfolgern, dass Beschäftigte im Vergleich zu 2015 häufiger ärztliche Krankschreibungen einholen, ohne dass daraus im gleichen Umfang ein Anstieg der tatsächlichen Krankmeldungen abzuleiten wäre, weil es eine Verschiebung zu mehr Krankmeldungen mit Bescheinigung gegeben hat.

Umgang mit Arbeitsunfähigkeitsbescheinigungen vor dem Jahr 2022

Ein weiteres Indiz dafür, dass bis 2022 die Krankschreibungen durch die registrierten Krankschreibungen bei den Krankenkassen nicht vollständig beschrieben werden konnten, zeigt eine weitere Auskunft der Beschäftigten.

Abbildung 49 zeigt, dass etwas mehr als die Hälfte der Beschäftigten (57,5 Prozent) angeben auch vor Einführung der eAU die ärztliche Bescheinigung immer bei der verantwortlichen Krankenkasse eingereicht zu haben, 12,5 Prozent hat das nur manchmal getan. 16,3 Prozent geben an, die Bescheinigungen nie eingereicht zu haben. Weitere 7,6 Prozent hatten vor der Einführung der eAU noch nie eine ärztliche Bescheinigung, die sie hätten einreichen können und 6,1 Prozent kann sich nicht erinnern, wie sie vor dem Jahr 2022 mit den ärztlichen Bescheinigungen vor Einführung der eAU umgegangen ist.

Abbildung 49: Anteil der Beschäftigten nach Umgang mit den ärztlichen Bescheinigungen zur Arbeitsunfähigkeit vor Januar 2022

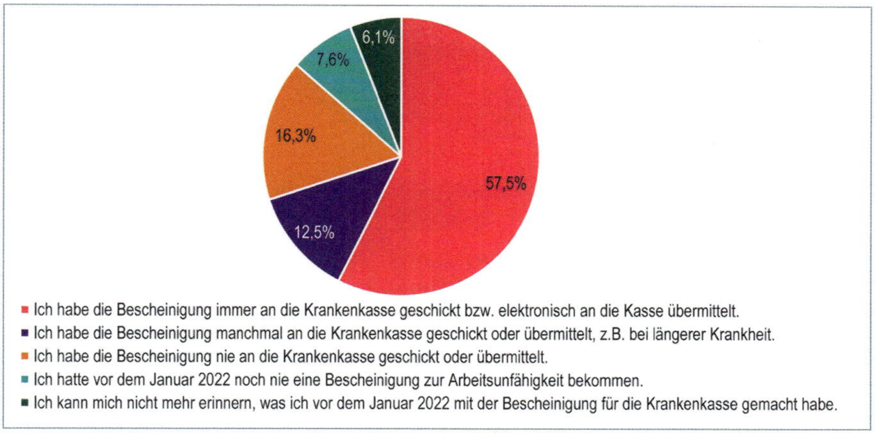

Quelle: IGES nach Beschäftigtenbefragung der DAK-Gesundheit 2024
Basis: alle Beschäftigte 2024 (n = 6.668)

Gründe für Krankmeldungen und Einstellungen zum Krankmelden

In der öffentlichen Debatte um das Krankmeldeverhalten der Beschäftigten in Deutschland wird häufig darüber diskutiert, inwieweit ein gegebenenfalls leichtfertiger Umgang mit der Möglichkeit zur Krankmeldung zu einem hohen Krankenstand in Deutschland beiträgt. Ein zunehmend weniger verantwortlicher Umgang mit Krankmeldungen wird als Ursache für den Anstieg des Krankenstands in der Berichterstattung diskutiert (Stichwort „Blaumacherdebatte").

Beschäftigte, die sich in den letzten 12 Monaten krankmeldeten, wurden vor diesem Hintergrund nach Gründen gefragt, die für ihre Krankmeldung(en) eine Rolle gespielt haben. Die befragten Beschäftigten sollten angeben, inwieweit die vorgelegten Gründe auf ihre Situation zutreffen.

Abbildung 50 zeigt, dass auf die übergroße Mehrheit mit 91,9 Prozent die Aussage zutrifft, dass sie mit ihren Beschwerden ihre Arbeit nicht hätten machen können. Ihre Krankheit nicht weiter verschlimmern wollten 83,8 Prozent und auf über drei Viertel der Beschäftigten trifft zu, dass sie den Rat ihres Arztes befolgten, nicht zur Arbeit zu gehen (78,5 Prozent).

Die Abbildung 50 stellt auch den Anteil der krankgemeldeten Beschäftigten von 2015 dar, auf die diese Aussagen zutrafen. Auch damals waren die Top drei der Gründe die Schwere der Beschwerden (95,1 Prozent), die Vermeidung einer Verschlimmerung der Krankheit (80,6 Prozent) und der ärztliche Rat (78,5 Prozent). Der Anteil der Beschäftigten, auf die 2024 die Aussagen, dass ihr Partner der Meinung war, sie sollten sich krankmelden und sie hätten ihre Arbeit machen können, es wäre ihnen aber schwergefallen, zutreffen, ist im Vergleich zu 2015 um rund drei Prozentpunkte gesunken.

Ein zunehmend leichtfertiger Umgang mit Krankmeldungen lässt sich daraus nicht ableiten.

Abbildung 50: Anteil krankgemeldeter Beschäftigter nach zutreffenden Gründen für Krankmeldungen

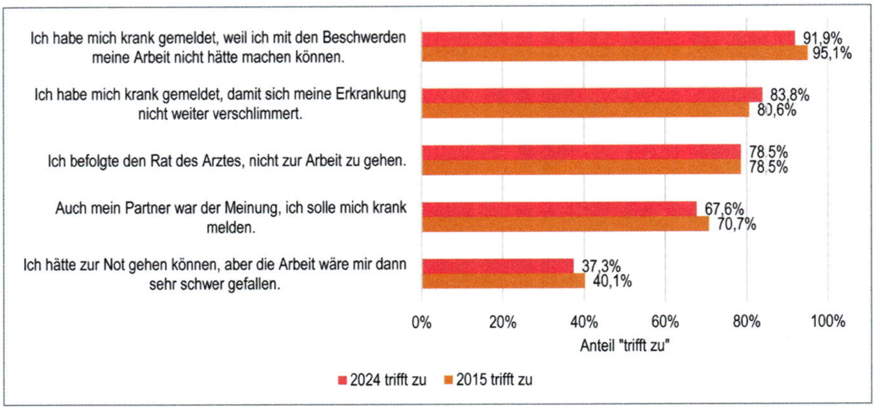

Quelle: IGES nach Beschäftigtenbefragung der DAK-Gesundheit 2015 und 2024
Basis: Beschäftigte, die sich in den letzten 12 Monaten krankmeldeten 2015 (n = 2.503–3.627) und 2024 (n = 3.362–4.854)

In der Beschäftigtenbefragung 2024 wurden darüber hinaus neue mögliche Gründe für die Krankmeldung(en) der Beschäftigten untersucht. Hierbei werden zum einen aufgrund des Anstiegs psychischer Erkrankungen Belastungen sowohl im Berufs- als auch Privatleben neu erhoben. Aber auch das Phänomen der Unterforderung („Bore-out") bei der Arbeit wird häufiger wissenschaftlich und medial diskutiert und aus diesem Grund ergänzt (Scherenberg 2014; Messmer und Akbas 2017). Darüber hinaus wurde eine Aussage hinzugefügt, die dem großen medialen Echo am gestiegen Krankenstand Rechnung trägt. Hierbei sollte geprüft werden, ob Beschäftigte sich eher krankmelden, wenn bereits viele Beschäftigte im eigenen Betrieb krankgemeldet sind.

Abbildung 51 zeigt, dass Belastungen einen Einfluss auf das Krankmelden der Beschäftigten haben: Auf 15,6 Prozent trifft die Aussage zu, dass ihnen sowohl beruflich wie auch privat alles zu viel war und sie sich deswegen krankmeldeten. Bei der Arbeit war 11,7 Prozent der Beschäftigten alles zu viel und das war zumindest mit ein Grund für eine Krankmeldung. Auf nur 4,2 Prozent der Beschäftigten trifft die Aussage zu, dass in ihrem Betrieb so viele krankgemeldet waren, dass ihrer Einschätzung nach „eine Krankmeldung mehr oder weniger nicht auffällt". Ebenso trifft auf nur 3,1 Prozent das Phänomen Bore-out zu, und sie waren krankgemeldet, weil sie sich bei der Arbeit regelmäßig unterfordert fühlen.

Abbildung 51: Anteil Beschäftigter nach zutreffenden Gründen für Krankmeldungen alte und neue Items der Befragung 2024

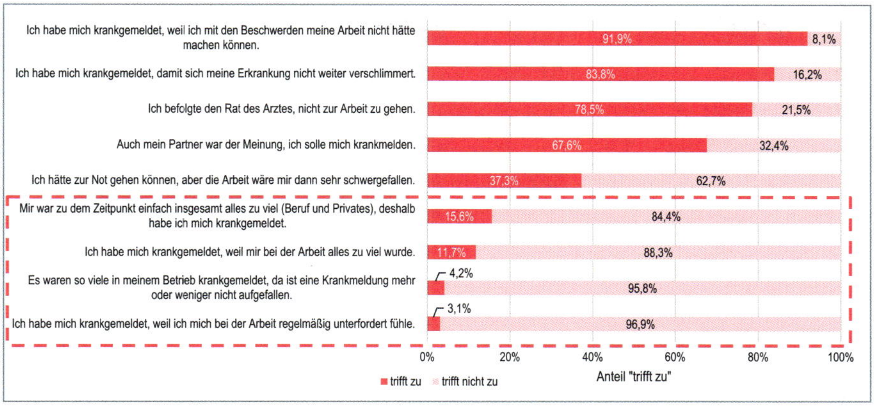

Quelle: IGES nach Beschäftigtenbefragung der DAK-Gesundheit 2024
Basis: Beschäftigte, die sich in den letzten 12 Monaten krankmeldeten 2024 (n = 3.362–4.854)

Darüber hinaus wurden alle Beschäftigten (krank- und nicht krankgemeldete der letzten zwölf Monate) gefragt, wie sie persönlich zum Krankmelden stehen und inwieweit die folgenden Aussagen auf sie zutreffen:

Abbildung 52: Anteil Beschäftigter nach zutreffenden allgemeinen Einstellungen zum Krankmelden

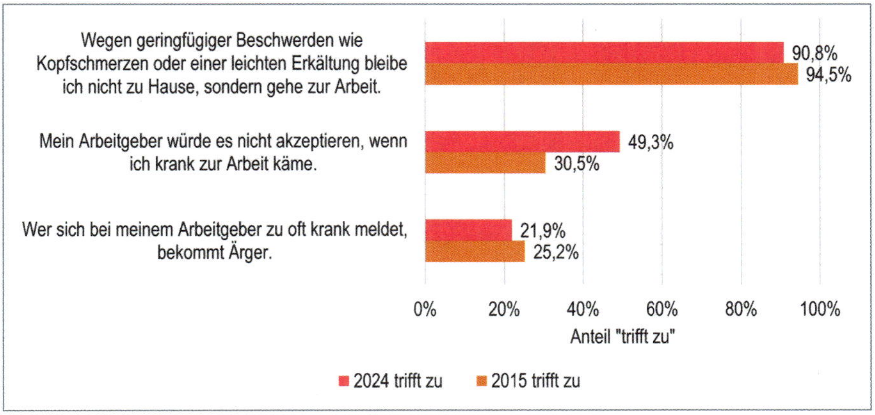

Quelle: IGES nach Beschäftigtenbefragung der DAK-Gesundheit 2015 und 2024
Basis: alle Beschäftigte 2015 (n = 4.903–5.204) und 2024 (n = 6.475–6.984)
Anmerkungen: fehlende Angaben 2015 (n = 219–318) und 2024 (n = 84–781)

Abbildung 52 zeigt, dass die Mehrheit der Befragten angibt, wegen geringfügiger Beschwerden nicht zu Hause zu bleiben (90,8 Prozent). Etwas mehr als ein Fünftel stimmt der Aussage zu, dass sie „Ärger bekommen", wenn sie sich bei ihrem Arbeitgeber[14] zu oft

14 Die nicht geschlechtergerechte Formulierung „Arbeitgeber" in den Items, die auch schon in der Befragung 2015 verwendet wurden, wurde zum Zweck der bestmöglichen Vergleichbarkeit beibehalten.

krankmelden. Wiederum stimmt fast die Hälfte der Befragten der Aussage zu, dass der Arbeitgeber es nicht akzeptieren würde, wenn sie krank zur Arbeit kämen.

Die Zustimmung zur Aussage „Mein Arbeitgeber würde es nicht akzeptieren, wenn ich krank zur Arbeit käme" hat sich zwischen den beiden Erhebungsjahren am stärksten verändert. Traf 2015 die Aussage auf 30,5 Prozent zu, sind es 2024 mit 49,3 Prozent fast 19 Prozentpunkte mehr. Möglicherweise vollzieht sich hier auch auf betrieblicher Seite ein Wandel. Parallel nimmt die Zustimmung zur Aussage, dass man Ärger bekommt, wenn man sich bei der Arbeit zu oft krank meldet um 3,3 Prozentpunkte ab.

Präsentismus

Fast zweidrittel der Beschäftigten geben an, in den letzten 12 Monaten zur Arbeit gegangen zu sein, obwohl sie sich aufgrund ihres Gesundheitszustandes besser hätten krankmelden sollen (vgl. Abbildung 53). Dabei war die Situation krank im Homeoffice gearbeitet zu haben explizit in der vorgelegten Frage eingeschlossen.[15]

Abbildung 53: Anteil Beschäftigter, die in den letzten 12 Monaten krank bei der Arbeit waren

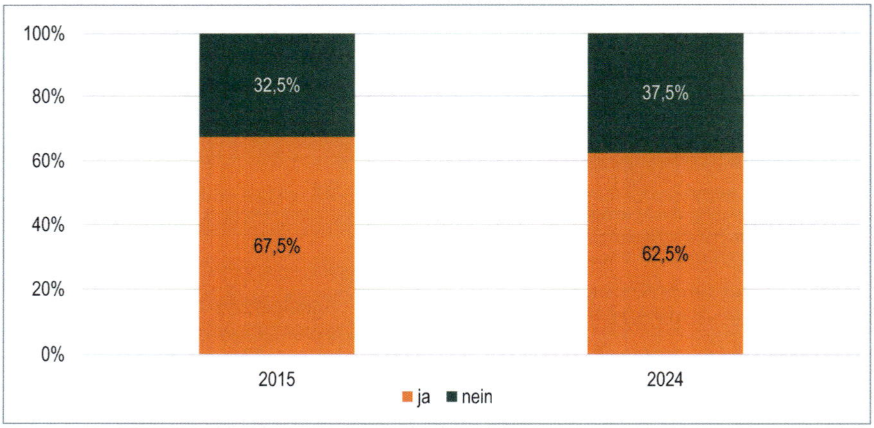

Quelle:	IGES nach Beschäftigtenbefragung der DAK-Gesundheit 2015 und 2024
Basis:	alle Beschäftigte 2015 (n = 5.159) und 2024 (n = 6.871)
Anmerkungen:	fehlende Angaben 2015 (n = 62) und 2024 (n = 197)

Verglichen mit dem Anteil der Beschäftigten, die 2015 angegeben hatten, in den letzten zwölf Monaten krank gearbeitet zu haben, ist der Anteil der krank arbeitenden Beschäftigten leicht rückläufig und um fünf Prozentpunkte gefallen.

Die Gründe für Präsentismus sind in Abbildung 54 dargestellt. Der Hauptgrund krank zu arbeiten war 2024 für 70,2 Prozent der befragten Beschäftigten, dass sie ihre Kolleginnen und Kollegen nicht hängen lassen wollten. Über die Hälfte war trotz der Beschwerden

15 Die Frage lautete: „Sind Sie in den letzten 12 Monaten zur Arbeit gegangen (bzw. haben krank im Homeoffice gearbeitet) obwohl Sie sich aufgrund Ihres Gesundheitszustandes besser hätten krankmelden sollen?"

arbeitsfähig und 48,4 Prozent geben an, dass sie ihre Arbeit fertigbekommen mussten. Jeweils rund ein Drittel stimmt der Aussage zu, dass Kunden, Klienten oder Patienten leiden, wenn sie sich krankmelden oder konnten durch die Möglichkeit des Homeoffice die Arbeit auch krank bewältigen. Der Anteil derjenigen, der wegen einer betrieblichen Prämie krank zu Arbeit ging, ist mit 1,6 Prozent sehr gering.

Verglichen mit dem Jahr 2015 nehmen die Zustimmungsraten zu den angeführten Gründen für Präsentismus ab. Am stärksten ist der Rückgang für die Gründe „Ich fürchtete Nachteile, wenn ich mich (zu oft) krankmelde" (-15,5 Prozentpunkte) und „Ich musste meine Arbeit fertigkriegen" (-15,4 Prozentpunkte).

Besonders die sinkende Angst vor Nachteilen ist ein weiteres Indiz dafür, dass sich auch die Haltung der Betriebe zum Präsentismus verändert haben könnte.

Abbildung 54: Anteil Beschäftigter, die krank zur Arbeit gingen nach Zutreffen bestimmter Gründe für Präsentismus

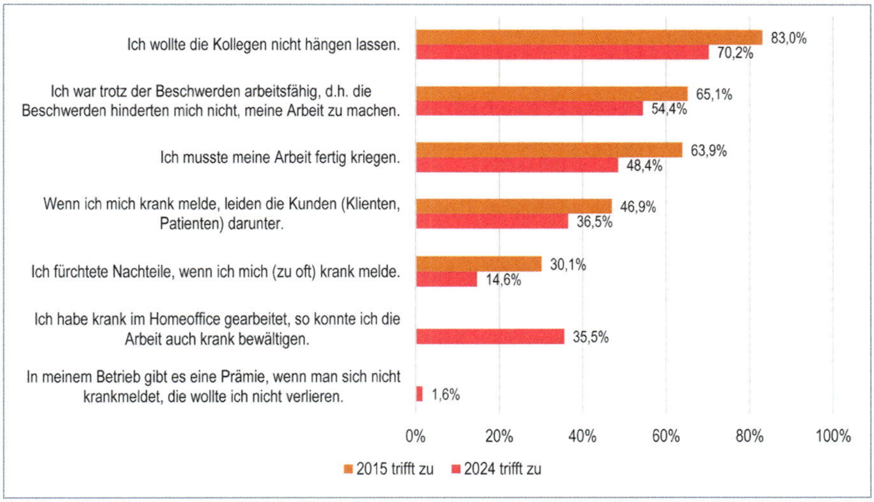

Quelle: IGES nach Beschäftigtenbefragung der DAK-Gesundheit 2015 und 2024
Basis: Beschäftigte, die in den letzten 12 Monaten krank arbeiteten 2015 (n = 3.429–3468) und 2024 (n = 3.950–4.261)

Zudem zeigt Abbildung 54 zwei zusätzliche Begründungen für Präsentismus auf, die im Jahr 2024 aber nicht im Jahr 2015 ausgewählt werden konnten. Dabei hat die Möglichkeit einer Prämie kaum dazu geführt, dass Beschäftigte krank zur Arbeit gingen. Nur 1,6 Prozent stimmen der Aussage zu, dass es in ihrem Betrieb eine Prämie gibt, wenn man sich nicht krankmeldet und sie diese Prämie nicht verlieren wollten. Hier ist allerdings zu beachten, dass das Angebot für eine solche Prämie bisher nicht sehr weit verbreitet ist. Auf der anderen Seite ist Homeoffice für über ein Drittel der befragten Beschäftigten eine Möglichkeit die Arbeit auch krank zu bewältigen.

Dieses Bild bestätigt auch Abbildung 55. Beschäftigte, die 2024 täglich bis mehrmals pro Woche im Homeoffice arbeiten, haben zu 72,1 Prozent in den letzten zwölf Monaten krank gearbeitet. Beschäftigte, die einmal pro Woche bis seltener als einmal im Monat im Homeoffice arbeiten, haben mit 68,5 Prozent immer noch häufiger als der Durchschnitt der Befragten Präsentismus betrieben. Beschäftigte, die nie im Homeoffice arbeiten, geben zu geringeren Anteilen an, krank gearbeitet zu haben (54,2 Prozent).

Abbildung 55: Anteil Beschäftigter, die in den letzten 12 Monaten krank bei der Arbeit waren nach der Nutzung von Homeoffice

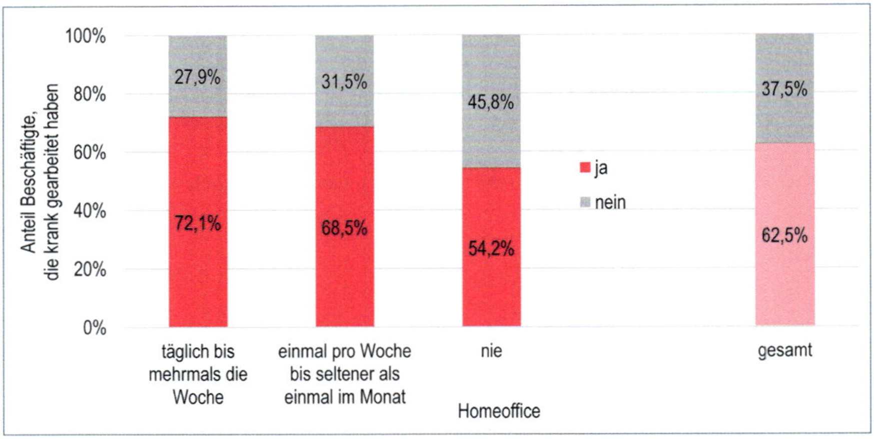

Quelle: IGES nach Beschäftigtenbefragung der DAK-Gesundheit 2024
Basis: alle Beschäftigte 2024 (n = 6.837)
Anmerkungen: fehlende Angaben 2024 (n = 231)

Einfluss der COVID-19-Pandemie auf den Umgang mit Infekten

Abbildung 56 deutet darauf hin, dass die Erfahrungen mit der COVID-19-Pandemie das Verhalten der Beschäftigten im Umgang mit Infekten auch im Jahr 2024 noch beeinflussen: Auf fast die Hälfte der Befragten trifft zu, dass sie seit der Pandemie generell vorsichtiger im Umgang mit Infekten sind (48,8 Prozent) und 17,1 Prozent der Beschäftigten lassen sich bei Erkältungssymptomen wie Husten oder Schnupfen eher krankschreiben als vor der Pandemie.

Möglicherweise sind die Erfahrungen im Zuge der COVID-19-Pandemie auch für die hohe Zustimmung zu der Aussage aus Abbildung 52 ursächlich, dass nämlich „der Arbeitgeber" es nicht akzeptiert, wenn Beschäftigte krank zur Arbeit kämen. Möglicherweise hat sich sowohl das Verhalten der Beschäftigten wie auch der Betriebe verändert.

Abbildung 57 zeigt, dass vor allem Maßnahmen zum Schutz vor Langzeitfolgen bei Infekten nachwirken: Jeweils rund ein Fünftel der Beschäftigten gibt an sich bei einer Erkältung immer (20,9 Prozent) oder oft (21,5 Prozent) noch eine Weile zu schonen, 18,4 Prozent machen dies hingegen nie. Über ein Viertel der Befragten führt immer oder oft einen Schnelltest bei Erkältungssymptomen durch, 30,3 Prozent hingegen nie.

Die Ergebnisse deuten darauf hin, dass sich zumindest bei einem Teil der befragten Beschäftigten auch nach dem Ende der COVID-19-Pandemie Schutzmaßnahmen und ein präventiver Umgang mit erkältungsähnlichen Infekten abzeichnen. Möglicherweise ist damit auch ein Teil der höheren Beanspruchung der ambulanten Versorgung bei Atemwegserkrankungen zu erklären (vgl. Abbildung 42 im Abschnitt 6.3).

Abbildung 56: Anteil Beschäftigter nach Zustimmung zu COVID-19-Aussagen

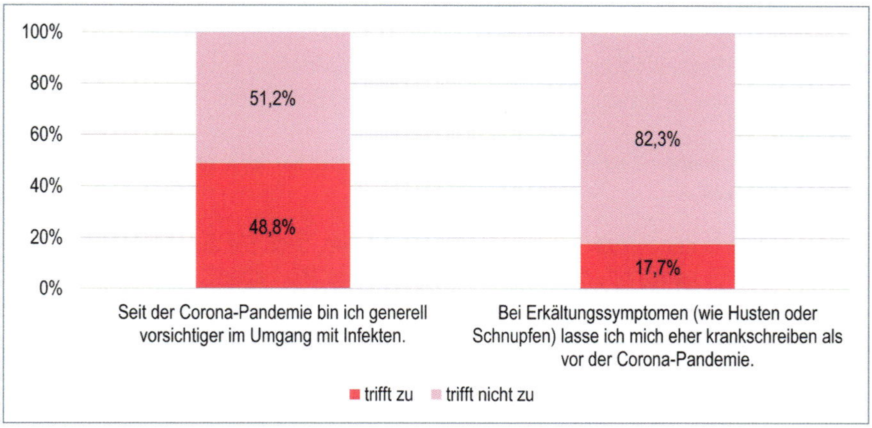

Quelle: IGES nach Beschäftigtenbefragung der DAK-Gesundheit 2024
Basis: alle Beschäftigten 2024 (n = 6.966–6.869)

Abbildung 57: Anteil der Beschäftigten nach Häufigkeit verschiedener umgesetzter Maßnahmen bei erkältungsähnlichen Infekten nach der COVID-19-Pandemie

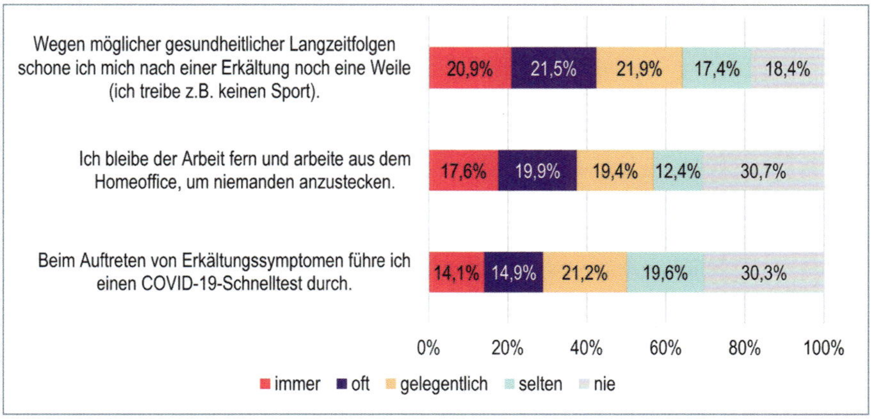

Quelle: IGES nach Beschäftigtenbefragung der DAK-Gesundheit 2024
Basis: alle Beschäftigten 2024 (n = 6.729–6.968)
Anmerkungen: fehlende Angaben 2024 (n = 100–339)

Fehlen bei der Arbeit ohne triftigen Grund und mit nur geringer Krankheitssymptomatik

Die unter Abbildung 51 angegeben Begründungen für eine Krankmeldung zeigen, dass die überwiegende Mehrheit der Beschäftigten mit der Möglichkeit zur Krankmeldung sehr verantwortungsbewusst umgeht. Im Rahmen der Beschäftigtenbefragung wurde darüber hinaus erfragt, in welchem Umfang das sogenannte „Blaumachen", also das Fehlen bei der Arbeit ohne triftigen Grund, stattfindet.

Der Anteil der Beschäftigten, die in den letzten zwölf Monaten ohne triftigen Grund bei der Arbeit fehlten, gehört zur Minderheit der über 7.000 Befragten:

Abbildung 58: Anteil der Beschäftigten, die ohne triftigen Grund bei der Arbeit fehlten nach Häufigkeit

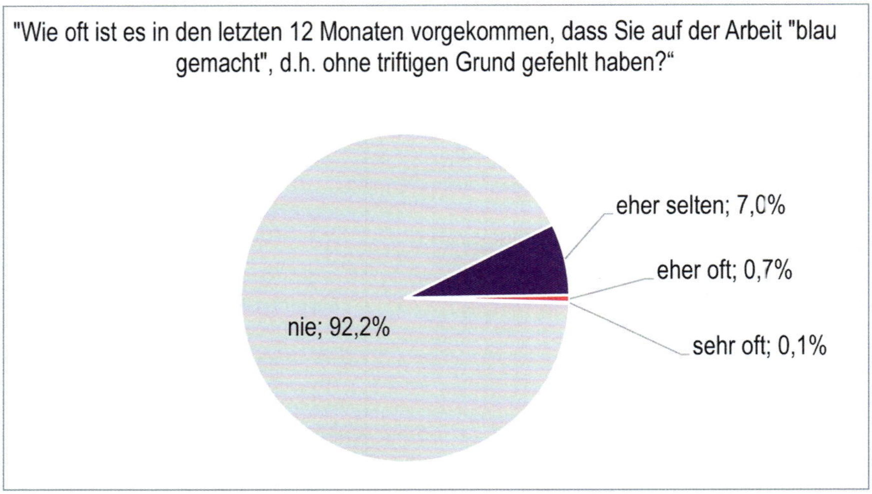

Quelle: IGES nach Beschäftigtenbefragung der DAK-Gesundheit 2024
Basis: alle Beschäftigten 2024 (n = 7.019)

92,2 Prozent der Befragten hat in den letzten zwölf Monaten nie ohne triftigen Grund gefehlt. Somit beträgt, umgekehrt betrachtet, der Anteil der Beschäftigten, die angeben ohne triftigen Grund gefehlt zu haben 7,8 Prozent. Der größte Teil, mit 7 Prozent, gibt an dies eher selten getan zu haben, unter einem Prozent gibt an eher oft (0,7 Prozent) oder sehr oft (0,1 Prozent) ohne triftigen Grund gefehlt zu haben (vgl. Abbildung 58).

Methodischer Hinweis zur Einordnung des Fehlens ohne triftigen Grund (umgangssprachlich „Blaumachen")

Die gewählte Methodik zu diesem Phänomen erfolgte, um den Einfluss auf die Entwicklung des Krankenstands zu untersuchen. Sie erlaubt eine Einschätzung über die ungefähre Größenordnung, jedoch keine abschließende Beurteilung zur gesundheitlichen Legitimation des Krankmeldeverhaltens: Eine Krankmeldung unterliegt immer Interpretationsspielräumen. Die Befragung enthält zudem keine konkrete Quantifizierung von Häufigkeiten oder Fehltagen. Der Gesundheitsreport soll Hinweise für eventuelle Beratungsbedarfe im Betrieblichen Gesundheitsmanagement bieten und weitergehenden Forschungsbedarf aufzeigen.

Auch Beschäftigte, die sich krankmelden, obwohl sie sich noch nicht richtig krank gefühlt haben (s. g. „Bettkantenentscheidung"), gehören mit 14,6 Prozent nicht zur Mehrheit der befragten Beschäftigten. Dabei geben 13,2 Prozent an, dies in den letzten zwölf Monaten eher selten getan zu haben. Eher oft mit geringer Symptomatik gefehlt haben 1,2 Prozent und 0,2 Prozent sehr oft (vgl. Abbildung 59).

Abbildung 59: Anteil der Beschäftigten, die der Arbeit fernblieben, obwohl sie sich noch nicht richtig krank fühlten nach Häufigkeit

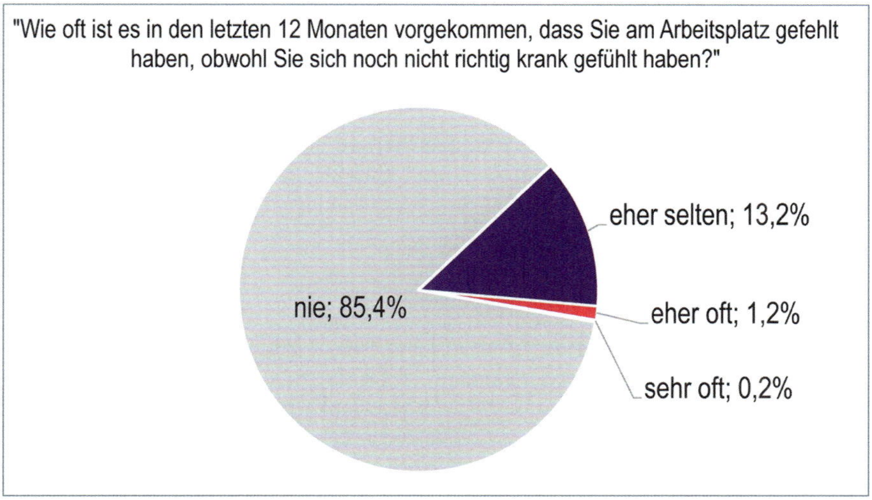

Quelle: IGES nach Beschäftigtenbefragung der DAK-Gesundheit 2024
Basis: alle Beschäftigten 2024 (n = 6.989)

Einflussfaktoren auf das Verhalten der Beschäftigten beim Krankmelden, Fehlen ohne triftigen Grund und Präsentismus

In Abschnitt 6.4 sind das Krankmeldeverhalten, Präsentismus und das Fehlen ohne triftigen Grund beschrieben. Die Analysen zeigen, dass das Verhalten der Beschäftigten zum Zeitpunkt der Befragungen weder auf einen verbreiteten leichtfertigen Umgang mit Krankmeldungen hinweist, noch, dass sich das Verhalten der Beschäftigten zwischen 2015 und

2024 so stark verändert hat, dass es den sprunghaften Anstieg des Krankenstandes zwischen 2021 und 2022 erklären könnte.

Im Folgenden sollen diese Phänomene dennoch näher untersucht werden, um zu klären, welche Faktoren dabei eine Rolle spielen. Da sich die in Frage kommenden Faktoren dabei gegenseitig bedingen und beeinflussen, sollen die relevanten Einflüsse anhand einer logistischen Regression herausgearbeitet werden.

Variablen der logistischen Regression

In die drei Regressionen einbezogen als abhängige, dichotome Variablen sind:

- Die Angabe über mindestens eine Krankmeldung in den letzten 12 Monaten (ja/nein),
- Präsentismus in den letzten 12 Monaten (ja/nein) und
- Fehlen ohne triftigen Grund in den letzten 12 Monaten (eher selten bis sehr oft/nein).

Als unabhängige Variablen werden die soziodemografischen Merkmale **Alter** (Beschäftigte zwischen 18 und 29 Jahren gegenüber älteren Beschäftigten und Beschäftigte zwischen 50 und 65 gegenüber jüngeren Beschäftigten), **Geschlecht** (männlich gegenüber weiblich), **Bildung** (einfache Bildung gegenüber höherer Bildung und hohe Bildung gegenüber einfacherer Bildung) und **Kinder bis zwölf Jahren im Haushalt** (gegenüber keinen Kindern bis zwölf Jahre im Haushalt) einbezogen.

Als Variablen, die sich auf den **Gesundheitszustand** der Beschäftigten beziehen, wird das Bestehen von mindestens einer chronischen körperlichen Erkrankung (gegenüber keiner chronischen körperlichen Erkrankung) und das Bestehen von mindestens einer chronischen psychischen Erkrankung (gegenüber keiner chronischen psychischen Erkrankung) analysiert.

Darüber hinaus wird die **Zufriedenheit mit der Arbeit** (zufrieden gegenüber unzufrieden) als erklärende Variable hinzugezogen.

Einflussfaktoren

Die Ergebnisse der logistischen Regressionen sind in Tabelle 8 bis Tabelle 10 dargestellt. Als Ergebnis der Regressionsanalyse wird für jede untersuchte Merkmalsausprägung die Odds Ratio (OR) ausgewiesen. Die Odds Ratio einer Merkmalsausprägung (bspw. Geschlecht: männlich) bezeichnet das Verhältnis (Ratio) der sogenannten Odds (deutsch: Chance), dass ein Ereignis (hier z. B. in Tabelle 8 das Krankmelden in den letzten zwölf Monaten) in der Gruppe mit der jeweiligen Merkmalsausprägung (bspw. Männer) auftritt, zu der Odds, dass das Ereignis in der Referenzgruppe (bspw. Frauen) eintritt. Die Odds bezeichnet hierbei den Quotienten aus der Wahrscheinlichkeit, dass das untersuchte Ereignis (z. B. das Krankmelden in den letzten zwölf Monaten) eintritt, und der Gegenwahrscheinlichkeit (keine Krankmeldung in den letzten zwölf Monaten).

Vereinfacht ausgedrückt indiziert eine OR > 1 für die jeweils untersuchte Merkmalsausprägung, dass die Wahrscheinlichkeit für den Eintritt einer Krankmeldung in der Gruppe mit der betreffenden Merkmalsausprägung höher ist als in der Referenzgruppe. Umgekehrt indiziert eine OR < 1 für die jeweils untersuchte Merkmalsausprägung, dass die Wahrscheinlichkeit für den Eintritt einer Krankmeldung in der Gruppe mit der betreffenden Merkmalsausprägung niedriger ist als in der jeweiligen Referenzgruppe. Die Ergebnisse gelten als statistisch (gegen Zufallseinflüsse) gesichert, wenn die Abweichung der OR einer Merkmalsausprägung vom Wert 1 statistisch signifikant ist (Sig. ≤ 0,05). Die statistische Signifikanz ist das Ergebnis eines statistischen Tests der Abweichung der OR vom Wert 1 (Nullhypothese: Es liegt keine Abweichung zwischen der getesteten OR und dem Wert 1 vor).

- OR > 1: es ist wahrscheinlicher, dass eine Krankmeldung eintritt, als dass sie nicht eintritt
- OR = 1: es ist gleich wahrscheinlich, dass eine Krankmeldung eintritt oder nicht eintritt
- OR = < 1 es ist wahrscheinlicher, dass die Krankmeldung nicht eintritt, als dass sie eintritt

Krankmelden

Tabelle 8: Logistische Regression zu verschiedenen Einflussfaktoren auf das Krankmelden bei der Arbeit

Merkmal	OR	95 % Konfidenzintervall		Sig.
männlich	0,83	0,75	0,93	0,001
Beschäftigte zwischen 18 und 29 Jahren	1,10	0,92	1,31	0,311
Beschäftigte zwischen 50 und 65 Jahren	0,74	0,65	0,85	0,000
einfache Bildung	1,01	0,85	1,20	0,911
hohe Bildung	1,01	0,90	1,14	0,856
Kinder unter 12 Jahre	1,24	1,08	1,43	0,003
mind. eine chronische körperliche Erkrankung	1,54	1,37	1,74	0,000
mind. eine chronische psychische Erkrankung	1,75	1,46	2,09	0,000
Zufrieden mit der Arbeit	0,67	0,57	0,80	0,000
Konstante	2,89			0,000

Quelle: IGES nach Beschäftigtenbefragung der DAK-Gesundheit 2024
Basis: alle Befragten n = 6.597
Erläuterungen: Freiheitsgrade = 1, OR: Odds Ratio, Sig.: Signifikanz

Einen statistisch signifikanten und somit gegenüber dem Zufall abgesicherten Einfluss auf das Krankmelden bei der Arbeit oder genauer formuliert auf die Tatsache, dass innerhalb eines Jahres eine Krankmeldung erfolgte, hat das Geschlecht: Verglichen mit Frauen haben Männer eine geringere Wahrscheinlichkeit sich bei der Arbeit krankzumelden.

Eine signifikant niedrigere Wahrscheinlichkeit für das Krankmelden bei der Arbeit haben außerdem:

- Beschäftigte zwischen 50 und 65 Jahren im Vergleich zu Beschäftigten unter 50 Jahren
- Beschäftigte, die zufrieden mit ihrer Arbeit sind im Vergleich zu Beschäftigten, die nicht zufrieden mit der Arbeit sind

Eine signifikant höhere Wahrscheinlichkeit für das Krankmelden bei der Arbeit haben:

- Beschäftigten mit Kindern bis zwölf Jahren im Haushalt im Vergleich zu Beschäftigten ohne Kinder bis zwölf Jahren im Haushalt
- Beschäftigte mit mindestens einer chronischen körperlichen Erkrankung im Vergleich zu Beschäftigten ohne chronische körperliche Erkrankung
- Beschäftigte mit mindestens einer chronischen psychischen Erkrankung im Vergleich zu Beschäftigten ohne chronische psychische Erkrankung

Keinen signifikanten Einfluss auf das Krankmelden bei der Arbeit hat ein jüngeres Alter der Beschäftigten bis 29 Jahre sowie eine einfache oder hohe Bildung der Beschäftigten.

Für die Interpretation der ermittelten signifikanten Einflussfaktoren ist zu beachten, dass alle diese Faktoren jeweils einen eignen, unabhängigen Einfluss haben. Für Beschäftigte erhöht sich die Wahrscheinlichkeit, innerhalb eines Jahres mindestens einmal krankgemeldet zu sein, wenn sogar mehrere dieser Faktoren zutreffen. So haben z. B. Frauen eine höhere Wahrscheinlichkeit innerhalb eines Jahres krankgemeldet zu sein als Männer, diese Wahrscheinlichkeit erhöht sich durch das Vorhandensein von Kindern im Haushalt und noch weiter und auch nochmal, wenn zusätzlich eine chronische Erkrankung besteht.

Präsentismus

Tabelle 9: Logistische Regression zu verschiedenen Einflussfaktoren auf den Präsentismus bei der Arbeit

Merkmal	OR	95 % Konfidenzintervall		Sig.
männlich	0,75	0,68	0,84	0,000
Beschäftigte zwischen 18 und 29 Jahren	1,00	0,84	1,18	0,973
Beschäftigte zwischen 50 und 65 Jahren	0,65	0,57	0,73	0,000
einfache Bildung	0,72	0,61	0,84	0,000
hohe Bildung	1,16	1,03	1,30	0,013
Kinder unter 12 Jahre	1,52	1,33	1,75	0,000
mind. eine chronische körperliche Erkrankung	1,40	1,25	1,57	0,000
mind. eine chronische psychische Erkrankung	1,07	0,92	1,25	0,367
Zufrieden mit der Arbeit	0,75	0,64	0,88	0,000
Konstante	2,22			0,000

Quelle: IGES nach Beschäftigtenbefragung der DAK-Gesundheit 2024
Basis: alle Befragten n = 6.495
Erläuterungen: Freiheitsgrade = 1, OR: Odds Ratio, Sig.: Signifikanz

Einen statistisch signifikanten und somit gegenüber dem Zufall abgesicherten Einfluss auf Präsentismus bei der Arbeit hat das Geschlecht: Verglichen mit Frauen haben Männer eine geringere Wahrscheinlichkeit krank zu arbeiten.

Eine signifikant niedrigere Wahrscheinlichkeit krank zu arbeiten haben außerdem:

- Beschäftigte zwischen 50 und 65 Jahren im Vergleich zu Beschäftigten unter 50 Jahren
- Beschäftigte mit einfacher Bildung im Vergleich zu Beschäftigten mit höherer Bildung
- Beschäftigte, die zufrieden mit ihrer Arbeit sind im Vergleich zu Beschäftigten, die nicht zufrieden mit der Arbeit sind

Eine signifikant höhere Wahrscheinlichkeit für Präsentismus bei der Arbeit haben:

- Beschäftigte mit hoher Bildung im Vergleich zu Beschäftigten mit geringerer Bildung
- Beschäftigte mit mindestens einer chronischen körperlichen Erkrankung im Vergleich zu Beschäftigten ohne chronische körperliche Erkrankung

- Beschäftigte mit Kindern bis zwölf Jahren im Haushalt im Vergleich zu Beschäftigten ohne Kinder bis zwölf Jahren im Haushalt

Keinen signifikanten Einfluss auf den Präsentismus bei der Arbeit hat ein jüngeres Alter der Beschäftigten bis 29 Jahre sowie das Vorhandensein von mindestens einer chronischen psychischen Erkrankung.

Zusammengenommen zeigen die Analysen zum Präsentismus und zur Krankmeldung, dass es teilweise die gleichen Faktoren sind, die das jeweilige „Risiko" erhöhen. So haben Frauen sowohl eine höhere Wahrscheinlichkeit als Männer, sich innerhalb eines Jahres krank zu melden, als auch eine höhere Wahrscheinlichkeit, Präsentismus zu betreiben. Gleiches gilt für das Vorliegen chronischer körperlicher Erkrankungen. Auch das Vorhandensein von Kindern im Haushalt erhöht die Wahrscheinlichkeit sowohl für Präsentismus als auch für Krankmeldungen.

Fehlen bei der Arbeit ohne triftigen Grund

Tabelle 10: Logistische Regression zu verschiedenen Einflussfaktoren auf das Fehlen bei der Arbeit ohne triftigen Grund

Merkmal	OR	95 % Konfidenzintervall		Sig.
männlich	1,20	0,99	1,46	0,056
Beschäftigte zwischen 18 und 29 Jahren	1,53	1,19	1,97	0,001
Beschäftigte zwischen 50 und 65 Jahren	0,31	0,24	0,41	0,000
einfache Bildung	2,31	1,74	3,06	0,000
hohe Bildung	0,92	0,74	1,14	0,435
Kinder unter 12 Jahre	0,91	0,72	1,14	0,412
mind. eine chronische körperliche Erkrankung	1,08	0,88	1,33	0,439
mind. eine chronische psychische Erkrankung	1,88	1,50	2,36	0,000
Zufrieden mit der Arbeit	0,40	0,32	0,50	0,000
Konstante	00,16			0,000

Quelle: IGES nach Beschäftigtenbefragung der DAK-Gesundheit 2024
Basis: alle Befragten n = 6.613
Erläuterungen: Freiheitsgrade = 1, OR: Odds Ratio, Sig.: Signifikanz

Einen statistisch signifikanten und somit gegenüber dem Zufall abgesicherten Einfluss auf das Fehlen ohne triftigen Grund hat das Alter: Verglichen mit Beschäftigten unter 50 Jahren haben Beschäftigte ab 50 Jahren eine geringere Wahrscheinlichkeit bei der Arbeit ohne triftigen Grund zu fehlen.

Eine signifikant niedrigere Wahrscheinlichkeit bei der Arbeit ohne triftigen Grund zu fehlen haben außerdem:

- Beschäftigte, die zufrieden mit ihrer Arbeit sind im Vergleich zu Beschäftigten, die nicht zufrieden mit der Arbeit sind

Eine signifikant höhere Wahrscheinlichkeit für das Fehlen ohne triftigen Grund haben:

- Beschäftigte bis 29 Jahre im Vergleich zu Beschäftigten, die 30 Jahre oder älter sind
- Beschäftigte mit einfacher Bildung im Vergleich zu Beschäftigten mit höherer Bildung
- Beschäftigte mit mindestens einer chronischen psychischen Erkrankung im Vergleich zu Beschäftigten ohne chronische psychische Erkrankung

Keinen signifikanten Einfluss auf das Fehlen ohne triftigen Grund bei der Arbeit haben das Geschlecht, eine hohe Bildung, Kinder bis zu zwölf Jahren im Haushalt und das Vorhandensein von mindestens einer chronischen körperlichen Erkrankung.

6.5 Auswirkungen der Möglichkeit zur Telefon-Krankschreibung

Die Möglichkeit zur telefonischen Krankschreibung (Telefon-AU) wurde zum 18.05.2020 im Zuge der COVID-19-Pandemie für Krankschreibungen bei leichten Atemwegserkrankungen eingeführt. Die Regelung war zunächst begrenzt, wurde aber mehrfach verlängert. Am 31.03.2023 endete die Möglichkeit zur telefonischen Krankschreibung und wurde dann zum 07.12.2023 wieder eigeführt und auf andere Erkrankungen mit „leichter Symptomatik“ ausgeweitet.

Seit Dezember 2023 ist die Möglichkeit zur telefonischen Krankschreibung als permanente gesetzliche Regelung in Kraft (GBA 07.12.2023). Auch weiterhin sind an die Krankschreibung per Telefon verschiedene Bedingungen geknüpft:

Telefon-AU ist möglich, wenn…

- es keine Möglichkeit zur Videosprechstunde gibt,
- der Patient/die Patientin in der Praxis bereits bekannt ist,
- keine schwere Symptomatik vorliegt.

Eine **Telefon-AU** kann maximal für fünf Kalendertage erfolgen. Für eine Folgebescheinigung ist ein persönlicher Arztkontakt notwendig.

Quelle: IGES nach BMG (2023) und KBV (2023)

Auf die Frage hin, ob die Beschäftigten die Telefon-AU jemals (vor oder nach dem Dezember 2023) genutzt haben, geben 35,7 Prozent der Befragten an, dies getan zu haben (vgl. Abbildung 60). Bei Beschäftigten, die sich den letzten zwölf Monaten krankgemeldet hatten, ist der Anteil mit 44,1 Prozent noch etwas höher. Frauen haben die Möglichkeit bisher zu einem höheren Anteil genutzt als Männer. Jemals genutzt haben Männer die Telefon-AU zu 32,2 Prozent und Frauen zu 39,4 Prozent. Waren die Beschäftigten innerhalb der letzten zwölf Monate krankgemeldet, haben Frauen die Telefon-AU zu 46,9 Prozent genutzt und Männer zu 41,3 Prozent. Beschäftigte unter 50 Jahren nutzen darüber hinaus die Möglichkeit zur Telefon-AU häufiger als Beschäftigte ab 50 Jahren.

Abbildung 60: Anteil der Beschäftigten, die bereits die Telefon-AU genutzt haben

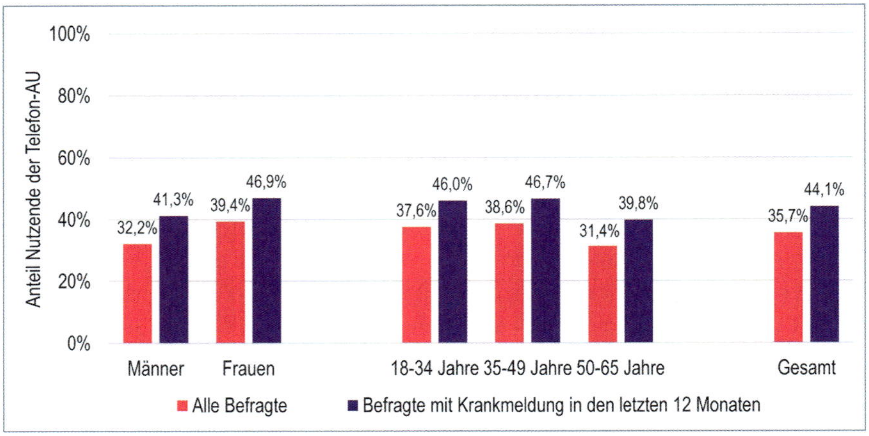

Quelle: IGES nach Beschäftigtenbefragung der DAK-Gesundheit 2024
Basis: alle Beschäftigten (n = 7.068) und Beschäftigte, die sich in den letzten 12 Monaten krankmeldeten (n = 4.900)

Abbildung 61 zeigt den Anteil der Beschäftigten, die die Telefon-AU bereits genutzt haben nach Gründen für die Nutzung. Hierbei bewerteten die Beschäftigten, inwieweit die verschiedenen Gründe auf sie zutreffen. Auf 85,7 Prozent der Beschäftigten trifft es zu, dass sie die Krankschreibung telefonisch eingeholt haben, um keine weiteren Patienten in der Praxis anzustecken und 72,2 Prozent geben an, dass es ihr gesundheitlicher Zustand nicht zuließ, persönlich in die Praxis zu kommen. Somit nutzt der Großteil der Beschäftigten die Telefon-AU verantwortungsbewusst und zweckgemäß.

71,2 Prozent derjenigen, die die Telefon-AU genutzt haben, gibt an, dass sie den telefonischen Weg genutzt haben, weil es einfacher war, als in die Praxis zu gehen.

Auf 7,5 Prozent der Telefon-AU-Nutzenden trifft zu, dass sie leicht erkrankt waren, aber ohne die Möglichkeit zur Telefon-AU zur Arbeit gegangen wären. Auf 2,3 Prozent trifft zu, dass sie gar nicht krank waren und dachten, dass es am Telefon leichter ist eine Krankschreibung zu erhalten. Somit zeigt sich in vereinzelten Fällen, dass die Telefon-AU genutzt wird, um der Arbeit ohne triftigen Grund fernzubleiben.

Abbildung 61: Anteil der Beschäftigten, die die Telefon-AU genutzt haben nach Gründen für die Nutzung

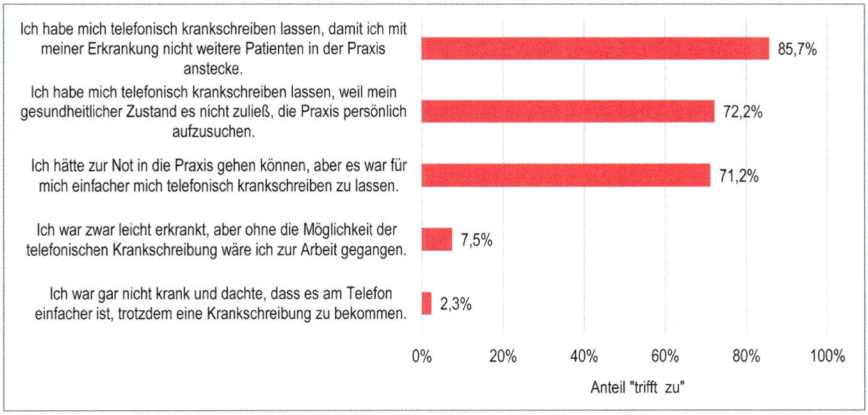

Quelle: IGES nach Beschäftigtenbefragung der DAK-Gesundheit 2024
Basis: Beschäftigten, die die Telefon-AU bereits genutzt haben (n = 2.440–2.486)

Abbildung 62 zeigt, dass fast drei Viertel aller Beschäftigten die Telefon-AU für sinnvoll hält (37,6 Prozent sehr sinnvoll, 34,8 Prozent eher sinnvoll). Ungefähr ein Viertel aller befragten Beschäftigten findet die Telefon-AU nicht sehr sinnvoll (17,3 Prozent) oder überhaupt nicht sinnvoll (10,3 Prozent). Am sinnhaftesten (sehr oder eher sinnvoll) bewerten die Telefon-AU die Beschäftigten, die sie bereits genutzt haben (88,9 Prozent). Am häufigsten als nicht sehr sinnvoll oder überhaupt nicht sinnvoll bewerten die Telefon-AU diejenigen Beschäftigten, die sie bisher nicht genutzt haben sowie Beschäftigte, die 50 Jahre oder älter sind. Männer und Frauen unterscheiden sich kaum in ihren Bewertungen.

Abbildung 62: Anteil Beschäftigte nach Sinnhaftigkeit der Telefon-AU

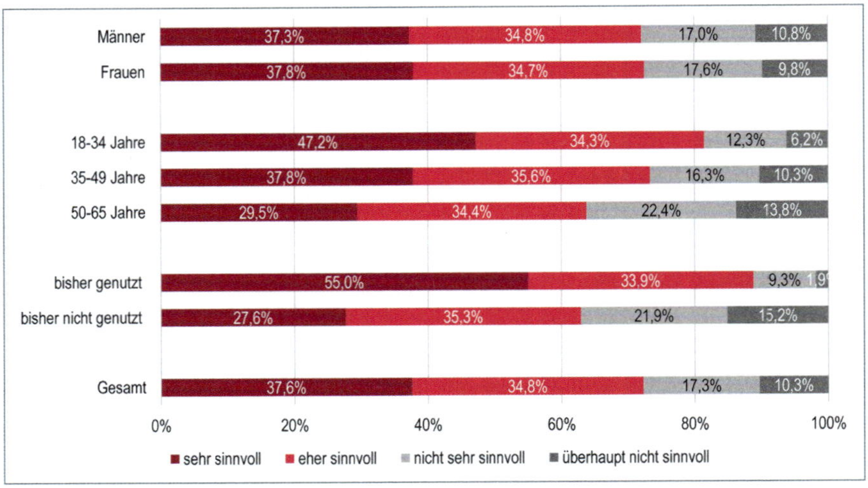

Quelle: IGES nach Beschäftigtenbefragung der DAK-Gesundheit 2024
Basis: alle Beschäftigten (n = 6.840)

Telefon-AU und Krankmeldeverhalten der Beschäftigten

Im Laufe des Jahres 2024 stand in der öffentlichen Diskussion die Telefon-AU in Verdacht, im großen Umfang Missbrauch zu ermöglichen und die Möglichkeit der telefonischen Krankschreibung folglich ein Treiber des Krankenstandes sei. Aus diesem Grund wurde retroperspektiv für das Jahr 2019 und das erste Jahr der COVID-19-Pandemie, in dem die Telefon-AU für Atemweginfekte möglich war, untersucht, ob die Anzahl der AU-Beginne für den ICD-Code J06 „akute Infektionen an mehreren oder nicht näher bezeichneten Lokalisationen der oberen Atemwege" nach Einführung der Telefon-AU angestiegen ist.

Abbildung 63 zeigt, dass die Einführung der Telefon-AU Mitte Mai 2020 (je nach Bundesland variierte der Termin leicht) keinen Einfluss auf die Anzahl der AU-Beginne zu diesem Zeitpunkt hatte. Eher nehmen die Krankmeldungen aufgrund von Erkältungskrankheiten einen typischen saisonalen Verlauf, in dem es viele Arbeitsunfähigkeitsbescheinigungen im Winter sowie im frühen Frühjahr und im späteren Herbst gibt. Weder das Aussetzen der Telefon-AU am 31.03.2023 führt zu einer rapiden Abnahme der Krankschreibungen noch führt die Wiedereinführung der Telefon-AU am 07.12.2023 zu einem rasanten Anstieg der Zahlen (vgl. Abbildung 64).

Vergleicht man die Krankmeldungen mit dem Verlauf der Inzidenz akuter Atemwegsinfekte des RKI (Robert Koch-Institut 2024c) zeigt sich, dass AU-Beginne wegen der Diagnose J06 der Inzidenz dieser Infekte folgen (vgl. Abbildung 65).

Abbildung 63: AU-Beginne aufgrund oberer Atemwegsinfekte (J06) je 10.000 Versicherte im Jahr 2019 und 2020

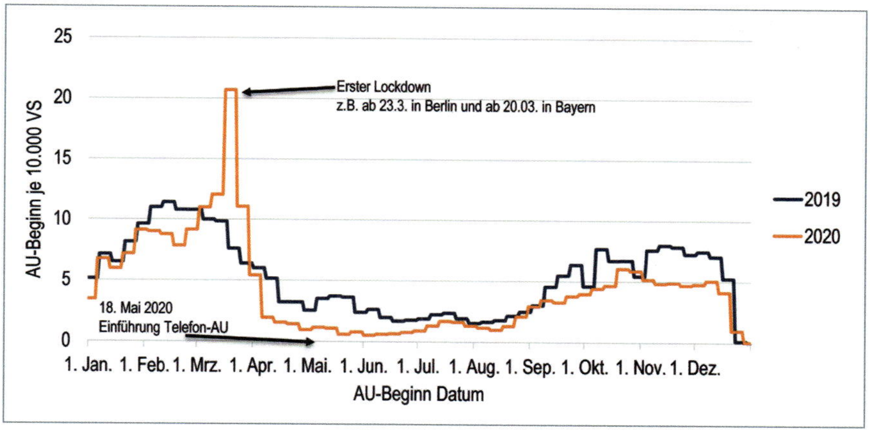

Quelle: IGES nach AU-Daten der DAK-Gesundheit 2019 und 2020

Abbildung 64: AU-Beginne aufgrund oberer Atemwegsinfekte (J06) je 10.000 Versicherte in den Jahren 2019, 2022 und 2023

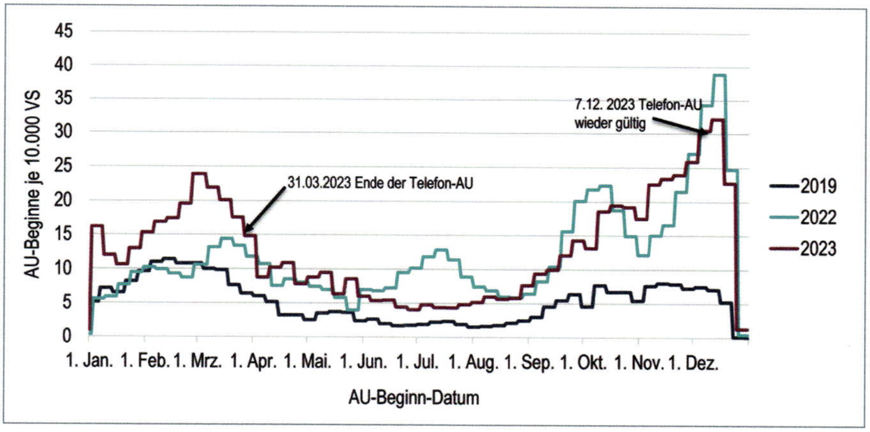

Quelle: IGES nach AU-Daten der DAK-Gesundheit 2019, 2022 und 2023

Abbildung 65: Inzidenz akuter Atemwegsinfekte je 100.000 Einwohner 2019, 2022 und 2023

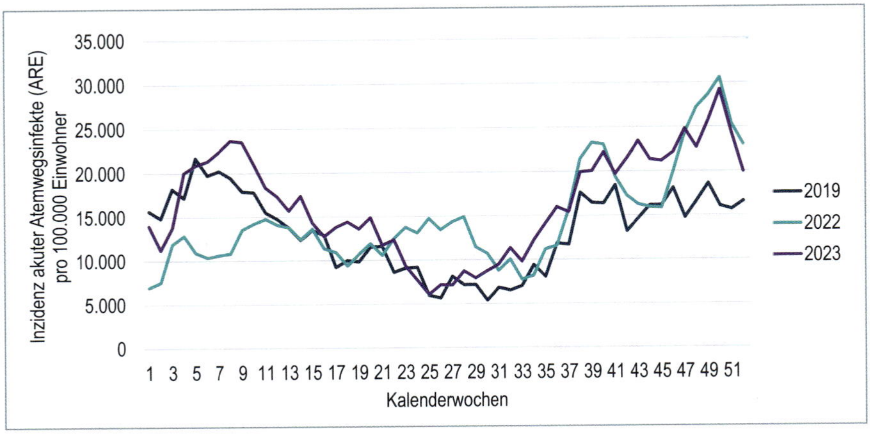

Quelle: IGES nach Daten des RKI-Grippe-Web 2019, 2022, 2023

6.6 Fazit Krankmeldeverhalten und Anstieg des Krankenstandes

Von 2021 auf 2022 steigt der Krankenstand auf ein deutlich höheres Niveau als in den Jahren zuvor. Die aktuellen Werte des Krankenstands für 2024 bleiben auf diesem deutlich höheren Niveau. Der Anstieg vollzieht sich vor allem durch nur relativ kurz dauernde Krankschreibungen. Die Zunahme der AU-Fälle entsteht zu 94 Prozent durch mehr Krankschreibungen mit einer Dauer von bis zu 14 Tagen, diese Fälle sind ursächlich für 80 Prozent des Fehltageanstiegs und damit für den Sprung des Krankenstands von 2021 auf 2022.

Anfang der 2020er Jahre kommen verschiedene Einflussfaktoren in Frage, die diesen sprunghaften Anstieg des Krankenstands verursacht haben könnten. Der DAK-Gesundheitsreport untersucht die folgenden möglichen Faktoren, denen zum Teil in der politischen Diskussion ein hoher Einfluss zugeschrieben wurde.

Dazu zählen ein möglicher Anstieg der Krankheitslast sowie die Einführung der elektronischen Krankmeldung. Auch die COVID-19-Pandemie und die mögliche Veränderung im Verhalten der Beschäftigten bei Erkältungskrankheiten werden diskutiert. Aber auch ein missbräuchlicher Umgang der Beschäftigten mit Krankmeldungen und in diesem Zusammenhang die Möglichkeit sich per Telefon mit leichten Symptomen bis zu fünf Tage krankschreiben zu lassen, stehen im Fokus der Diskussion.

Auf Basis empirischer Untersuchungen zeigen die Ergebnisse der Analyse, dass die Einführung der eAU im großen Umfang für den Anstieg des Krankenstandes im Jahr 2022 von ca. 4,4 Prozent zu rund 5,5 Prozent verantwortlich ist: Die Analysen von AU-Daten und ambulanten Behandlungsdaten der DAK-versicherten Beschäftigten zeigen, dass es einen Anstieg in den Krankschreibungsquoten gab, ohne einen vergleichbar großen Anstieg der ambulanten Behandlungsquoten.

Das trifft auch auf die Diagnose „akute Infektionen der oberen Atemwege" (ICD-10: J06) zu. Diese Diagnose macht den größten Anteil des Anstiegs im Krankenstand aus. Bei dieser Diagnose steigen nicht nur Krankschreibungsquoten an, sondern auch die Behandlungsrate um 96 Prozent, was in etwa einer Verdoppelung der ambulanten Behandlungen entspricht. Dennoch lässt sich auch hier zeigen, dass der Anstieg der Krankschreibungsquoten nicht vollständig durch einen Anstieg von entsprechenden ambulanten Behandlungsfällen zu erklären ist. Nur rund 40 Prozent des Anstiegs der Krankschreibungen mit dieser Diagnose ist darauf zurückzuführen, 60 Prozent des Anstiegs ist vor dem Hintergrund der eigeführten elektronischen Krankmeldung zu sehen.

Repräsentative Beschäftigtenbefragungen zum Krankmeldeverhalten zeigen, dass sich sowohl 2015 als auch 2024 rund 70 Prozent der Beschäftigten innerhalb der letzten zwölf Monate mindestens einmal krankmeldeten. Verglichen mit 2015 geben die Beschäftigten im Jahr 2024 häufiger an sich mehrmals innerhalb der letzten 12 Monate krankgemeldet zu haben. Der Trend zu eher kürzerer und mehrfacher Arbeitsunfähigkeit ist ebenfalls in den AU-Daten der DAK-Gesundheit erkennbar.

Ein weiterer Trend ist, dass Beschäftigte sich im Jahr 2024 häufiger mit ärztlicher Bescheinigung bei ihrem Betrieb krankmelden als vor neun Jahren, obwohl der Anteil von Beschäftigten, die ab dem ersten Tag verpflichtend ein ärztliches Attest benötigen, im gleichen Zeitraum sank.

Auch die COVID-19-Pandemie beeinflusst das Krankmeldeverhalten der Beschäftigten über die Pandemiezeiten hinaus: 48,8 Prozent sind seit der Pandemie vorsichtiger im Umgang mit Infekten und fast jeder Fünfte lässt sich bei Erkältungssymptomen eher krankschreiben, was ein möglicher Erklärungsansatz für die gestiegenen Behandlungsquoten und Krankmeldequoten bei akuten Atemwegsinfekten sein könnte.

Die mediale Debatte über eine neue „Blaumacher-Kultur" unter den Beschäftigten können die Befragungsergebnisse nicht stützen. 92,2 Prozent der Befragten hat in den letzten zwölf Monaten nie ohne triftigen Grund bei der Arbeit gefehlt. Nur 7,8 Prozent geben an auch ohne triftigen Grund bei der Arbeit gefehlt zu haben. Allerdings geben 7,0 Prozent an, dass sie dies innerhalb der letzten zwölf Monate eher selten getan haben. Unter einem Prozent gibt an eher oft (0,7 Prozent) oder sehr oft (0,1 Prozent) ohne triftigen Grund gefehlt zu haben (s. Hinweis zu diesen Ergebnissen im Kasten auf S. 73).

Ebenso wird die telefonische Krankmeldung, nach den Angaben der befragten Beschäftigten, wie vorgesehen genutzt. Die Hauptgründe für eine Krankschreibung per Telefon sind demnach, dass über 85 Prozent mit ihrer Erkrankung keine weiteren Patienten anstecken wollten und für 72 Prozent, dass ihr gesundheitlicher Zustand keinen Praxisbesuch zuließ. Eine detaillierter Zeitverlauf von Krankmeldungen in dem Zeitraum der Einführung, Aussetzung und Wiedereinführung der Regelung zur telefonischen Krankmeldung zeigt ebenfalls keinen Anstieg der Krankmeldungsquoten durch die Möglichkeit einer Telefon-AU.

7. Schwerpunktthema 2025: Generation Z in der Arbeitswelt

Im Rahmen des Personalmanagements stehen Betriebe zunehmend im Wettbewerb um die Gewinnung und Bindung junger Erwerbstätiger. Die Frage, welche Wünsche und Erwartungen junge Erwerbstätige der Generation Z an die Arbeitswelt haben, wie sich ihre gesundheitliche Situation darstellt und wie sie mit Krankheiten und Fehlzeiten umgehen, ist für Akteurinnen und Akteure mit Personalverantwortung in Unternehmen häufig zentral.

Vor diesem Hintergrund widmet sich der DAK-Gesundheitsreport 2025 in seinem Schwerpunktthema der Generation Z in der Arbeitswelt.

7.1 Hintergrund

Angehörige der Generation Z werden häufig als die „Digital Natives" beschrieben – die erste Generation, die bereits sehr früh in ihrem Leben mit digitalen und sozialen Medien in Berührung kam (Francis und Hoefl 2018). Die Generation Z umfasst die Geburtenjahrgänge von 1995 bis 2010[16]. Voraus ging der Generation Z die Generation Y (s. g. Millennials von ca. 1980 bis 1994) und ihr folgt die Generation Alpha (2011 bis Ende 2024) (vgl. Abbildung 66).

Abbildung 66: Kohorten der Generation Z

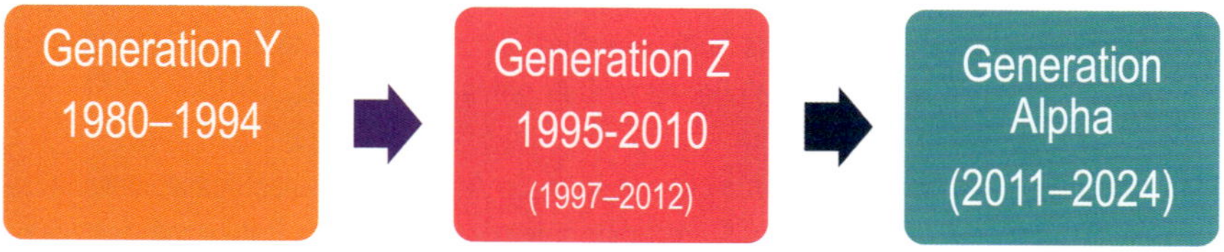

Quelle: IGES Institut eigene Darstellung

Die Generation Z ist im Jahr 2025 also zwischen 15 und 30 Jahren alt, somit befindet sich der Großteil dieser Generation in der Lebensphase Jugend (Quenzel und Hurrelmann 2022). Diese Phase umfasst „mindestens 10, in immer mehr Fällen aber 15 oder sogar 20 Jahre" (vgl. ebd. 2022, S. 20). Sie beschreibt den Übergang vom Kind zum Erwachsenen und ist heute eine eigenständige Lebensphase, in der die eigene Persönlichkeit entwickelt wird, soziale Beziehungen aufgebaut, Werte sowie eine ethische Haltung entwickelt und Wissen sowie Qualifikationen erworben werden (ebd. 2022).

Fast die gesamte Lebensphase der Jugend ist durch den Besuch von Bildungseinrichtungen und Ausbildungsstätten, wie (Berufs-)Schulen oder Hochschulen geprägt. Das heißt,

16 Andere Quellen weichen bezüglich der eingeschlossenen Jahrgänge etwas ab.

die Angehörigen der Generation Z beginnen häufig erst am Ende dieser Lebensphase mit dem Berufseinstieg. Mit den langen Ausbildungszeiten geht einher, dass ein Großteil der Heranwachsenden keine volle gesellschaftliche Verantwortung übernehmen muss, aber in anderen Lebensbereichen bereits voll partizipiert und viel Zeit verbringt wie z. B. im Konsum-, Medien- und Freizeitsektor (Quenzel und Hurrelmann 2022).

Sozialisation der Generation Z und Auswirkungen

„Jugendliche werden also durch die Mischung aus eingeschränkter gesellschaftlicher Verantwortung und großzügiger soziokultureller Freiheit tendenziell dazu angeregt, sich offline und online Aktions- und Artikulationsmöglichkeiten in den Bereichen Musik, Kleidung und Lebensstil, Sport, Spiel und Beziehungsgestaltung zuzuwenden. Die meisten Jugendlichen lassen sich auf dieses von der wirtschaftlichen Reproduktion und anderen sozialen Verpflichtungen abgeschirmte Leben zwischen Kindheit und Erwachsenenalter ein und genießen die damit verbundene Unabhängigkeit. Gleichzeitig aber ist ihnen bewusst, dass sie sich auf der Statuspassage vom Kind zum Erwachsenen befinden und auf die Übernahme einer verantwortlichen gesellschaftlichen Position vorzubereiten haben" (Quenzel und Hurrelmann 2022, S. 23).

Ihre Jugend erlebt die Generation Z in einer Zeit, in der Smartphones, Tablets, soziale Netzwerke und andere digitale Medien fester Bestandteil des Lebens sind. Diese Generation geht daher unbefangen und flexibel mit der digitalen Welt um (Hurrelmann 2018). Neben der Gefahr der Sucht nach den sozialen Medien und digitalen Inhalten geht mit dem digitalen Konsum aber „eine eingeschränkte Ausdauer, Konzentrations- und Kontaktfähigkeit [einher]. Viele sind schnell abgelenkt und durch virtuelle Umgangsformen nicht mehr gewohnt, sich in realen sozialen Situationen angemessen zu verhalten, Höflichkeitsregeln einzuhalten und dem Gegenüber ins Auge zu sehen. Gezieltes Training durch Ausbilder und Dozenten, aber auch durch ältere Kollegen ist hier gefragt" (vgl. ebd. 2018).

Der Großteil der Generation erwirbt höhere formale Ausbildungsabschlüsse, parallel ist der hiesige Arbeitsmarkt durch das Ausscheiden der Generation der Babyboomer geprägt (Hurrelmann 2018). In verschiedenen Wirtschaftszweigen sind Arbeits- oder Fachkräfte nur schwer verfügbar. Dies führt dazu, dass die Generation Z ihre Arbeitgebenden relativ frei wählen kann. Den demografischen Veränderungen und dem daraus resultierenden Nachfrageüberhang auf dem Arbeitsmarkt ist sich die Generation Z sehr wohl bewusst und kann entsprechend hohe Ansprüche an Betriebe stellen. Die für viele Angehörige der Generation Z gute berufliche Situation trägt dazu bei, dass sie selbstbewusst, kreativ und innovativ auf den Arbeitsmarkt treten. Dies birgt aber auch die Gefahr von Arroganz und Überheblichkeit (ebd. 2018).

Parallel ist die Berufswelt komplexer als je zuvor, was viele Mitglieder der Generation Z verunsichert, sie suchen Hilfe oder Rat bei den Eltern. Dies kann verhindern, dass sie lernen „Belastungen und Rückschläge in Schule und Beruf zu verkraften. Selbstständigkeit und Konfliktfähigkeit leiden darunter" (vgl. Hurrelmann 2018).

Der wirtschaftliche Wohlstand und die damit einhergehenden Freiheiten und Möglichkeiten in der Jugend führen zu einer hohen Individualisierung und dem Streben nach ideellen Werten dieser Generation.

Des Weiteren war die Jugendphase vieler Mitglieder der Generation Z beeinflusst durch die COVID-19-Pandemie sowie deren Schutzmaßnahmen, die nicht spurlos an der Psyche junger Menschen vorbeiging (Schlack et al. 2022).

„Die Generation Z ist digitaler aufgewachsen als ältere Generationen und erwartet daher, dass Technologien in der Arbeitswelt eine unterstützende Rolle spielen und flexible Arbeitsmodelle wie Homeoffice oder remote work (‚Fernarbeit') ermöglichen. Das heißt aber nicht, dass diese Generation bevorzugt, im Homeoffice zu arbeiten. Viele junge Mitarbeiter der Generation Z sehen die Arbeit als ein wichtiges Element ihres sozialen Umfeldes."

„Da Deutschland – und in gewissem Maße auch andere EU-Länder – vor großen Herausforderungen in Bezug auf die Wettbewerbsfähigkeit steht, ist es dringend notwendig, dass Unternehmen eine konstruktive Haltung gegenüber jungen Mitarbeitern, wie der Generation Z, einnehmen. Andernfalls besteht ein erhöhtes Risiko für Brain-Drain und mangelnde Motivation unter jungen Mitarbeitern, was die wirtschaftlichen Probleme weiter verschärfen könnte."

Dr. Anders Parment, Stockholm Business School

„Die Generation Z sprechen wir gezielt über Kampagnen in den Sozialen Netzwerken wie Instagram und Facebook an. Dort erreichen wir die Zielgruppe deutlich besser, im Vergleich zu anderen Plattformen."

Pascal Tatura, Teamleitung Recruiting der Diakonischen Stiftung Wittekindshof

---

Gesundheit der Generation Z

Auch auf die Gesundheit hat das digitale Leben der Generation Z einen Einfluss. Die digitale Welt ist schnelllebig. Besonders soziale Medien beeinflussen diese Generation permanent, was auch zu erhöhtem Stress und mentalen Problemen führen kann (Froböse und Hoppe 2024). Auf der anderen Seite kann sich die Generation Z so auf breiter Basis über viele Themen unter anderem zur Gesundheit informieren. Handys oder Smartwatches ermöglichen ihnen unkompliziert das Tracken und Überwachen ihrer Gesundheit, z. B. ihrer Fitness oder des Schlafverhaltens, und zeigen Optimierungsmöglichkeiten auf (ebd. 2024).

Die Generation erlebt ihre Jugend in einer Phase verschiedener Krisen, worunter ihre mentale Gesundheit und das Bedürfnis nach Sicherheit leiden (Froböse und Hoppe 2024). Anders als vorherige Generationen stellt diese Generation ihre mentale Gesundheit in den Vordergrund und geht offen mit dieser um (Jochim 2024).

So schätzt im Rahmen einer Befragung, über die Hälfte der befragten 16- bis 29-Jährigen den eigenen physischen Gesundheitszustand als gut ein, bei der psychischen Gesundheit sind es hingegen nur 40 Prozent. Jeder Zehnte gibt eine schlechte physische Gesundheit an und würde bei solchen Beschwerden vor allem mit den Eltern, dem Freundeskreis oder dem Partner bzw. der Partnerin sprechen. Zudem gibt über ein Drittel an, dass sich die psychische Gesundheit seit der COVID-19-Pandemie verschlechtert habe (pronova BKK 2021). Fast sechs von zehn Befragten achten demnach im Alltag bewusst auf ihre Gesundheit (ebd. 2021).

Daten der Barmer aus dem Jahr 2016 zeigen, dass Arzneimittelverordnungen und Krankschreibungen der jungen Beschäftigten (zwischen 16 und 30 Jahren) bereits Bluthochdruck, Rückenschmerzen oder Depressionen beinhalten: 16 Prozent haben Rückenschmerzen und bei knapp einem Viertel wurde mindestens einmal eine psychische Erkrankung diagnostiziert (Barmer 2016).

In der offiziellen Gesundheitsberichterstattung des Robert Koch-Instituts hatten im Jahr 2023 28,8 Prozent der 18- bis 29-Jährigen die ambulante Diagnose einer psychischen Störung[17]. Der Anteil in dieser Altersgruppe mit einer depressiven Symptomatik lag bei 19,4 Prozent[18] (Robert Koch-Institut 2024b).

17 „Der Anteil der gesetzlich Versicherten, bei denen die Diagnose einer psychischen Störung in der ärztlichen und psychotherapeutischen Versorgung dokumentiert wurde, wird als administrative Prävalenz oder auch Diagnoseprävalenz bezeichnet" (Robert Koch-Institut 2024a).

18 „Die Erfassung von depressiven Symptomen in der Bevölkerung basiert auf Selbstangaben der Befragten und wird mit dem standardisierten Inventar ‚Gesundheitsfragebogen für Patienten' Patient Health Questionnaire-8, (PHQ-8) erfasst" (Robert Koch-Institut 2024b).

> *„Die jüngeren Beschäftigten, insbesondere die Generation Z, zeigen ein stärkeres Bewusstsein für ihre physische und psychische Gesundheit. Im Gegensatz zu früheren Generationen, die oft mehr Gewicht auf Arbeitsmoral und Durchhaltevermögen legten, priorisiert die Generation Z ihre Gesundheit und sucht aktiv nach Möglichkeiten, sowohl ihre mentale als auch physische Gesundheit zu unterstützen. Sie sind proaktiver in der Inanspruchnahme von Gesundheitsdiensten und in der Nutzung von präventiven Maßnahmen, um langfristige Gesundheitsprobleme zu vermeiden."*
>
> ***Dr. Anders Parment, Stockholm Business School***

Generation Z und das Erwerbsleben

Die eingeschlossenen Geburtenjahrgänge lassen darauf schließen, dass sich die Generation Z vor allem aus Schülerinnen und Schülern, Studierenden und Auszubildenden und Berufseinsteigern zusammensetzt.

In den Medien werden die Angehörigen der Generation Z gerne als lustlos, egoistisch oder fordernd beschrieben, so dass sich verschiedene Studien bereits mit ihren Wünschen und Erwartungen an die Arbeitswelt beschäftigt haben (Knieps und Pfaff 2023; Deloitte 2024; Continental 2023). Wobei viele dieser Thesen in repräsentativen Befragungen nicht belegt werden konnten (Continental 2023; Knieps und Pfaff 2023). So scheinen der Wunsch nach Arbeitsplatzsicherheit, fairer Bezahlung, Work-Life-Balance und die höhere Bedeutung von Freizeit ein generationenübergreifender Trend zu sein. Unterschiede zeigen sich aber hinsichtlich der selbsteingeschätzten Gesundheit, der Vorstellung eines Wechsels von Beruf oder Arbeitgebenden sowie dem Wunsch nach mobilem Arbeiten (Rennert et al. 2023).

Ergebnisse der IAB-Studie „Corona & Du" (CoDu) weisen darauf hin, dass immer mehr Schülerinnen und Schüler der Haupt- und Realschulen sich unsicher sind, ob sie eine Ausbildung beginnen sollen (Tendenz steigend seit 2020). Die berufliche Orientierung und Auseinandersetzung mit dem Thema Beruf dieser Jugendlichen findet später statt (Anger et al. 2024). Ob sich dieser Trend nach der Pandemie fortsetzt, bleibt abzuwarten. Dennoch wird gefordert, dass die Schülerinnen und Schüler individuell beraten und betreut werden, um Unsicherheiten abzubauen und sie besser in den Arbeitsmarkt zu integrieren.

Diskussion der Generationsthesen und -unterschiede

Untersuchungen zu den verschiedenen Generationen sind ein eigenes wissenschaftliches Feld, die Generationenforschung. Hier werden Gemeinsamkeiten und Unterschiede der Generationen herausgestellt.

Es gibt aber auch kritische Stimmen an dem Konzept der Generationenforschung, die Unterschiede zwischen den Generationen in Frage stellen.

Rauvola et al. (2019) sehen in der Generationenbetrachtung häufig methodische Herausforderungen. In der Regel werden Generationsunterschiede aufgrund von einmaligen Querschnittbetrachtungen unterschiedlicher Altersgruppen und somit Geburtenjahrgängen abgleitet. Um fundierte Aussagen treffen zu können, müssten die Personen aber zu verschiedenen Zeitpunkten in unterschiedlichen Jahren befragt werden.

So hat beispielsweise Schröder (2023) die These der Generationsunterschiede mit Hilfe von Daten des Integrated Values Surveys untersucht. Die Daten zeigen, dass die Bedeutung der Arbeit zunächst zunimmt und dann mit dem Alter einer Person abnimmt. Allgemein nimmt im historischen Zeitverlauf die Bedeutung der Arbeit tendenziell ab. Diese Alters- und Periodeneffekte können den Eindruck erwecken, dass später geborenen Generationen der Arbeit einen geringeren Wert zumessen oder gar arbeitsscheu sind.

Faas (2024) kann im Rahmen einer Befragung keine Unterschiede feststellen. Seine Analysen weisen vor allem auf Bildungs- und Geschlechtsunterschiede hin, die bei der Frage, ob eine Person zufrieden im Berufsleben ist, Einfluss haben. Belastende Jobs machen alle Befragten unzufrieden.

„Die Generation Z ist technikaffin und interessiert an einer guten Work-Life-Balance, so zumindest das Klischee. Doch wirft man einen Blick in fundierte Studien, zeigt sich, dass es mehr Gemeinsamkeiten als Unterschiede bei den Einstellungen zur Arbeit der Generationen gibt. Die Unterschiede in den Arbeitsorientierungen lassen sich nicht durch den Begriff ‚Generation' erklären. Stattdessen sind Faktoren wie das Alter und gesellschaftliche Veränderungen hilfreichere Erklärungsansätze. So zeigt sich beispielsweise, dass Arbeit für junge und ältere Menschen eine geringere Rolle im Leben spielt als für Menschen in der Lebensmitte. Oft wird die geringere Bedeutung von Arbeit für junge Menschen mit ihrer ‚Generation' gleichgesetzt. Doch hier liegt ein entscheidender Unterschied zwischen Alter und Generation: Wenn Einstellungen über das Alter erklärt werden, geht man davon aus, dass sich diese mit dem Lebensalter ändern. Beim Konzept der Generation hingegen wird angenommen, dass einmal geprägte Werte und Orientierungen ein Leben lang konstant bleiben. Neben diesen Unterschieden zeigt sich, dass Wünsche nach Arbeitsplatzsicherheit, einem fairen Einkommen, Autonomie, Work-Life-Balance, Wertschätzung und Sinn in der Arbeit in allen Generationen vorkommen und nicht spezifisch für eine Generation sind."

Prof. Dr. Friedericke Hardering, Professorin für Zukunft der Arbeit und Digitalisierung, Fachbereich Sozialwesen/ Department of Social Work an der FH Münster

---

New Work-Ansatz in der Arbeitswelt

Der Ansatz der New Work geht in den 1980er Jahren ursprünglich auf den Philosophen und Anthropologen Frithjof Bergmann zurück (vgl. hierzu Bergmann 2004).

Der Ansatz wurde modifiziert und steht heute „für die Versuche, innerhalb der Erwerbsarbeit eine Reihe von zukunftsorientierten Veränderungen zu implementieren, deren Realisierung eng mit den Möglichkeiten und Chancen der digitalen Transformation zusammenhängt. Diese Veränderungen subsumieren sich unter Stichworten wie Vereinbarkeit von Arbeits- und Privatleben, Flexibilisierung, Agilität, Wertebasierung und Sinnstiftung von Arbeit" (Hofmann et al. 2019, S. 4).

Feierabend (2023) untersucht im Rahmen qualitativer Befragungen, inwieweit modernen Führungsstile mit den Anforderungen der Generation Z übereinstimmen und stellt fest, dass der Ansatz der New Work grundsätzlich zu den Vorstellungen der Generation Z passt.

Ausblick auf die Untersuchung

Vor diesem Hintergrund soll im Rahmen des Schwerpunktthemas zunächst die Frage nach der gesundheitlichen Situation der jungen Beschäftigten näher beleuchtet werden, zum einen wird dazu der selbst eingeschätzte Gesundheitszustand der Beschäftigten unter 30 Jahren dargestellt. Ein besonderer Fokus liegt dabei auf der psychischen Gesundheit und möglichen inner- und außerbetrieblichen Belastungsfaktoren. Darüber hinaus wird die zeitliche Entwicklung der gesundheitlichen Situation von jüngeren Beschäftigten im Vergleich zu älteren Beschäftigten und in der zeitlichen Entwicklung auf Basis der Diagnosen in der ambulanten Behandlung beschrieben. Welche Merkmale das Arbeitsunfähigkeitsgeschehen der unter 30-Jährigen charakterisiert, wird auf Basis der Arbeitsunfähigkeitsdaten beschrieben.

Auf Basis der Beschäftigtenbefragung wird ein differenzierter Blick auf das Krankmeldeverhalten der Beschäftigten bis 29 Jahre geworfen. Dabei wird es neben der Frage nach dem Einfluss der COVID-19-Pandemie auf das Gesundheitsverhalten junger Beschäftigter auch um Phänomene wie Präsentismus, das Fehlen am Arbeitsplatz ohne triftigen Grund oder das Fehlen am Arbeitsplatz bei schwacher Symptomatik gehen. Es wird dabei auch kritisch geprüft, inwieweit bestimmte Zuschreibungen gegenüber der jungen Generation tatsächlich Bestand haben. Auch wenn in der Forschung schon einige Vorurteile gegenüber jüngeren Beschäftigten aufgeklärt werden konnten, so werden dennoch immer wieder gerade junge Beschäftigte in der Diskussion von Fehlzeitentwicklungen in den Fokus genommen.

In einem weiteren Abschnitt wird die Zufriedenheit junger Beschäftigter mit ihrer beruflichen Tätigkeit beleuchtet, darüber hinaus soll dargestellt werden, welche Aspekte jungen Beschäftigten bei der Arbeit besonders sind und ob sich bestimmte Lebensphasen herausarbeiten lassen, in denen bestimmt Aspekte von Arbeit- und Arbeitsorganisation eine größere Rolle für die Beschäftigten spielen.

Abschließend wird betrachtet, inwieweit mögliche Generationenkonflikte und Zuschreibungen unter den Beschäftigten geteilt werden, welche Erfahrungen es dazu gibt und welche Auswirkungen sie auf die Beschäftigten haben.

Die grundlegende Methodik für die Auswertungen im Schwerpunktthema ist in Abschnitt 1.2 ausführlich dargestellt. Die Analyse stellt dabei zum einen auf Unterschiede zwischen jungen und älteren Beschäftigten ab („Altersgruppenvergleich"), betrachtet aber in der Gegenüberstellung der Befragungsergebnisse aus 2015 bzw. 2010 und 2024 auch an vielen Stellen junge Beschäftigte in 2015, 2010 im Vergleich zu jungen Beschäftigten in 2024 („Generationenvergleich").

7.2 Einschätzungen zur Gesundheit

Selbstberichteter Gesundheitszustand

Auf Basis der Beschäftigtenbefragung im November 2024 lässt sich das folgende Bild über den Gesundheitszustand der Beschäftigten der Generation Z zeichnen:

Gefragt nach ihrem allgemeinen Gesundheitszustand, beschreiben Beschäftigte unter 30 Jahren ihre Gesundheit zu über 90 Prozent als mindestens gut. Als ausgezeichnet oder sehr gut beschreiben 51,9 Prozent der 18- bis 24-Jährigen ihren Gesundheitszustand, bei den 25- bis 29-jährigen ist der Anteil mit 55,5 Prozent noch etwas höher. Bei den 30- bis 34-Jährigen geben dies noch die Hälfte der Befragten an (50,9 Prozent), bei den 35- bis 49-Jährigen sind es gut ein Drittel (33,8 Prozent) und bei den Beschäftigten ab 50 Jahre weniger als ein Viertel (23,5 Prozent). Umgekehrt zeigen die höheren Altersgruppen höhere Anteile an Beschäftigten, die ihre Gesundheit mit weniger gut oder schlecht beschreiben. Somit zeigt die Einschätzung zur Gesundheit einen altersgemäßen Verlauf (vgl. Abbildung 67).

Abbildung 67: Anteil der Beschäftigten nach beschriebenem subjektivem Gesundheitszustand und Alter

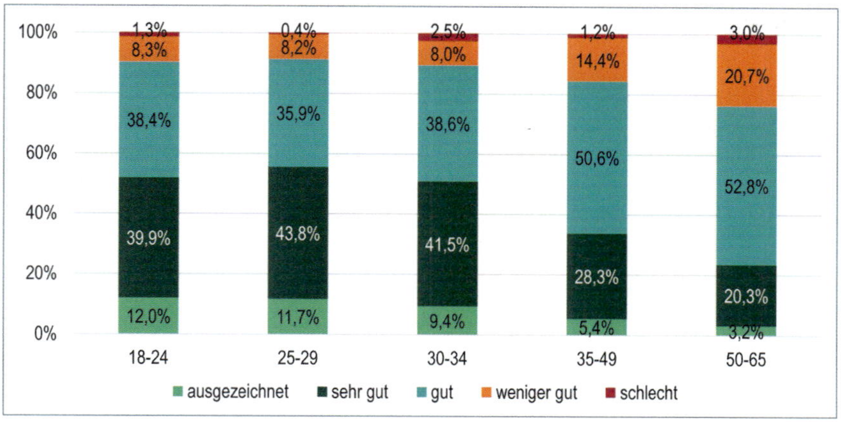

Quelle: IGES nach Beschäftigtenbefragung der DAK-Gesundheit 2024
Basis: alle Beschäftigten (n = 7.028)

Chronische Erkrankungen

Auch das Vorhandensein körperlicher chronischer Erkrankungen ist altersassoziiert und nimmt mit dem Alter zu, wie in Abbildung 68 dargestellt. Zwischen der jüngsten und der ältesten Altersgruppe verdoppelt sich der Anteil derjenigen mit einer chronischen körperlichen Erkrankung von 15,1 Prozent auf 30,9 Prozent, der Anteil mit mehreren Erkrankungen ist sogar mehr als vervierfacht von 6,0 Prozent auf 26,3 Prozent. Auch wenn die Anteile mit dem Alter zunehmen, gibt bei den 18- bis 24-jährigen Beschäftigten bereits mehr als jeder Fünfte an, eine oder mehrere chronische körperliche Erkrankungen zu haben, bei den 25- bis 29-Jährigen ist es bereits jeder Vierte.

Abbildung 68: Anteil der Beschäftigten mit einer oder mehreren chronischen körperlichen Erkrankungen nach Alter

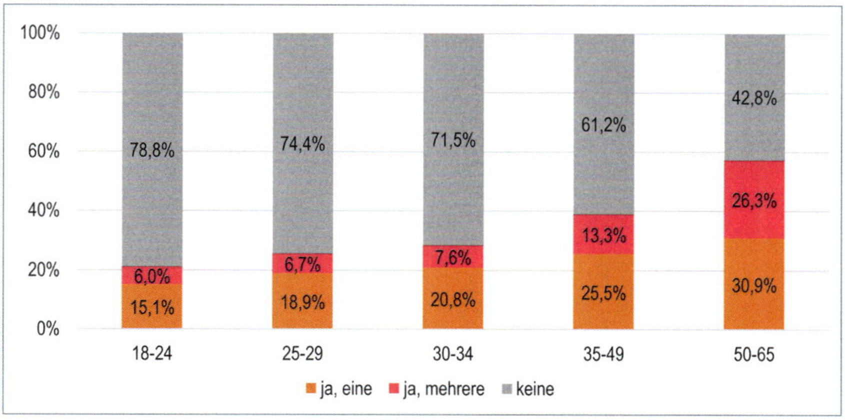

Quelle: IGES nach Beschäftigtenbefragung der DAK-Gesundheit 2024
Basis: alle Beschäftigten (n = 6.855)

Ein anderes Bild zeigt sich auf die Frage nach dem Vorhandensein chronischer psychischer Erkrankung (vgl. Abbildung 69). Hier sind die Beschäftigten unter 30 Jahren zu höheren Anteilen betroffen. Während 11,2 Prozent der Beschäftigten ab 50 Jahren angeben eine chronische Erkrankung zu haben und 1,8 Prozent mehrere, sind es bei den Beschäftigten bis 24 Jahre etwas weniger mit einer chronischen Erkrankung (10,0 Prozent), aber 8,0 Prozent geben an, mehrere psychische Erkrankungen zu haben. Somit weist auch fast jeder fünfte Beschäftigte bis 24 Jahre mindestens eine chronische psychische Erkrankung auf. Somit sind die 18- bis 24-Jährigen, nach eigenen Aussagen, am stärksten von chronischen psychischen Erkrankungen betroffen.

Abbildung 69: Anteil der Beschäftigten mit einer oder mehreren chronischen psychischen Erkrankungen und Alter

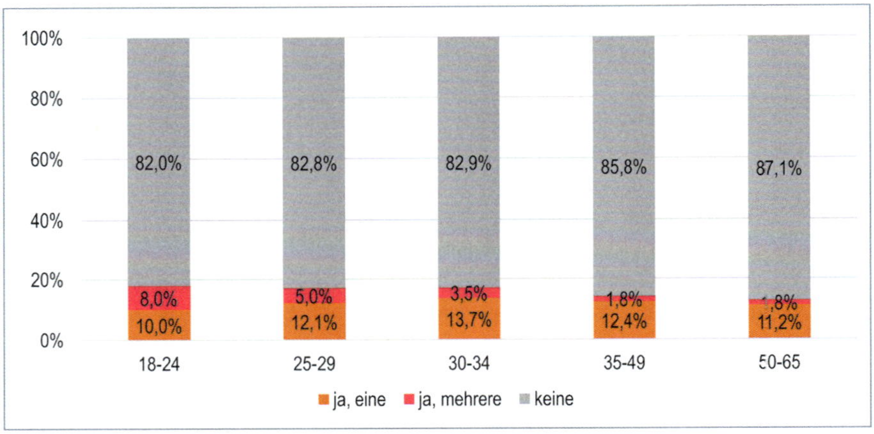

Quelle: IGES nach Beschäftigtenbefragung der DAK-Gesundheit 2024
Basis: alle Beschäftigten (n = 6.800)

Depressive Symptomatik

Neben dem Vorhandensein chronischer psychischer Erkrankungen wird das Vorhandensein einer depressiven Symptomatik anhand von Selbstangaben mit Hilfe des standardisierten und vielfach eingesetzten[19] „Gesundheitsfragebogens für Patienten" (PHQ-8) erfasst (Kroenke et al. 2009). „Depressionen sind definiert durch Niedergeschlagenheit, Verlust von Interesse und Freude sowie schnelle Ermüdbarkeit in Verbindung mit weiteren Symptomen wie verändertem Schlaf- und Essverhalten, veränderter Psychomotorik, Konzentrationsproblemen, Selbstzweifeln bis hin zu Suizidgedanken" (vgl. Robert Koch-Institut 2024b).

Die Aussagen des PHQ-8, die verschiedene Symptome einer Depression widerspiegeln sowie ihr Auftreten in den letzten zwei Wochen, sind in der Tabelle 11 nach Altersgruppen dargestellt.

19 Unter anderem in verschiedenen Bundessurveys des Robert Koch-Instituts seit 2014 (Robert Koch-Institut 2024b).

Tabelle 11 zeigt, dass bis auf die Items „Schwierigkeiten ein- oder durchzuschlafen oder vermehrter Schlaf" und „Waren Ihre Bewegungen oder Ihre Sprache so verlangsamt, dass es auch anderen auffallen würde?" die jüngste Altersgruppe bis 24 Jahren am häufigsten angibt, diese Symptome „beinahe jeden Tag" zu haben.

Tabelle 11: Anteil der Beschäftigten nach depressiven Symptomen gemäß PHQ-8 nach Altersgruppen 2024

	18–24	25–29	30–34	35–49	50–65
Wenig Interesse oder Freude an Ihren Tätigkeiten					
überhaupt nicht	39,2 %	42,0 %	37,1 %	43,4 %	44,3 %
an einzelnen Tagen	32,3 %	44,0 %	45,2 %	43,5 %	44,3 %
an mehr als der Hälfte der Tage	19,8 %	8,5 %	10,3 %	8,1 %	6,4 %
beinahe jeden Tag	8,8 %	5,5 %	7,3 %	5,0 %	5,0 %
Niedergeschlagenheit, Schwermut oder Hoffnungslosigkeit					
überhaupt nicht	38,3 %	47,6 %	45,3 %	53,3 %	59,0 %
an einzelnen Tagen	41,1 %	38,1 %	40,6 %	36,9 %	33,0 %
an mehr als der Hälfte der Tage	9,5 %	8,9 %	8,6 %	5,6 %	4,6 %
beinahe jeden Tag	11,1 %	5,4 %	5,5 %	4,2 %	3,5 %
Schwierigkeiten ein- oder durchzuschlafen oder vermehrter Schlaf					
überhaupt nicht	33,7 %	35,3 %	32,9 %	29,4 %	25,8 %
an einzelnen Tagen	32,8 %	38,2 %	42,2 %	45,5 %	45,2 %
an mehr als der Hälfte der Tage	23,1 %	17,7 %	13,2 %	11,8 %	12,6 %
beinahe jeden Tag	10,4 %	8,8 %	11,7 %	13,3 %	16,4 %
Müdigkeit oder Gefühl, keine Energie zu haben					
überhaupt nicht	14,8 %	14,7 %	14,4 %	17,0 %	19,3 %
an einzelnen Tagen	42,4 %	53,7 %	48,6 %	53,7 %	55,4 %
an mehr als der Hälfte der Tage	19,2 %	16,9 %	19,2 %	16,2 %	13,6 %
beinahe jeden Tag	23,6 %	14,7 %	17,8 %	13,1 %	11,7 %

	18–24	25–29	30–34	35–49	50–65
Verminderter Appetit oder übermäßiges Bedürfnis zu essen					
überhaupt nicht	49,3 %	52,6 %	53,9 %	55,0 %	61,0 %
an einzelnen Tagen	27,3 %	31,1 %	30,7 %	31,1 %	29,0 %
an mehr als der Hälfte der Tage	11,3 %	9,7 %	9,4 %	7,9 %	5,8 %
beinahe jeden Tag	12,2 %	6,7 %	6,1 %	5,9 %	4,2 %
Schlechte Meinung von sich selbst, Gefühl, ein Versager zu sein oder die Familie enttäuscht zu haben					
überhaupt nicht	44,9 %	51,2 %	53,7 %	65,5 %	76,0 %
an einzelnen Tagen	31,4 %	34,2 %	31,9 %	26,4 %	18,9 %
an mehr als der Hälfte der Tage	9,7 %	6,3 %	9,1 %	4,4 %	3,0 %
beinahe jeden Tag	13,9 %	8,3 %	5,3 %	3,7 %	2,1 %
Schwierigkeiten, sich auf etwas zu konzentrieren, z. B. beim Zeitunglesen oder Fernsehen					
überhaupt nicht	28,5 %	38,0 %	39,5 %	48,9 %	51,6 %
an einzelnen Tagen	38,4 %	43,5 %	42,4 %	38,8 %	38,2 %
an mehr als der Hälfte der Tage	18,8 %	10,0 %	11,7 %	7,1 %	6,1 %
beinahe jeden Tag	14,3 %	8,5 %	6,4 %	5,2 %	4,1 %
Waren Ihre Bewegungen oder Ihre Sprache so verlangsamt, dass es auch anderen auffallen würde?					
überhaupt nicht	66,4 %	76,3 %	76,4 %	81,6 %	83,4 %
an einzelnen Tagen	26,3 %	18,0 %	19,1 %	13,9 %	13,0 %
an mehr als der Hälfte der Tage	5,6 %	3,8 %	3,2 %	3,1 %	2,3 %
beinahe jeden Tag	1,7 %	1,9 %	1,4 %	1,4 %	1,3 %

Quelle: IGES nach Beschäftigtenbefragung der DAK-Gesundheit 2024
Basis: alle Beschäftigten (n = 6.634–7.004)
Anmerkungen: fehlende Angaben (n = 64–434)

Für zwei der abgefragten Items ist ein Vergleich zur Befragung aus 2015 möglich, die Ergebnisse sind in Tabelle 12 dargestellt. Vergleicht man für diese Items „Wenig Interesse oder Freude an Ihren Tätigkeiten“ und „Niedergeschlagenheit, Schwermut oder Hoffnungslosigkeit“ die Ergebnisse aus der Befragung in 2024 mit denen der Beschäftigtenbefragung 2015, zeigt sich, dass der Anteil derjenigen Beschäftigten, die angeben „beinahe jeden Tag“ von diesen beiden Symptomen betroffen zu sein, leicht rückläufig ist.

Tabelle 12: Anteil der Beschäftigten nach ausgewählten depressiven Symptomen nach Altersgruppen 2015

	18–24	25–29	30–34	35–49	50–65
Wenig Interesse oder Freude an Ihren Tätigkeiten					
überhaupt nicht	31,1 %	19,4 %	28,8 %	34,1 %	39,3 %
an einzelnen Tagen	55,1 %	60,9 %	52,5 %	50,0 %	45,1 %
an mehr als der Hälfte der Tage	7,7 %	10,3 %	10,8 %	8,8 %	8,2 %
beinahe jeden Tag	6,1 %	9,3 %	7,9 %	7,1 %	7,4 %
Niedergeschlagenheit, Schwermut oder Hoffnungslosigkeit					
überhaupt nicht	40,0 %	38,3 %	42,6 %	49,1 %	52,4 %
an einzelnen Tagen	52,3 %	48,4 %	41,8 %	38,2 %	36,3 %
an mehr als der Hälfte der Tage	2,7 %	9,5 %	8,9 %	8,7 %	6,8 %
beinahe jeden Tag	5,0 %	3,9 %	6,8 %	4,0 %	4,5 %

Quelle: IGES nach DAK-Beschäftigtenbefragung 2015
Basis: alle Beschäftigten 2015 (n = 5.081–5.124)
Anmerkungen: fehlende Angaben 2015 (n = 97–140)

Für das Item „Wenig Interesse oder Freude an der Tätigkeit" zeigt Abbildung 70 für die beiden unteren Altersgruppen, die in der Schwerpunktanalyse besonders im Fokus stehen, einen Rückgang von 2015 bis 2024. 2024 geben also weniger unter 30-Jährige an, (zumindest an einzelnen Tagen in den letzten zwei Wochen) wenig Interesse oder Freude an ihrer Tätigkeit gehabt zu haben. Ein leichter Rückgang ist in allen Altersgruppen zu beobachten. Dabei gibt es in der unteren Altersgruppe eine Verschiebung zwischen den Antwortkategorien hin zu einem etwas häufigeren Auftreten.

Abbildung 70: Angaben zum Einzelitem: Wenig Interesse oder Freude an der Tätigkeit 2015 und 2024

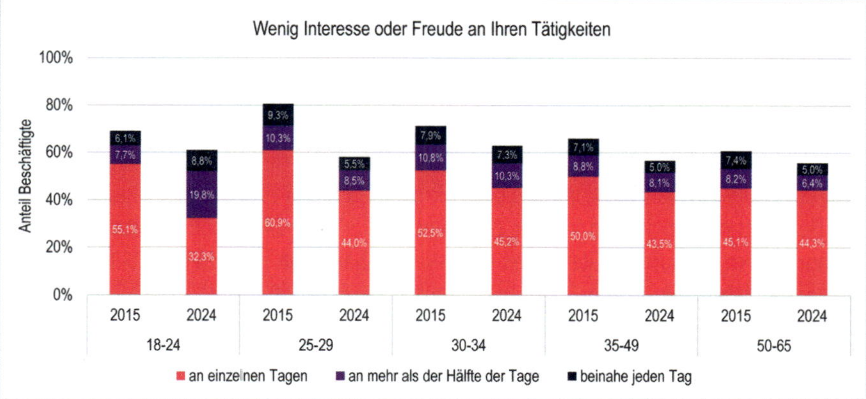

Quelle: IGES nach DAK-Beschäftigtenbefragung 2015 und 2024
Basis: alle Beschäftigten 2015 (n = 5.124) und 2024 (n = 6.951)
Anmerkungen: fehlende Angaben 2015 (n = 97) und 2024 (n = 117)

Abbildung 71 zeigt zum einen, dass der Anteil der Beschäftigten, die angeben unter Niedergeschlagenheit, Schwermut oder Hoffnungslosigkeit zu leiden, mit zunehmendem Alter tendenziell abnimmt. Der Vergleich der beiden Befragungszeitpunkte zeigt, dass sich die Summe der Angaben derjenigen, die zumindest an einzelnen Tagen unter Niedergeschlagenheit etc. leiden, ab 30 Jahren kaum verändert hat. Allerdings scheint das Symptom bei den Beschäftigten bis 24 Jahren häufiger aufzutreten: Weniger Beschäftigte antworten mit „an einzelnen Tagen", aber mehr Beschäftigte geben ein häufigeres Auftreten des Symptoms an. Alle älteren Beschäftigten ab 25 Jahren geben 2024 zu geringeren Anteilen an, in den letzten zwei Wochen niedergeschlagen, schwermütig oder hoffnungslos gewesen zu sein.

Abbildung 71: Angaben zum Einzelitem: Niedergeschlagenheit, Schwermut oder Hoffnungslosigkeit 2015 und 2024

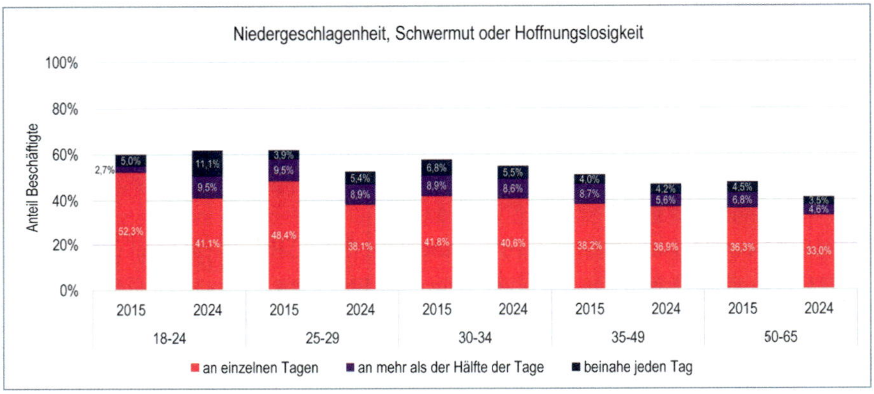

Quelle: IGES nach DAK-Beschäftigtenbefragung 2015 und 2024
Basis: alle Beschäftigten 2015 (n = 5.081) und 2024 (n = 6.954)
Anmerkungen: fehlende Angaben 2015 (n = 140) und 2024 (n = 114)

Aus den Angaben zu den Einzelitems des PHQ-8 ergibt sich zusammenfassend, für welchen Anteil der Beschäftigten zum Zeitpunkt der Befragung im November 2024 in den letzten zwei Wochen eine depressive Symptomatik bestanden hat.

Das Ergebnis ist in Abbildung 72 dargestellt. Demnach weisen zum Zeitpunkt der Befragung 37,3 Prozent der 18- bis 24-jährigen Beschäftigten eine depressive Symptomatik[20] gemäß PHQ-8 auf (Konfidenzintervall: 31,1 Prozent bis 43,4 Prozent) auf. Die Anteile bei den Beschäftigten zwischen 25 und 29 Jahren und 30 und 34 Jahren unterscheiden sich um nur 0,1 Prozentpunkte. Der Anteil bei den Beschäftigten zwischen 35 und 49 Jahren bzw. ab 50 Jahren ist wesentlich geringer mit 15,9 und 14,3 Prozent.

Laut offizieller Gesundheitsberichterstattung des Robert Koch-Institut (2024b) waren im Jahr 2023 ebenfalls junge Erwachsene zwischen 18 und 29 Jahren mit 19 Prozent am häu-

20 Die Werte der acht Item-Antworten (überhaupt nicht = 0 bis beinahe jeden Tag = 3) werden zu einem Skalensummenwert von 0 bis 24 addiert. Das Vorliegen einer depressiven Symptomatik wird ab einem Skalensummenwert von mindestens 10 angenommen (Robert Koch-Institut 2024b).

figsten von einer depressiven Symptomatik betroffen. Für die vergleichbare Altersgruppe (18 bis 29 Jahre) ergibt sich aus der der DAK-Beschäftigtenbefragung 2024 ein Anteil von 26 Prozent. Hierbei könnten saisonale Einflüsse vor allem bei Jüngeren eine Rolle spielen (Lukmanji et al. 2020).

Abbildung 72: Anteil der Beschäftigten mit depressiver Symptomatik nach Altersgruppen

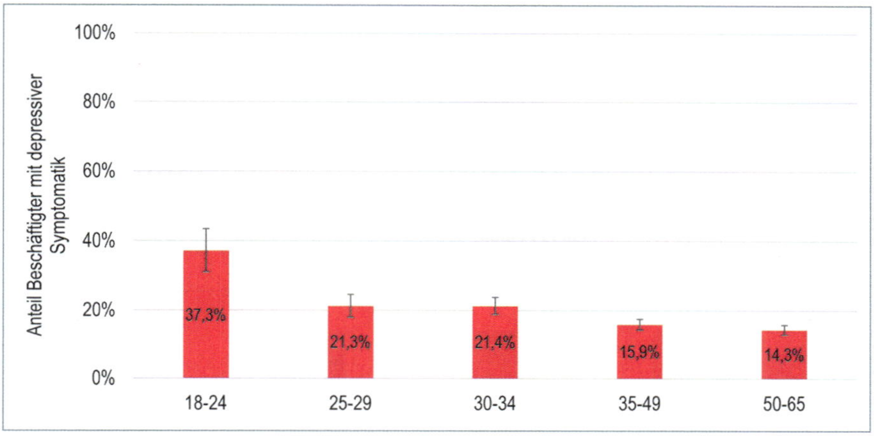

Quelle: IGES nach Beschäftigtenbefragung der DAK-Gesundheit 2024
Basis: alle Beschäftigten (n = 6.634–7.004)

Belastungen

Hinsichtlich möglicher Belastungen wurden die Beschäftigten gefragt, inwieweit sie ihren Arbeitsalltag im Allgemeinen als belastend bzw. stressig empfinden:

Abbildung 73: Anteil der Beschäftigten nach Belastungen im Arbeitsalltag und nach Altersgruppen

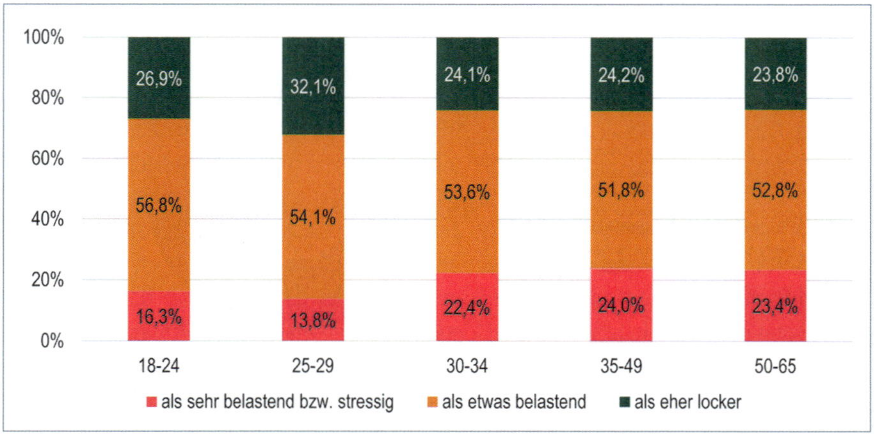

Quelle: IGES nach DAK-Beschäftigtenbefragung 2024
Basis: alle Beschäftigten 2024 (n = 6.990)

Abbildung 73 zeigt, dass Beschäftigte bis 29 Jahre ihren Arbeitsalltag zu geringeren Anteilen als „sehr belastend" (18–24 Jahre: 16,3 Prozent und 25–29 Jahre: 13,8 Prozent) und zu etwas höheren Anteilen als eher locker (18–24 Jahre: 26,9 Prozent und 25–29 Jahre: 32,1 Prozent) einschätzen, verglichen mit Beschäftigten ab 30 Jahren.

Im Vergleich zum Jahr 2010 zeigt sich, dass der Anteil der Beschäftigten zwischen 18 und 24 Jahren, die ihren Arbeitsalltag als sehr belastend empfinden unverändert bleibt. Der Anteil derjenigen, die ihn als etwas belastend empfinden, nimmt um 4,1 Prozentpunkte zu. Der Anteil der 25- bis 29-Jährigen, die ihren Arbeitsalltag als sehr belastend empfinden, nimmt um 10,6 Prozentpunkte ab. Fast jeder dritte Befragte in dieser Altersgruppe empfindet den Arbeitsalltag 2024 als eher locker, 2010 war es ungefähr jeder Vierte (vgl. Abbildung 74).

Abbildung 74: Anteil der Beschäftigten unter 30 Jahren nach Belastungen im Arbeitsalltag für die Jahre 2010 und 2024

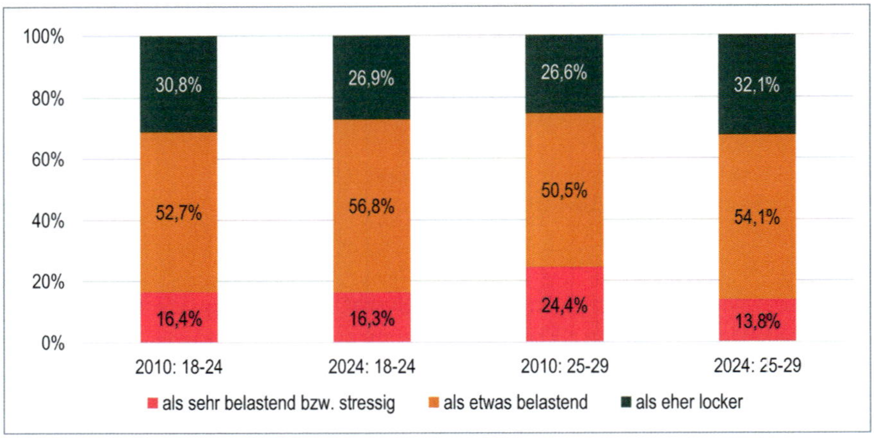

Quelle: IGES nach DAK-Beschäftigtenbefragung 2010 und 2024
Basis: alle Beschäftigten 2010 (n = 2.997) und Beschäftigte unter 30 Jahren 2024 (n = 907)

Gefragt nach Belastungen abseits des Arbeitsalltags zeigt Abbildung 75, dass in den meisten Aspekten die 50- bis 65-Jährigen am stärksten belastet sind. Bei der Aussicht auf die persönliche Zukunft zeigt sich eine abnehmende Belastung von jung nach alt: Während über die Hälfte der Beschäftigten unter 30 Jahren durch die Aussichten auf die persönliche Zukunft stark belastet sind, sind es bei den Beschäftigten ab 50 nur noch 37,0 Prozent. Am häufigsten belastet sind die Beschäftigten unter 30 Jahre durch die politischen Entwicklungen in Deutschland, die Entwicklungen im gesellschaftlichen Miteinander und die wirtschaftliche Situation. Bei Beschäftigten über 50 Jahre sind auf Rang eins und zwei ebenfalls die politischen Entwicklungen und das gesellschaftliche Miteinander. Auf Platz drei fühlen sich Beschäftigte ab 50 Jahren mit 68,8 Prozent stark durch Kriege belastet.

Abbildung 75: Anteil der Beschäftigten nach verschiedenen Belastungen abseits des Arbeitsalltags und nach Altersgruppen

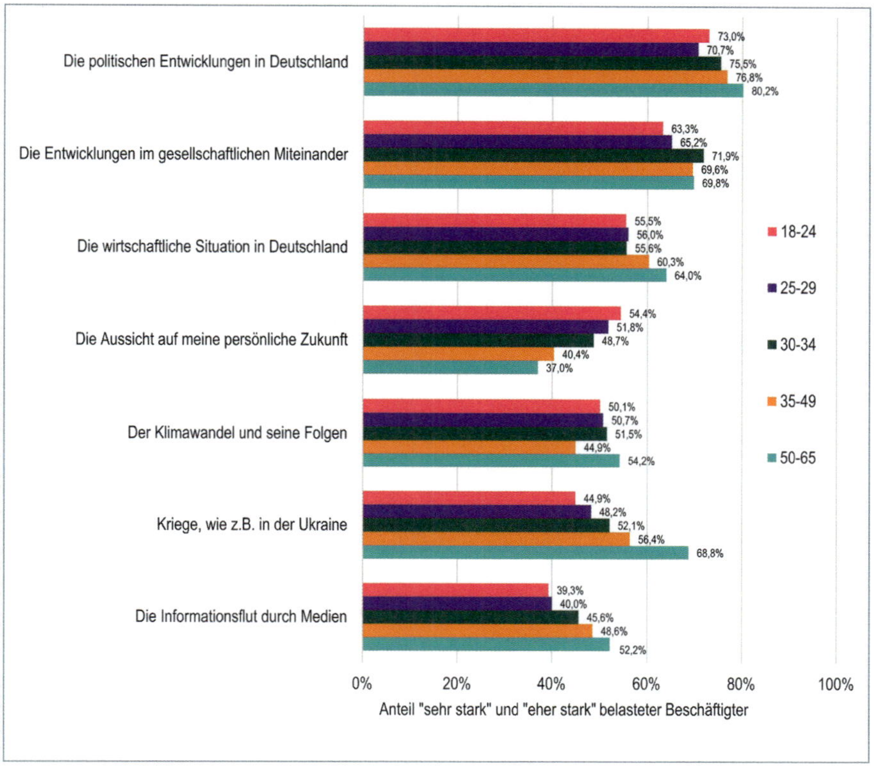

Quelle: IGES nach DAK-Beschäftigtenbefragung 2024
Basis: alle Beschäftigten 2024 (n = 6.928–6.972)

7.3 Junge Beschäftigte in der ambulanten ärztlichen Versorgung

Mit welchen Erkrankungen suchen junge Erwerbstätige einen ambulant tätigen Arzt oder eine Ärztin auf? Das ambulante Behandlungsgeschehen der jungen Beschäftigten im Zeitverlauf ab 2018 und im Vergleich zu älteren Beschäftigten soll in diesem Abschnitt beschrieben werden.

Auf Basis der ambulanten Behandlungsdaten der DAK-Gesundheit wird dazu dargestellt, wie hoch die Anteile der jungen Beschäftigten bis 29 Jahren sind, die wegen einer bestimmten Diagnose in ambulanter ärztlicher Behandlung waren.

Die Behandlungsdiagnosen werden analog zu den Darstellungen in Abschnitt 3 anhand der ICD-10-Diagnoseschlüssel berichtet.

Diagnosespektrum 2023

Abbildung 76 und Abbildung 77 stellen, differenziert nach Diagnosegruppen, die Anteile der weiblichen bzw. männlichen Beschäftigten dar, die in 2023 mindestens einmal wegen einer dieser Diagnosen in ambulanter ärztlicher Behandlung waren (Behandlungsquoten). Der häufigste Behandlungsanlass bei jungen weiblichen Beschäftigten bis 29 Jahren war eine Diagnose aus dem Kapitel U99-Z99, in die neben COVID-19-Diagnosen auch verschiedenen Kontaktanlässe zur Abklärung, Vorsorge, Impfung usw. fallen. Für 81 Prozent der 25- bis 29-jährigen Frauen und für 76 Prozent der 15- bis 24-jährigen Frauen wurde eine solche Diagnose vergeben. Bei den männlichen Beschäftigten wurden Diagnosen aus diesem Kapitel am zweithäufigsten vergeben und mit 39 bis 47 Prozent deutlich seltener als bei den weiblichen Beschäftigten. Weibliche Beschäftigte bis 29 Jahren waren am zweithäufigsten wegen einer Erkrankung des Urogenitalsystems in Behandlung (54 Prozent bis 62 Prozent) und am dritthäufigsten wegen einer Atemwegserkrankung. An vierter Stelle folgen die sogenannten unspezifischen Symptome, wie z. B. Bauchschmerzen oder Kopfschmerzen, für über die Hälfte der 15- bis 19-jährigen Beschäftigten wurde eine solche Diagnose notiert. Es folgen bei den Frauen Behandlungen wegen Muskel-Skelett-Erkrankungen, Erkrankungen des Nervensystems, der Augen oder Ohren und an siebter Stelle ärztliche Behandlungen wegen einer psychischen Erkrankung. Eine Behandlungsdiagnose wegen einer psychischen Erkrankung wurde für rund ein Drittel der weiblichen Beschäftigten bis 29 Jahren innerhalb des Jahres 2023 vergeben.

Abbildung 76: Ambulante Behandlungsquoten der Beschäftigten nach Altersgruppen – Frauen 15 bis 29 Jahre

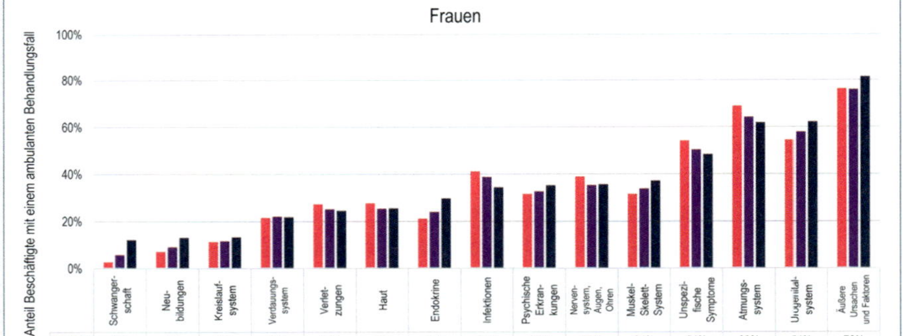

	Schwangerschaft	Neubildungen	Kreislaufsystem	Verdauungssystem	Verletzungen	Haut	Endokrine	Infektionen	Psychische Erkrankungen	Nervensystem, Augen, Ohren	Muskel-Skelett-System	Unspezifische Symptome	Atmungssystem	Urogenitalsystem	Äußere Ursachen und Faktoren
15-19	2%	7%	11%	21%	27%	27%	21%	41%	31%	39%	31%	54%	69%	54%	76%
20-24	6%	9%	11%	22%	25%	25%	24%	39%	32%	35%	34%	50%	64%	58%	76%
25-29	12%	13%	13%	22%	24%	25%	30%	34%	35%	36%	37%	48%	62%	62%	81%

Quelle: IGES nach ambulanten Behandlungsdaten der DAK-Gesundheit 2023

Die ambulanten Behandlungsquoten liegen bei den männlichen Beschäftigten bis 29 Jahren meist unter denen der weiblichen Beschäftigten. Der Anteil der männlichen Beschäftigten, für die eine Diagnose aus dem Bereich Verletzungen vergeben wurde, liegt mit 23 Prozent bis 30 Prozent über dem der Frauen (24 Prozent bis 27 Prozent), alle anderen Quoten sind bei Männern niedriger. Auch in der Reihenfolge unterscheiden sich die Behandlungsquoten der männlichen Beschäftigten von denen der weiblichen Beschäftigten.

An der Spitze der ambulanten Diagnosen stehen bei Männern Atemwegserkrankungen (51 Prozent bis 65 Prozent). Ein Fünftel der jungen Männer bis 29 Jahren war im Jahr 2023 wegen einer psychischen Erkrankung in Behandlung.

Abbildung 77: Ambulante Behandlungsquoten der Beschäftigten nach Altersgruppen – Männer 15 bis 29 Jahre

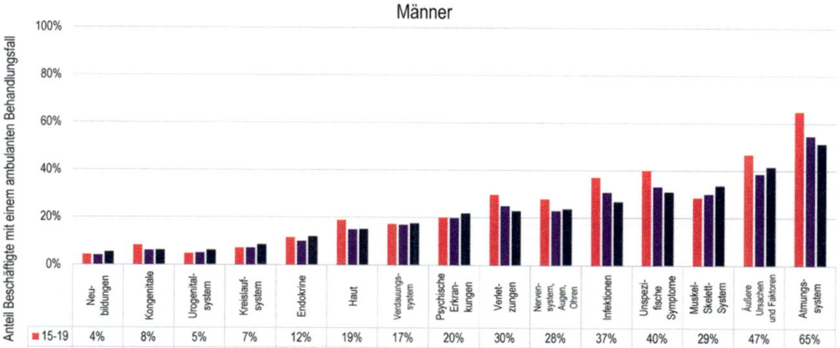

	Neubildungen	Kongenitale	Urogenitalsystem	Kreislaufsystem	Endokrine	Haut	Verdauungssystem	Psychische Erkrankungen	Verletzungen	Nervensystem, Augen, Ohren	Infektionen	Unspezifische Symptome	Muskel-Skelett-System	Äußere Ursachen und Faktoren	Atmungssystem
15-19	4%	8%	5%	7%	12%	19%	17%	20%	30%	28%	37%	40%	29%	47%	65%
20-24	4%	6%	5%	7%	10%	15%	17%	20%	25%	23%	31%	33%	30%	39%	55%
25-29	5%	6%	6%	9%	12%	15%	18%	22%	23%	24%	27%	31%	34%	42%	51%

Quelle: IGES nach ambulanten Behandlungsdaten der DAK-Gesundheit 2023

Entwicklung im Zeitverlauf

Abbildung 78 zeigt, wie sich die ambulanten Behandlungsquoten der 15- bis 29-Jährigen Beschäftigten im Zeitraum von 2018 bis 2023 entwickelt haben. Bedingt durch die COVID-19-Pandemie zeigt sich ein ansteigender Verlauf im Kapitel der „Äußeren Ursachen und Faktoren" (U00-Z99). Im Gegenzug zeigen sich, vermutlich bedingt durch die COVID-19-Schutzmaßnahmen, bei Atemwegserkrankungen und bei Infektionen in 2021 sehr niedrige Behandlungsquoten, insgesamt steigt die Behandlungsquote zwischen 2018 und 2023. Ein Anstieg zeigt sich auch bei psychischen Erkrankungen (von 26,0 Prozent auf 26,4 Prozent) und bei den unspezifischen Symptomen (von 38,5 Prozent auf 40,4 Prozent). Bei dem Anteil der Beschäftigten bis 29 Jahren, die wegen einer Erkrankung des Verdauungssystems oder einer Verletzung in ambulanter ärztlicher Behandlung waren, zeigt sich ein deutlicher Rückgang. Bei den Erkrankungen des Verdauungssystems ist der Anteil von 23,0 Prozent in 2018 auf 19,3 Prozent in 2023 gesunken und bei Verletzungen von 27,8 Prozent auf 24,7 Prozent.

Abbildung 78: Ambulante Behandlungsquoten der Beschäftigten nach Erkrankungsgruppen 15- bis 29-Jährige

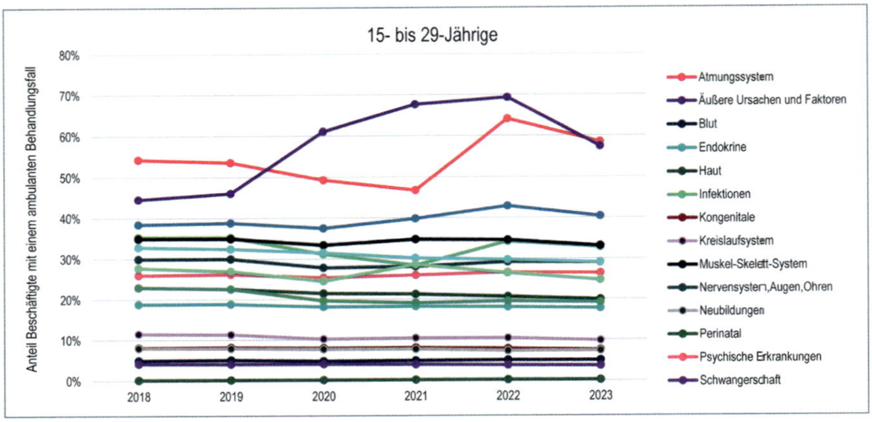

Quelle: IGES nach ambulanten Behandlungsdaten der DAK-Gesundheit 2018–2023

Schon innerhalb der beiden Darstellungen in Abbildung 76 und Abbildung 77 deutet sich ein gewisser Altersgang an, so sinkt z. B. die Behandlungsquote der Männer von 65 Prozent bei den 15- bis 19-Jährigen bis auf 51 Prozent bei den 25- bis 29-Jährigen ab. Solche Trends setzten sich in aller Regel auch bei den Beschäftigten ab 30 Jahren weiter fort. So haben die jüngeren Beschäftigten bei den Atemwegserkrankungen, bei Infektionen und bei Schwangerschaftskomplikationen höhere Behandlungsquoten als ältere Beschäftigte. Für alle anderen Erkrankungsgruppen steigen die Behandlungsquoten mit steigendem Alter deutlich an. Im Bereich der Muskel-Skelett-Erkrankungen liegen die ambulanten Behandlungsquoten bei den ältesten Beschäftigten z. B. bei rund 66 Prozent und damit auf einem mehr als doppelt so hohem Niveau wie bei den 15- bis 19-Jährigen, bei Kreislauferkrankungen liegen sie bei den ältesten Beschäftigten ebenfalls bei rund 63 Prozent und bei den jüngsten Beschäftigten nur bei 8,9 Prozent (ohne Abbildung).

Fokus psychische Erkrankungen

Eine vergleichsweise geringe Altersabhängigkeit zeigt sich bei der ambulanten Behandlung wegen psychischer Erkrankungen. Abbildung 79 zeigt die ambulanten Behandlungsquoten für psychische Erkrankungen der weiblichen Beschäftigten, und Abbildung 80 stellt die Behandlungsquoten vertiefend für Depressionen, Angststörungen und Belastungsstörungen bei Frauen dar. Die entsprechenden Darstellungen für männliche Beschäftigte befinden sich in Abbildung 81 und Abbildung 82. Dargestellt wird die Situation im Jahr 2023 und im Vergleich dazu die Behandlungsquoten aus dem Jahr 2018.

Schon bei den weiblichen Beschäftigten bis 19 Jahre wurden 2023 für 31 Prozent eine ambulante Behandlungsdiagnose aus dem Kapitel der psychischen Erkrankungen vergeben. Die Anteile steigen mit zunehmendem Alter, aber weniger stark als bei anderen Erkrankungen. Zwischen 2018 und 2023 verändert sich der Anteil der Beschäftigten mit einer ambulanten Behandlungsdiagnose kaum. Bei Frauen ist in der unteren Altersgruppe ein Anstieg von rund zwei Prozentpunkten zu erkennen, ebenso in der Altersgruppe der ab 60-Jährigen. Abbildung 80 zeigt die Diagnosen auf ICD-3-Steller Ebene, die den größten Anteil am Behandlungsgeschehen haben. Bei den weiblichen Beschäftigten bis 34 Jahren steigen die Behandlungsdiagnosen für Depressionen (F32 bzw. F33), Belastungsstörungen (F43) und Angststörungen (F41) an. Bei den Depressionen sind die Veränderungen zum Jahr 2018 in den oberen Altersgruppen geringer als bei den Beschäftigten bis 29 Jahren. Ab einem Alter von 40 Jahren liegen die Behandlungsquoten der weiblichen Beschäftigten für Depressionen über denen für Belastungsstörungen, bei den unter 40-Jährigen liegen diese beiden Diagnosen in etwa gleich auf.

Abbildung 79: Ambulante Behandlungsquoten der Beschäftigten für psychische Erkrankungen nach Altersgruppen – Frauen 2018 und 2023

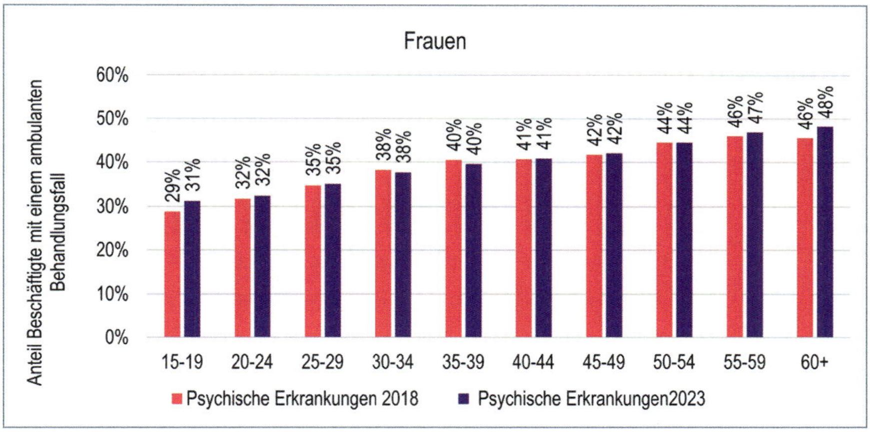

Quelle: IGES nach ambulanten Behandlungsdaten der DAK-Gesundheit 2018, 2023

Abbildung 80: Ambulante Behandlungsquoten der Beschäftigten für ausgewählte psychische Erkrankungen nach Altersgruppen – Frauen 2018 und 2023

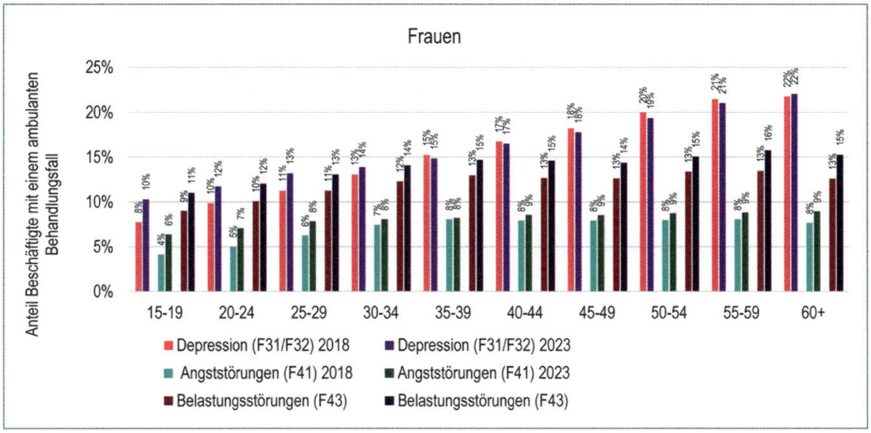

Quelle: IGES nach ambulanten Behandlungsdaten der DAK-Gesundheit 2018, 2023

Die ambulanten Behandlungsquoten bei männlichen Beschäftigten bis 29 Jahre unterscheiden sich stärker von den älteren Beschäftigten als bei Frauen, insgesamt liegen die Quoten aber auf einem etwas niedrigeren Niveau als bei Frauen. Die Veränderungen zwischen 2018 und 2023 sind auf Ebene der Erkrankungsgruppe (F00-F99) marginal. Differenziert nach den wichtigsten Einzeldiagnosen zeigen sich 2023 leicht stärkere Veränderungen zu 2018 im Bereich der 25- bis 34-Jährigen und bei den ab 60-Jährigen.

Abbildung 81: Ambulante Behandlungsquoten der Beschäftigten für psychische Erkrankungen nach Altersgruppen – Männer 2018 und 2023

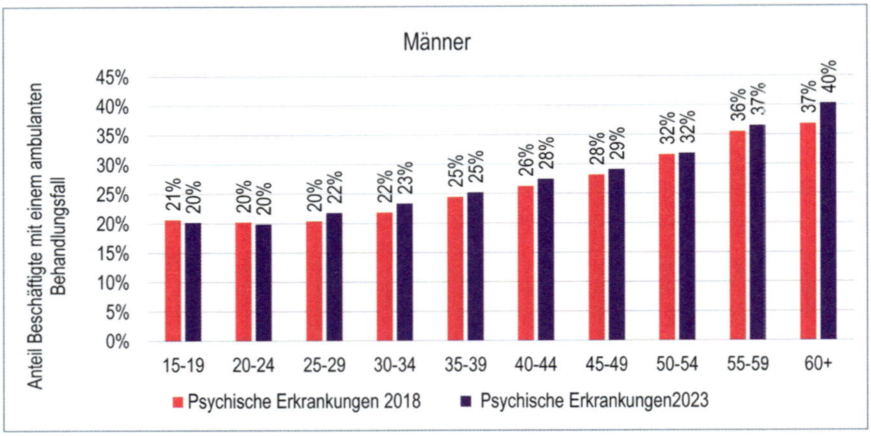

Quelle: IGES nach ambulanten Behandlungsdaten der DAK-Gesundheit 2018, 2023

Abbildung 82: Ambulante Behandlungsquoten der Beschäftigten für ausgewählte psychische Erkrankungen nach Altersgruppen – Männer 2018 und 2023

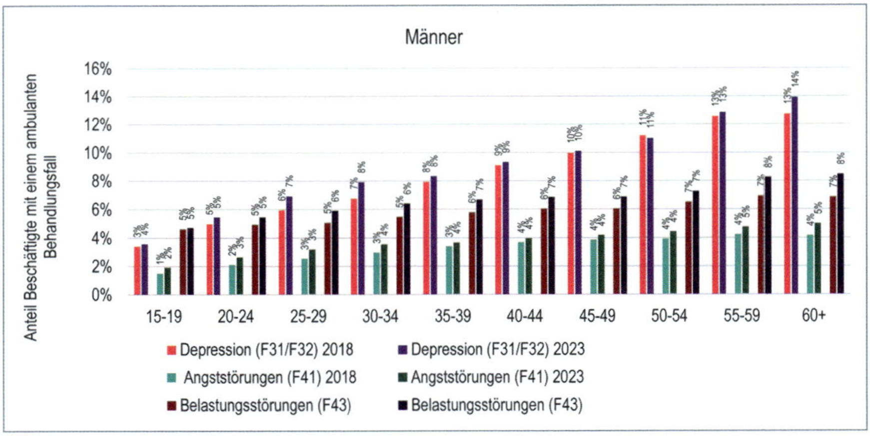

Quelle: Ambulanten Behandlungsdaten der DAK-Gesundheit 2018, 2023

7.4 Überblick über die Fehlzeiten junger Beschäftigter

Fehlzeiten im Überblick

Wie in Abschnitt 2.1 dargestellt liegt der Krankenstand 2024 bei 5,4 Prozent. Mit einem Krankenstand von 4,7 Prozent weisen die unter 30-jährigen Beschäftigten einen deutlich unterdurchschnittlichen Krankenstand auf. Im Durchschnitt fehlten 2024 unter 30-jährige Beschäftigte an rund 17 Tagen, sie hatten allerdings rund 2,9 AU-Fälle und damit mehr als alle Beschäftigte im Durchschnitt (2,0 AU-Fälle). Während aber 2024 ein AU-Fall im Durchschnitt über alle Beschäftigten 9,7 Tage dauerte, liegt die durchschnittliche Falldauer bei den unter 30-jährigen Beschäftigten nur bei 5,9 Tagen. Wie schon in Abbildung 14 beschrieben, spielen sehr lange Krankschreibungen über 42 Tagen bei jungen Beschäftigten noch eine untergeordnete Rolle im Fehlzeitengeschehen.

Tabelle 13 beschreibt das Fehlzeitengeschehen differenziert nach Altersgruppen, die Werte für AU-Tage und AU-Fälle sind je 100 Versichertenjahre dargestellt, die hier berichteten „pro Kopfwerte" ergeben sich, indem man durch 100 dividiert.

Insgesamt lässt sich festhalten: Junge Beschäftigte fehlen, verglichen mit älteren Beschäftigten, häufiger (mehr AU-Fälle), sind aber eher kurz krankgeschrieben (kürzere Falldauer).

Tabelle 13: Arbeitsunfähigkeit nach Altersgruppen

Altersgruppen	AU-Tage je 100 VJ	AU-Fälle je 100 VJ	Krankenstand	Betroffenenquote	Falldauer in Tagen
15–19	1.824,9	409,6	5,0 %	67,9 %	4,5
20–24	1.765,3	311,2	4,8 %	65,8 %	5,7
25–29	1.631,4	230,7	4,5 %	62,8 %	7,1
Gen Z: 15–29	1.711,5	287,9	4,7 %	64,7 %	5,9
30–34	1.629,0	202,4	4,5 %	62,2 %	8,1
35–39	1.727,4	194,4	4,7 %	63,6 %	8,9
40–44	1.817,4	184,1	5,0 %	63,9 %	9,9
45–49	1.942,1	174,1	5,3 %	62,8 %	11,2
50–54	2.193,3	168,4	6,0 %	63,6 %	13,0
55–59	2.486,6	166,2	6,8 %	64,8 %	15,0
60 und älter	3.175,9	163,2	8,7 %	60,7 %	19,5
Gesamt	**1.967,4**	**202,5**	**5,4 %**	**63,6 %**	**9,7**

Quelle: AU-Daten der DAK-Gesundheit 2024
Anmerkung: Versichertenjahre VJ

Die wichtigsten Erkrankungsgruppen

Von den insgesamt 287,9 AU-Fällen je 100 Beschäftigte unter 30 Jahren entfallen 102,3 AU-Fälle auf Atemwegserkrankungen. Damit verursachen Atemwegserkrankungen rund 36 Prozent aller AU-Fälle in dieser Altersgruppe und mit 477,0 AU-Tagen je 100 Versichertenjahre rund 28 Prozent der Ausfalltage. Wie aus Abbildung 83 hervorgeht sind Krankschreibungen aufgrund von Atemwegserkrankungen die mit Abstand häufigste Ursache für Krankschreibungen bei jungen Beschäftigten.[21]

Bereits an zweiter Stelle folgen Fehlzeiten aufgrund psychischer Erkrankungen mit einem Anteil von rund 14 Prozent an den Fehlzeiten und 231,3 Fehltagen sowie 11,7 AU-Fällen je 100 Versichertenjahre. Im Durchschnitt dauert eine solche Krankschreibung in dieser Altersgruppe rund 20 Tage, im Durchschnitt über alle Altersgruppen liegt die Falldauer mit psychischer Diagnose bei rund 33 Tagen.

An dritter Stelle folgen Verletzungen mit 191,3 Fehltagen je 100 Versichertenjahre, gefolgt von Muskel-Skelett-Erkrankungen mit 184,1 Fehltagen je 100 Versichertenjahre. Hinsichtlich der Fallhäufigkeit stehen Infektionen mit 41,7 AU-Fällen je 100 Versichertenjahre an zweiter Stelle, gefolgt von unspezifischen Symptomen (36,9 AU-Fälle je 100 Versichertenjahre) wie z. B. Kopf- oder Bauchschmerzen. Diese Krankheitsgruppen stehen an fünfter und sechster Stelle der Fehlzeiten.

Ebenfalls unter den zehn wichtigsten Diagnosen für den Krankenstand der unter 30-Jährigen finden sich Krankheiten des Verdauungssystems, Krankheiten des Nervensystems, Augen- und Ohrenkrankheiten, die Krankheitsgruppe „Äußere Ursachen und Faktoren", zu der die COVID-19-Diagnosen gezählt werden, sowie Hauterkrankungen.

21 Aufgrund einer methodischen Anpassung können die diagnosebezogenen Analysen in diesem Abschnitt nicht mit früheren Auswertungen verglichen werden. Vgl. hierzu auch die methodischen Hinweise zur Diagnosezuordnung der Arbeitsunfähigkeitsfälle in Abschnitt 1.1.

Abbildung 83: AU-Tage und AU-Fälle für die zehn wichtigsten Erkrankungsgruppen der 15- bis 29-Jährigen

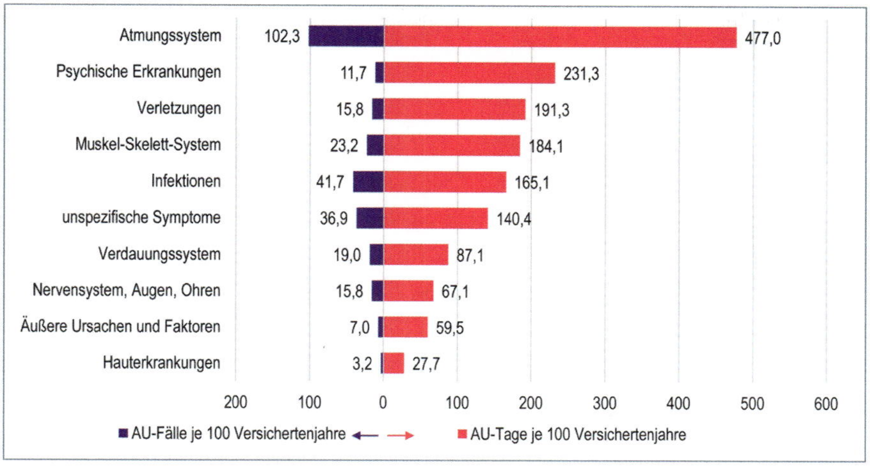

Quelle: AU-Daten der DAK-Gesundheit 2024

7.5 Krankmeldeverhalten der Generation Z

In diesem Abschnitt werden vertiefend verschiedene Aspekte des Krankmeldeverhaltens der Generation Z untersucht: Neben dem krankheitsbedingten Fehlen bei der Arbeit geht es dabei auch um das Phänomen Präsentismus sowie den Missbrauch oder leichtfertigen Umgang mit Krankmeldungen.

Weiterführende vertiefende Analysen zum Krankmeldeverhalten der Beschäftigten sind im Abschnitt 6.4 zu finden.

In den letzten zwölf Monaten waren, laut eigener Aussage, die 25- bis 29-Jährigen Beschäftigten mit 76,0 Prozent zu größten Anteilen mindestens einmal krankgemeldet. Beschäftigte zwischen 30 und 49 Jahren waren mit rund 72 Prozent im ähnlichen Umfang krankgemeldet. Zum geringsten Anteil mindestens einmal krankgemeldet waren Beschäftigte bis 24 Jahre sowie Beschäftigte ab 50 Jahre (jeweils zu 65,5 Prozent) (vgl. Abbildung 84).

Abbildung 84: Anteil mindestens einmal krankgemeldeter Beschäftigter in den letzten 12 Monaten nach Alter

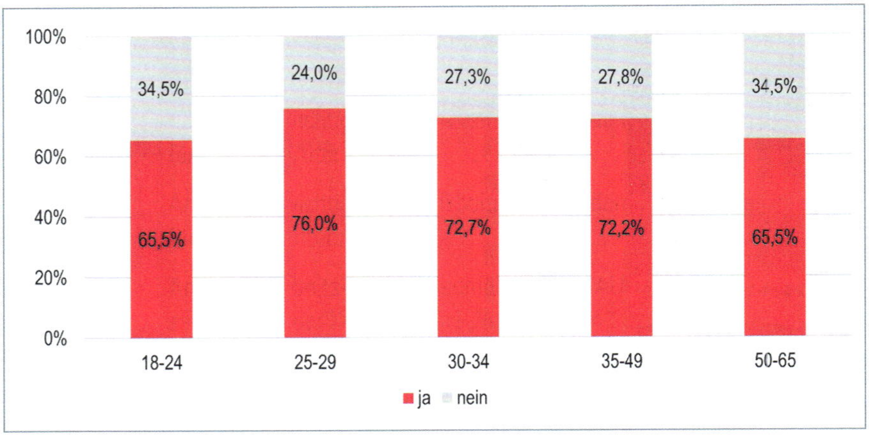

Quelle: IGES nach DAK-Beschäftigtenbefragung 2024
Basis: alle Beschäftigten 2024 (n = 7.024)

Abbildung 85 zeigt, dass der Anteil der krankgemeldeten Beschäftigten zwischen 24 und 29 Jahren im Vergleich zum Jahr 2015 um 10,8 Prozentpunkte angestiegen ist von 65,2 Prozent auf 76,0 Prozent, auch bei den Beschäftigten bis 24 Jahre ist ein leichter Anstieg um 2,8 Prozentpunkte zu sehen. Bei Beschäftigten ab 30 Jahre sind die Werte hingegen weitestgehend stabil.

Abbildung 85: Anteil krankgemeldeter Beschäftigter in den letzten 12 Monaten nach Alter für die Jahre 2024 und 2015

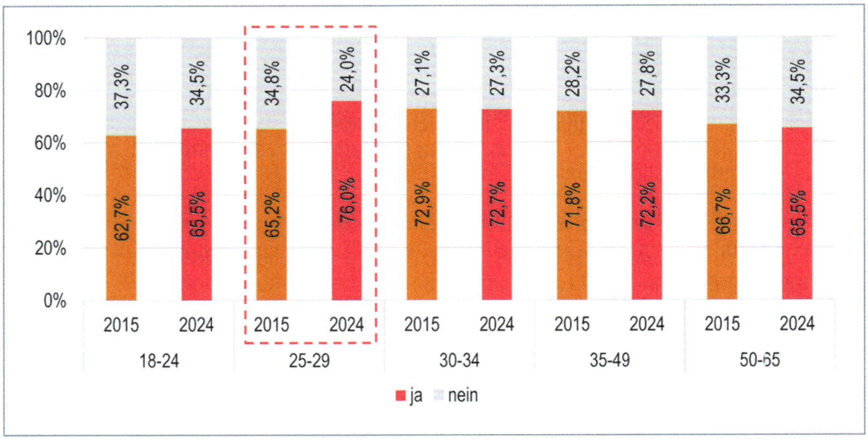

Quelle: IGES nach DAK-Beschäftigtenbefragung 2015 und 2024
Basis: alle Beschäftigten 2015 (n = 5.209) und 2024 (n = 7.024)

„Dass die Generation Z pauschal als Treiber der Entwicklung des Krankenstandes gilt, können wir für unser Unternehmen nicht bestätigen. Vielmehr ist es notwendig, die jeweiligen Tätigkeitsbereiche differenziert zu betrachten, um aussagekräftige Schlussfolgerungen zu ziehen."

Adam Pietzka, Betriebliches Gesundheitsmanagement Hellmann Worldwide Logistics Germany GmbH & Co. KG

Die Hauptgründe für Beschäftigte zwischen 18 und 24 Jahren, die zur Krankmeldung führen, sind die Schwere der Beschwerden (trifft auf 87 Prozent zu), dass der Partner ebenfalls der Meinung war, man solle sich krankmelden (83 Prozent) und die Vermeidung einer Verschlimmerung der Krankheit (78 Prozent). Bei den 25- bis 29-Jährigen Beschäftigten wurde am häufigsten der Aussage zugestimmt, dass eine Verschlimmerung der Krankheit vermieden werden soll (85 Prozent), gefolgt von der Schwere der Beschwerden, die ein Arbeiten unmöglich machen (85 Prozent) und die Befolgung des ärztlichen Rates (76 Prozent). Die gleichen Gründe wie bei den 25- bis 29-Jährigen geben die Beschäftigten ab 50 als Hauptgründe an (vgl. Abbildung 86).

Abbildung 86: Anteil krankgemeldeter Beschäftigter nach zutreffenden Gründen für Krankmeldungen und nach Alter

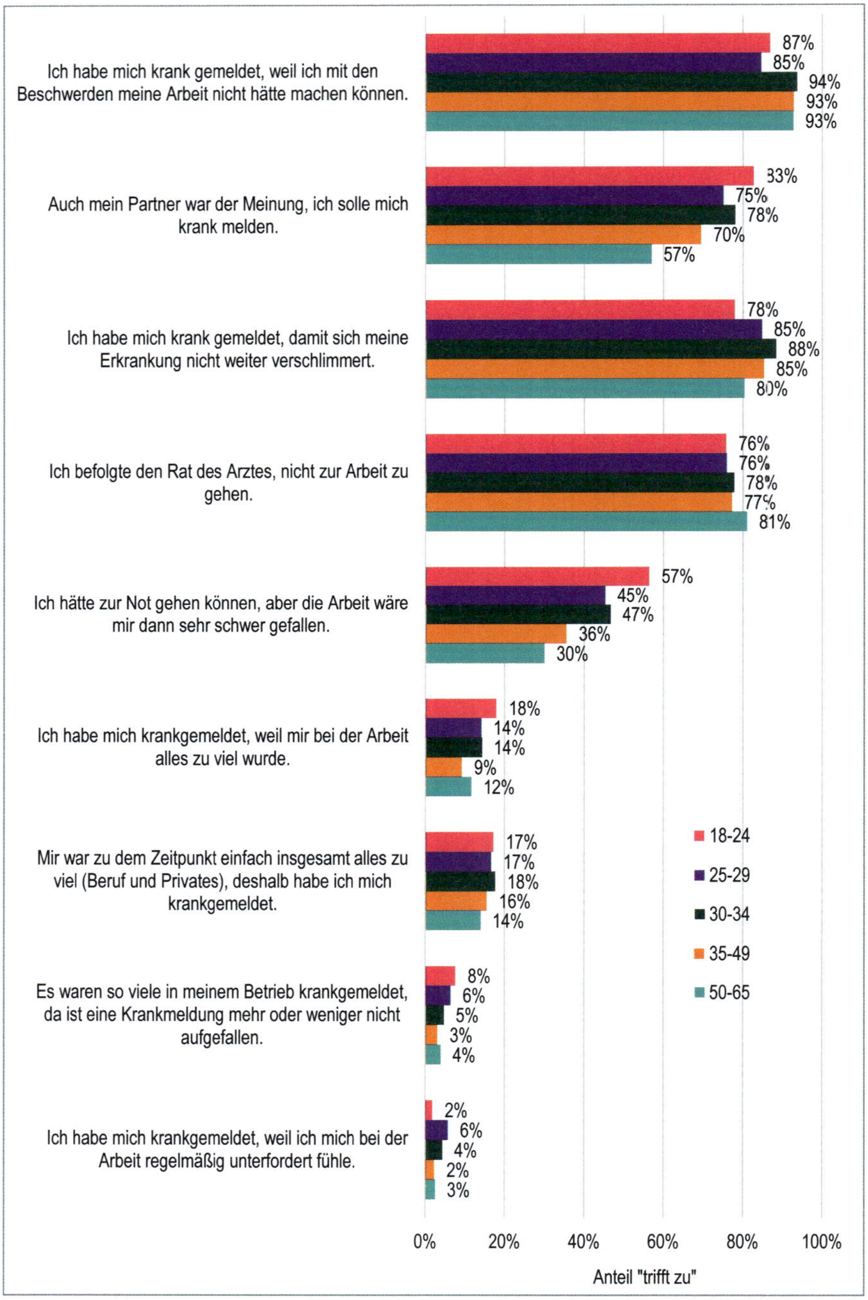

Quelle: IGES nach DAK-Beschäftigtenbefragung 2024

Basis: Beschäftigte, die sich in den letzten 12 Monaten krankmeldeten 2024 (n = 3.362–4.854)

Verglichen mit den Antworten aus dem Jahr 2015 ist ersichtlich, dass besonders bei den Beschäftigten bis 29 Jahren für die meisten Gründe die Zustimmungsraten rückläufig sind. So sinkt die Zustimmung zur Aussage „Ich habe mich krankgemeldet, weil ich mit den Beschwerden meine Arbeit nicht hätte machen können" bei den 18- bis 24-Jährigen um 10,6 Prozentpunkte und bei den Beschäftigten zwischen 25 und 30 Jahren um 6,3 Prozentpunkte (vgl. Tabelle 14). Die Unterschiede zwischen den Befragungsergebnissen der beiden Jahre werden mit zunehmendem Alter immer geringer.

Tabelle 14: Anteil krankgemeldeter Beschäftigter nach zutreffenden Gründen für Krankmeldungen und nach Alter im Jahr 2015 und prozentuale Veränderung zum Jahr 2024

18–24		25–29		30–34		35–49		50–65	
2015	Veränderung zu 2024	2015	Veränderung zu 2024	2015	Veränderung zu 2024	2015	Veränderung zu 2024	2015	Veränderung zu 2024
Ich habe mich krankgemeldet, weil ich mit den Beschwerden meine Arbeit nicht hätte machen können.									
97,6 %	-10,6 PP	90,9 %	-6, PP	93,2 %	0,5 PP	96,0 %	-3,1 PP	96,2 %	-3,5 PP
Auch mein Partner war der Meinung, ich solle mich krankmelden.									
94,9 %	-12,1 PP	81,6 %	-6,4 PP	74,3 %	3,7 PP	70,4 %	-0,8 PP	57,0 %	---
Ich befolgte den Rat des Arztes, nicht zur Arbeit zu gehen.									
80,1 %	-4,3 PP	73,3 %	2,7 PP	77,7 %	0,1 PP	77,1 %	0,3 PP	82,0 %	-1,0 PP
Ich habe mich krankgemeldet, damit sich meine Erkrankung nicht weiter verschlimmert.									
66,4 %	11,6 PP	76,8 %	8,0 PP	81,1 %	7,3 PP	80,5 %	4,9 PP	82,3 %	-2,0 PP
Ich hätte zur Not gehen können, aber die Arbeit wäre mir dann sehr schwergefallen.									
65,5 %	-9,0 PP	52,1 %	-6,7 PP	45,0 %	1,6 PP	39,9 %	-4,3 PP	31,6 %	-1,6 PP

Quelle: IGES nach DAK-Beschäftigtenbefragung 2015 und 2024
Basis: Beschäftigte, die sich in den letzten 12 Monaten krankmeldeten 2015 (n = 2.503–3.627) und 2024 (n = 3.362–4.854)
Anmerkung: Angabe der Veränderung in Prozentpunkte (PP)

Auch in der generellen Haltung der Beschäftigten zum Krankmelden zeigen sich Unterschiede zwischen älteren und jüngeren Beschäftigten (vgl. Abbildung 87). Beschäftigte unter 35 geben zu rund 88 Prozent an, mit geringfügigen Beschwerden zu arbeiten, bei den 50- bis 65-Jährigen sind es fast 94 Prozent. Über die Hälfte der 18- bis 24-Jährigen (52,5 Prozent) und der ältesten Altersgruppe (54,2 Prozent) gibt an, dass der Arbeitgeber es nicht akzeptieren würde, wenn sie krank zur Arbeit kämen. Die Angst vor Ärger mit dem Arbeitgeber wegen häufigeren Krankmeldens nimmt mit dem Alter ab: Bei den Beschäftigten bis 24 Jahre trifft dies auf über ein Drittel zu (38,7 Prozent) und bei den Beschäftigten ab 50 Jahre nur noch auf ein Fünftel (20,6 Prozent).

Abbildung 87: Anteil Beschäftigter nach zutreffenden allgemeinen Einstellungen zum Krankmelden nach Alter

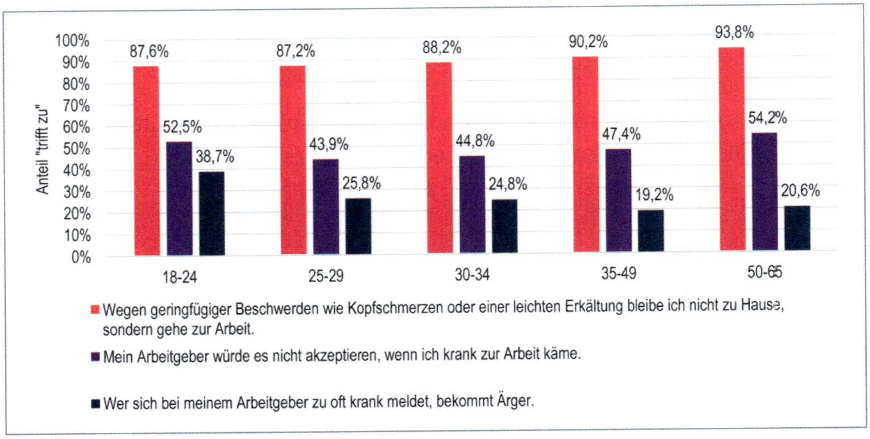

Quelle: IGES nach DAK-Beschäftigtenbefragung 2024
Basis: alle Beschäftigte 2024 (n = 6.287–6.984)

Abbildung 88 zeigt, dass die Zustimmung zur Aussage, dass man wegen geringfügiger Beschwerden zur Arbeit geht zwischen 18 und 49 Jahren abnimmt, bei den 50- bis 65-Jährigen ist die Zustimmung im Jahresvergleich stabil. Die Zustimmung zur Aussage, dass der Arbeitgeber es nicht akzeptiert, wenn man krank arbeitet, steigt in allen Altersgruppen an. Die Auffassung, dass man „Ärger bekommt", wenn man sich zu oft krankmeldet, ist über die Zeit stabil. Lediglich bei den 35- bis 49-Jährigen nimmt der Anteil im größeren Umfang ab, von 26,2 Prozent auf 19,2 Prozent.

Abbildung 88: Anteil Beschäftigter nach zutreffenden allgemeinen Einstellungen zum Krankmelden nach Alter für die Jahre 2015 und 2024

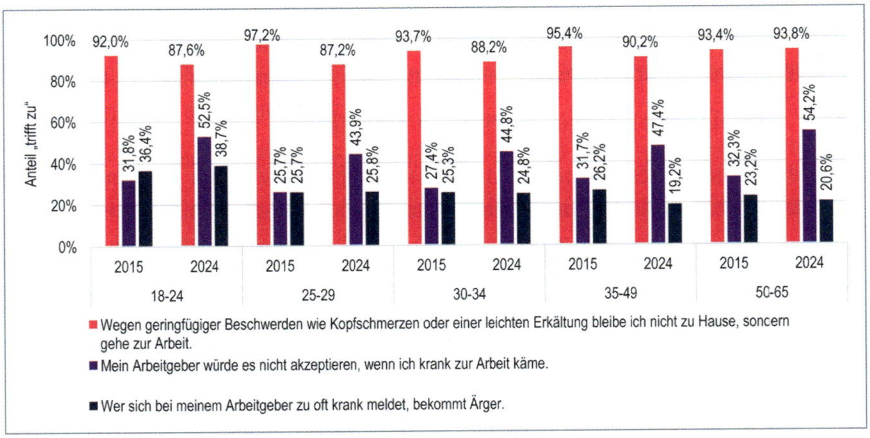

Quelle: IGES nach DAK-Beschäftigtenbefragung 2015 und 2024
Basis: alle Beschäftigte 2015 (n = 4.903–5.204) und 2024 (n = 6.287–6.984)

„Das Gesundheitsbewusstsein der Generation Z äußert sich auch in ihrem Krankmeldeverhalten. Sie sind eher bereit, sich bei gesundheitlichen Problemen frühzeitig krankzumelden, anstatt Symptome zu ignorieren oder hinauszuzögern – was in der Vergangenheit oft als Zeichen von Pflichtbewusstsein angesehen wurde."

Dr. Anders Parment, Stockholm Business School

Einfluss der COVID-19-Pandemie auf das Krankmeldeverhalten

Über die Hälfte der Beschäftigten bis 34 Jahre gibt an, seit der Pandemie generell vorsichtiger im Umgang mit Infekten zu sein. Sie geben daneben zu rund einem Viertel an, sich bei Erkältungssymptomen eher krankschreiben zu lassen. Bei den Beschäftigten ab 35 sind es rund 10 Prozentpunkte weniger, die sich eher krankschreiben lassen.

Abbildung 89: Anteil Beschäftigter nach Zustimmung zu COVID-19-Aussagen nach Alter

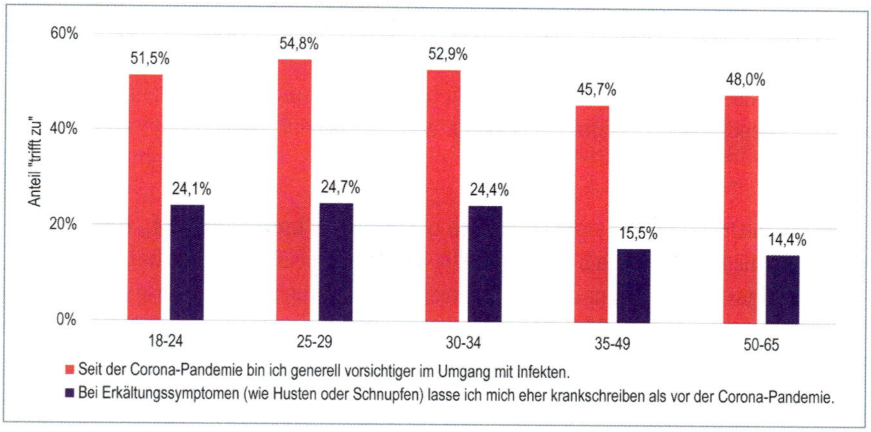

Quelle: IGES nach Beschäftigtenbefragung der DAK-Gesundheit 2024
Basis: alle Beschäftigten 2024 (n = 6.966–6.869)

Leichtfertiger Umgang mit Krankmeldungen[22]

Mehr als jeder zehnte Beschäftigte zwischen 18 und 34 Jahren hat in den letzten zwölf Monaten wenigstens „eher selten" ohne triftigen Grund bei der Arbeit gefehlt. So geben Beschäftigte zwischen 18 und 24 Jahren am häufigsten an ohne triftigen Grund gefehlt zu haben: 13,2 Prozent haben dies in den letzten 12 Monaten eher selten gemacht und 1,0 Prozent eher oft. Kein Beschäftigter in der Altersgruppe gibt an sehr oft ohne triftigen Grund gefehlt zu haben. Bei den 35- bis 49-Jährigen haben 7,9 Prozent mindestens „eher selten" ohne triftigen Grund gefehlt und bei den Beschäftigten ab 50 waren es 4,0 Prozent. Häufigeres Fehlen ohne triftigen Grund ist in allen Altersgruppen nur sehr gering

22 s. Hinweise zu diesen Ergebnissen im Kasten auf S. 73

verbreitet (vgl. Abbildung 90). Zwischen dem Alter und dem Fehlen ohne triftigen Grund gibt es einen schwachen Zusammenhang (Spearmans ρ = -0,135, p < .000).

Abbildung 91 zeigt, dass vor allem der Anteil der Beschäftigten, die „eher selten" ohne triftigen Grund bei der Arbeit gefehlt haben, verglichen mit 2010, angestiegen ist: bei den 18- bis 24-jährigen Beschäftigten hat sich der Anteil von 7,4 Prozent auf 13,2 Prozent fast verdoppelt und bei den 15- bis 29-Jährigen von 4,0 Prozent auf 12,3 Prozent sogar verdreifacht. Der Anteil der Beschäftigten, die „eher oft" oder „sehr oft" ohne triftigen Grund fehlen, hat sich in geringfügigem Umfang verändert.

Abbildung 90: Anteil der Beschäftigten, die ohne triftigen Grund bei der Arbeit fehlten nach Häufigkeit und Alter

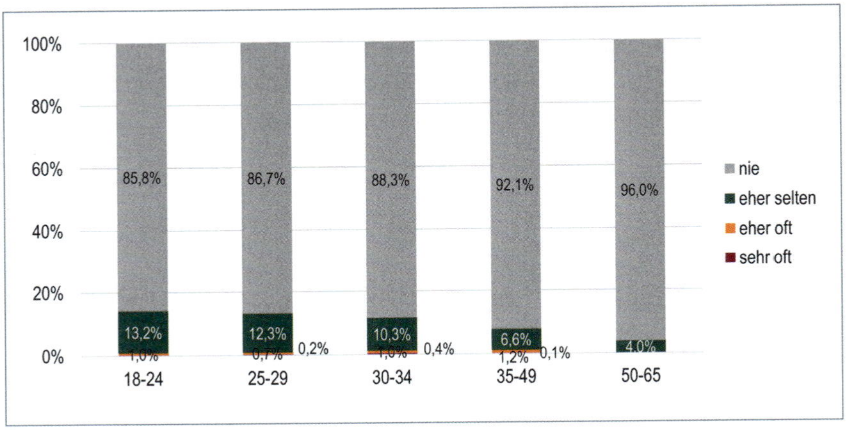

Quelle: IGES nach Beschäftigtenbefragung der DAK-Gesundheit 2024
Basis: alle Beschäftigten 2024 (n = 7.019)

Abbildung 91: Anteil der Beschäftigten, die ohne triftigen Grund bei der Arbeit fehlten nach Häufigkeit und Alter für die Jahre 2010 und 2024

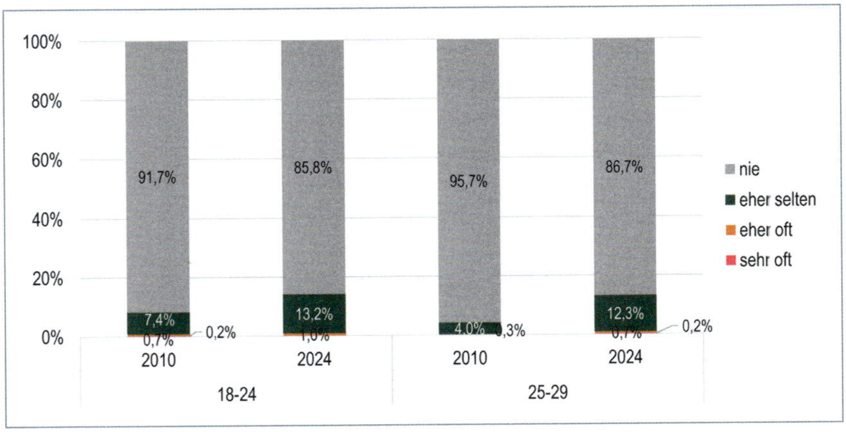

Quelle: IGES nach Beschäftigtenbefragung der DAK-Gesundheit 2010 und 2024
Basis: alle Beschäftigten 2010 (n = 2.996) und Beschäftigte zwischen 18 und 29 Jahren 2024 (n = 902)

Rund ein Fünftel der Beschäftigten zwischen 18 und 34 Jahren ist in den letzten 12 Monaten der Arbeit ferngeblieben, obwohl sie sich noch nicht richtig krank fühlten (s. g. „Bettkantenentscheidung"). Dies geben Beschäftigte zwischen 25 und 29 Jahren am häufigsten an: 19,4 Prozent ist in den letzten 12 Monaten wegen geringer Symptomatik eher selten zu Hause geblieben, 2,0 Prozent eher oft und 0,2 Prozent sehr oft. Bei den 35- bis 49-Jährigen sind insgesamt rund 14,6 Prozent mit geringer Symptomatik der Arbeit ferngeblieben und bei den Beschäftigten ab 50 9,7 Prozent. Sich schon mit geringen Symptomen krankzumelden ist in allen Altersgruppen nicht weit verbreitet (vgl. Abbildung 92). Auch bei diesem Phänomen gibt es einen schwachen Zusammenhang mit dem Alter (Spearmans $\rho = -0{,}130$, $p < .000$).

Abbildung 92: Anteil der Beschäftigten, die der Arbeit fernblieben, obwohl sie sich noch nicht richtig krank fühlten nach Häufigkeit nach Alter für die Jahre 2010 und 2024

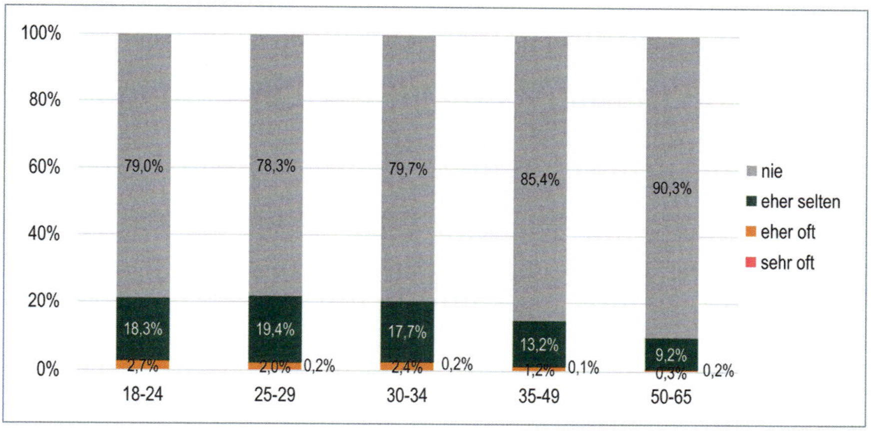

Quelle: IGES nach Beschäftigtenbefragung der DAK-Gesundheit 2024
Basis: alle Beschäftigten 2024 (n = 6.989)

Abbildung 93 zeigt, dass Beschäftigte unter 30 Jahren im Vergleich zum Jahr 2010 heute etwas häufiger „eher selten" oder „eher oft" angeben bei der Arbeit gefehlt zu haben, obwohl sie sich noch nicht richtig krank gefühlt haben. Der Anteil „sehr oft" ist hingegen in beiden Altersgruppen rückläufig.

Abbildung 93: Anteil der Beschäftigten, die der Arbeit fernblieben, obwohl sie sich noch nicht richtig krank fühlten nach Häufigkeit nach Alter

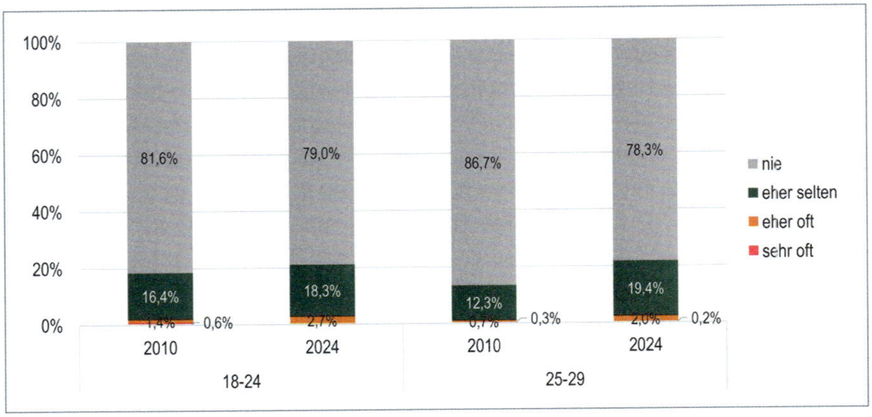

Quelle: IGES nach Beschäftigtenbefragung der DAK-Gesundheit 2010 und 2024
Basis: alle Beschäftigten 2010 (n = 2.998) und Beschäftigte zwischen 18 und 29 Jahren und 2024 (n = 898)

Generation Z und Präsentismus

Sowohl die 18- bis 24-jährigen (65,4 Prozent) als auch die 25- bis 29-Jährigen Beschäftigten (64,9 Prozent), geben zu gut zwei Dritteln an, dass es in den letzten zwölf Monaten vorgekommen ist, dass sie krank gearbeitet haben. Bei den 30- bis 49-Jährigen liegt der Anteil noch etwas höher und bei den Beschäftigten ab 50 ist er mit 53,2 Prozent am geringsten (vgl. Abbildung 94).

Verglichen mit den Werten aus dem Jahr 2015 zeigt sich, dass der Anteil der Beschäftigten, die Präsentismus betreiben bei den Beschäftigten unter 30 als auch bei Beschäftigten ab 50 Jahren um ca. 10 Prozentpunkte rückläufig ist. Die Werte für Beschäftigte zwischen 30 und 34 Jahre (von 68,3 Prozent auf 70,4 Prozent) und zwischen 35 und 49 Jahren (68,7 Prozent zu 67,8 Prozent) zeigen einen sehr viel geringeren Rückgang von Präsentismus (vgl. Abbildung 95).

Abbildung 94: Anteil Beschäftigter, die in den letzten 12 Monaten krank gearbeitet haben

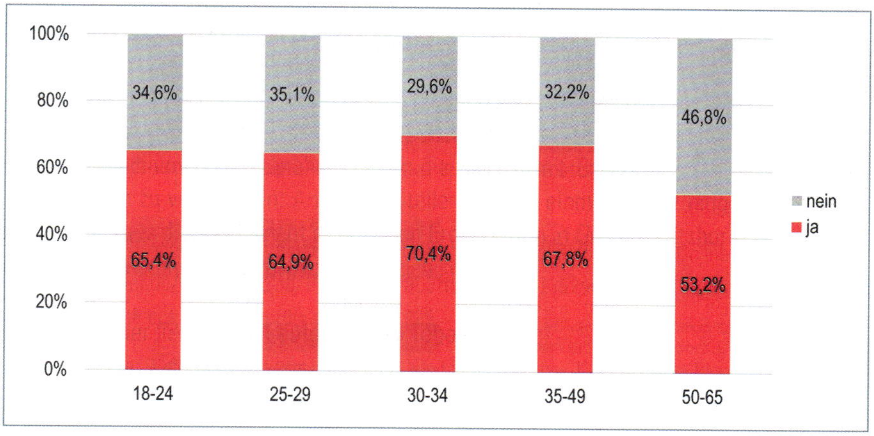

Quelle: IGES nach Beschäftigtenbefragung der DAK-Gesundheit 2024
Basis: Beschäftigte, die in den letzten 12 Monaten krank arbeiteten 2024 (n = 6.871)
Anmerkungen: fehlende Angaben 2024 (n = 197)

Abbildung 95: Anteil Beschäftigter, die in den letzten 12 Monaten krank gearbeitet haben nach Alter für die Jahre 2015 und 2024

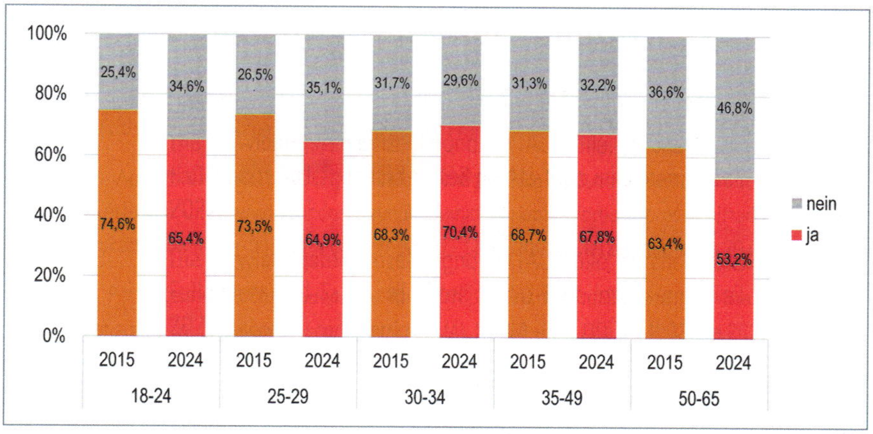

Quelle: IGES nach Beschäftigtenbefragung der DAK-Gesundheit 2015 und 2024
Basis: Beschäftigte, die in den letzten 12 Monaten krank arbeiteten 2015 (n = 5.159), 2024 (n = 6.871)
Anmerkungen: fehlende Angaben 2015 (n = 62) und 2024 (n = 197)

Der Hauptgrund für Präsentismus in allen Altersgruppen ist, dass die Beschäftigten „die Kollegen nicht hängen lassen" wollten. Der Anteil Beschäftigter, der angibt trotz Beschwerden arbeitsfähig gewesen zu sein ist, nimmt mit dem Alter ab (18- bis -24-Jährige 68 Prozent und 50-bis 65-Jährige 61 Prozent). Nachteile wegen häufigen Krankmeldens nehmen mit dem Alter ab. Dies fürchten 44 Prozent der 18- bis 24-Jährigen, bei den 50 bis 65-Jährigen sind es nur 18 Prozent. Auf über zwei Drittel der 25- bis 29-Jährigen trifft zu, dass sie krank aus dem Homeoffice arbeiteten, bei den Beschäftigten ab 50 sind es vier von zehn Beschäftigten und bei den Beschäftigten bis 24 in etwa jeder Dritte. Die Möglichkeit eine Prämie zu erhalten, spielt in allen Altersgruppen eine untergeordnete Rolle. Die höchste Zustimmung erreicht die Aussage bei den 25- bis 29-Jährigen und den 50- bis 65-Jährigen mit 4 Prozent (vgl. Abbildung 96).

Abbildung 96: Anteil Beschäftigter, die krank zur Arbeit gingen nach Zutreffen bestimmter Gründe für Präsentismus nach Alter

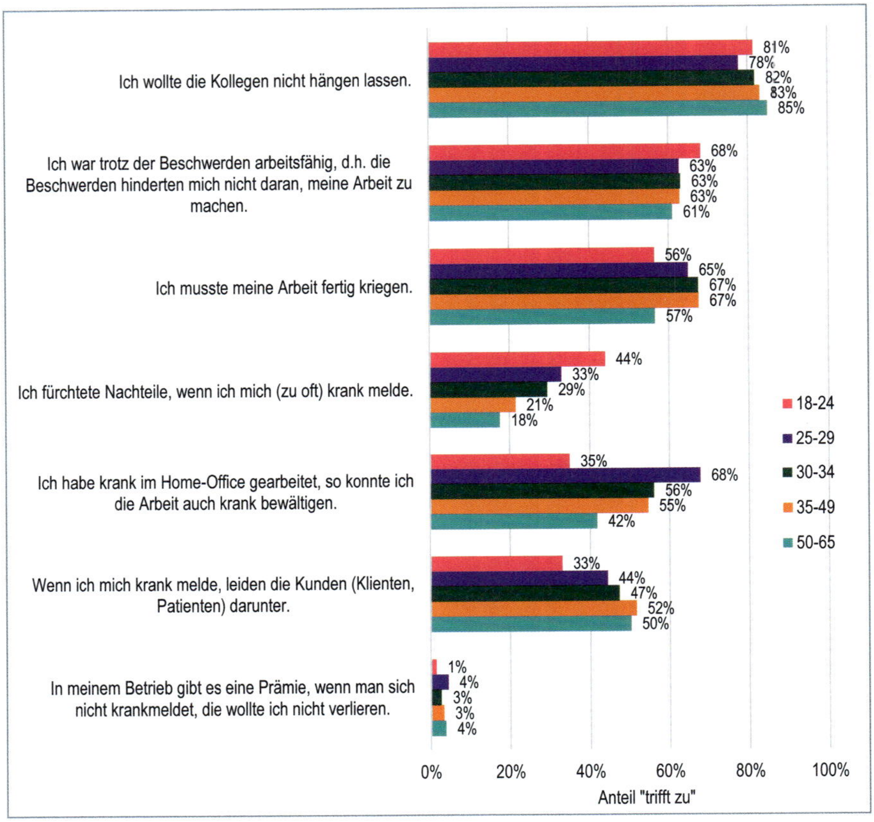

Quelle: IGES nach Beschäftigtenbefragung der DAK-Gesundheit 2024
Basis: Beschäftigte, die in den letzten 12 Monaten krank arbeiteten 2024 (n = 3.950–4.261)

Vergleicht man die Zustimmungsraten zu verschiedenen Aussagen der einzelnen Altersgruppen mit dem Jahr 2015, zeigt sich, dass der Hauptgrund weiterhin ist, dass „man die Kollegen nicht hängen lassen" will. Die Zustimmung zu der Aussage, dass man trotz Beschwerden arbeitsfähig ist, nimmt – bis auf die Beschäftigten zwischen 18 und 24 Jahren – ab. In dieser Altersgruppe nimmt der Anteil derjenigen, die Nachteile bei zu häufigem Krankmelden fürchten, um 15 Prozentpunkte zu. Bei Beschäftigten zwischen 25 und 29 gibt es hingegen nur einen leichten Anstieg von 1,7 Prozentpunkten und ab 30 Jahre ist die Zustimmung rückläufig (vgl. Abbildung 97).

Abbildung 97: Anteil Beschäftigter, die krank zur Arbeit gingen nach Zutreffen bestimmter Gründe für Präsentismus nach Alter für die Jahre 2015 und 2024

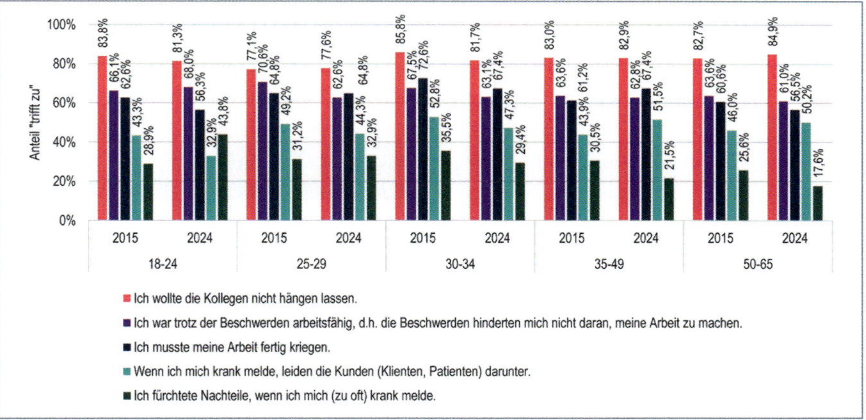

Quelle: IGES nach Beschäftigtenbefragung der DAK-Gesundheit 2015 und 2024
Basis: Beschäftigte, die in den letzten 12 Monaten krank arbeiteten 2015 (n = 3.429–3.468) und 2024 (n = 3.950–4.261)

7.6 Zufriedenheit mit den aktuellen Arbeitsbedingungen

Wie zufrieden sind die Beschäftigten mit unterschiedlichen Aspekten ihrer jetzigen Tätigkeit und gibt es Unterschiede zwischen den verschiedenen Altersgruppen bzw. Generationen? Um Unterschiede zwischen den verschiedenen Altersgruppen feststellen zu können, wird in Abbildung 98 der Anteil der Beschäftigten dargestellt, die mit den verschiedenen Arbeitsaspekten „voll und ganz zufrieden“ sind.

Während die Beschäftigten unter 25 Jahren mit 41,8 Prozent am häufigsten voll und ganz zufrieden mit dem Arbeitsklima sind (dem Verhältnis zu anderen Kolleginnen und Kollegen), sind es die Beschäftigten ab 50 Jahren mit 42,4 Prozent mit der Art bzw. dem Inhalt ihrer Tätigkeit. Jeweils rund ein Drittel der Beschäftigten unter 30 Jahren und ab 50 ist voll und ganz zufrieden mit dem Arbeits- und Gesundheitsschutz, die mittleren Altersgruppen zu geringeren Anteilen. Mit der Arbeit insgesamt ist fast ein Drittel der Beschäftigten über 50 voll und ganz zufrieden, bei den anderen Altersgruppen ungefähr ein Viertel. Mit dem Einkommen sind ungefähr ein Fünftel aller Beschäftigten, unabhängig vom Alter, voll und ganz zufrieden.

Abbildung 99 zeigt, dass die Zufriedenheit der Beschäftigten unter 30 Jahren zwischen den Jahren 2010 und 2024 in sieben von acht Aspekten gesunken ist. So ist die Zufriedenheit der Beschäftigten mit dem Arbeitsklima zwischen 18 und 24 Jahren um 22,6 Prozentpunkte gesunken, bei den Beschäftigten zwischen 25 und 29 Jahren um 10,9 Prozentpunkte. Die 25- bis 29-Jährigen sind heute aber zufriedener mit dem Einkommen als die Befragten im Jahr 2010 (plus 1,6 Prozentpunkte).

Abbildung 98: Anteil Beschäftigte nach Zufriedenheit mit verschiedenen Punkten ihrer Tätigkeit nach Altersgruppen

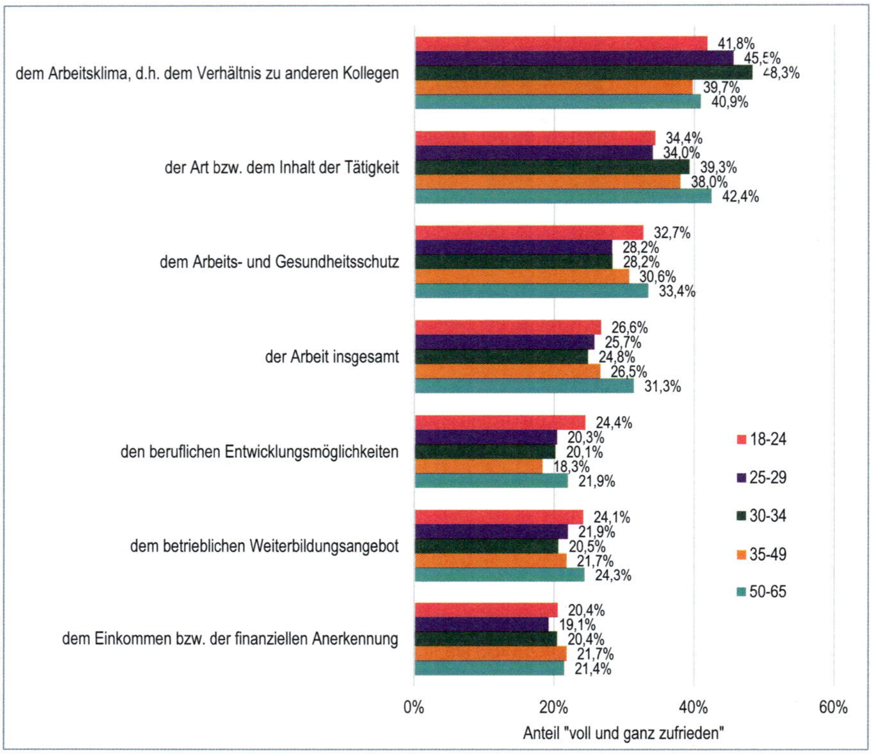

Quelle: IGES nach DAK-Beschäftigtenbefragung 2024
Basis: alle Beschäftigten 2024 (n = 6.545–6.971)
Anmerkung: fehlende Angaben (n = 97–523)

Abbildung 99: Anteil der Beschäftigten unter 30 nach Zufriedenheit mit verschiedenen Punkten ihrer Tätigkeit in den Jahren 2010 und 2024

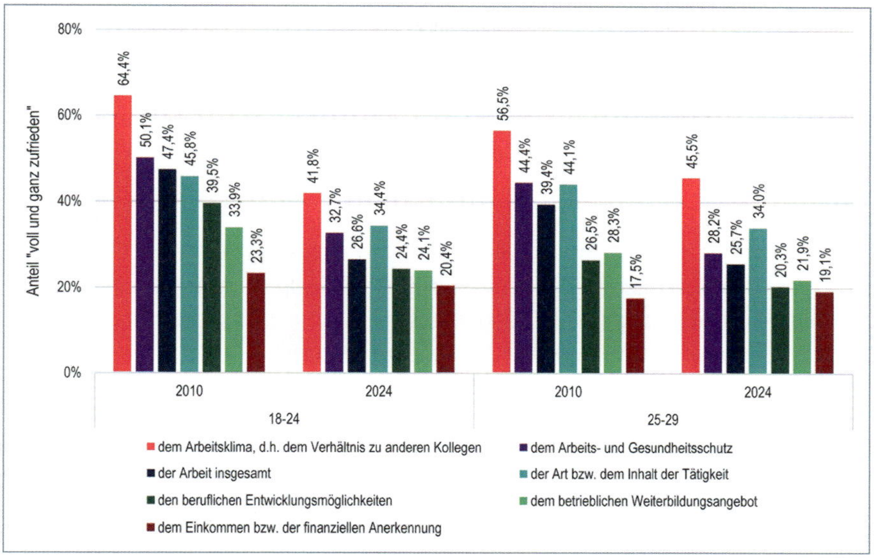

Quelle: IGES nach DAK-Beschäftigtenbefragung 2010 und 2024
Basis: Beschäftigten unter 30 Jahre 2010 (n = 2.984–3.001) und 2024 (n = 842–891)

7.7 Rahmenbedingungen der Arbeit

Auch bei der allgemeinen Frage nach wichtigen Aspekten bei der Arbeit – unabhängig von der jetzigen Tätigkeit – zeigen die Altersgruppen eine hohe Übereinstimmung und kaum Unterschiede. Die dargestellten positiven Aspekte von Arbeit sind in hohem Maße konsensfähig zwischen allen Altersgruppen.

In Tabelle 15 sind alle 20 abgefragten Aspekte dargestellt. Sortiert sind die Aspekte danach, wie wichtig sie der jüngsten Altersgruppe den Angaben zufolge ist. An erster Stelle steht der Aspekt, für den der größte Anteil der 18- bis 24-Jährigen die Angabe „sehr wichtig" oder „wichtig" in der Bewertung ausgewählt hat, danach der zweitwichtigste Aspekt usw.

An erster Stelle steht in dieser Sortierung „Eine gute Bezahlung". Insgesamt 96,6 Prozent der 18- bis 24-Jährigen findet diesen Aspekt sehr wichtig oder wichtig, unter den 25- bis 29-Jährigen finden 97 Prozent eine gute Bezahlung sehr wichtig oder wichtig genauso hoch ist der Anteil in der nächsten Altersgruppe und bei den ab 50-jährigen Beschäftigten bewerten sogar rund 99 Prozent der Beschäftigten diesen Aspekt der Arbeit als sehr wichtig oder wichtig. Ein gutes Arbeitsklima bewerten auch alle Altersgruppen zu sehr hohen Anteilen als einen sehr wichtigen oder wichtigen Aspekt.

Eine gute Einarbeitung bewerten Beschäftigte bis 24 Jahren zum größten Anteil als sehr wichtig an zweiter Stelle folgen hier schon die 50- bis 65-Jährigen.

Auch die Möglichkeit zu einer guten Vereinbarkeit von Berufs- und Privatleben ist ein Aspekt, der beinahe allen Beschäftigten wichtig oder sehr wichtig ist. Im höchsten Umfang als „sehr wichtig" bewerten diesen Aspekt mit 64,7 Prozent Beschäftigte zwischen 30 und 34 Jahren, die Altersgruppe, in der die Sorgearbeit in der Familie einen besonderen Stellenwert hat.

Insgesamt zeigen die Ergebnisse, dass verbreitete Zuschreibungen gegenüber jüngeren aber auch gegenüber älteren Beschäftigten in Bezug auf einzelne Aspekte von Arbeitsgestaltung sich nicht durchgängig bestätigen lassen bzw. oftmals nicht nur eine bestimmte Altersgruppe eine hohe Wichtigkeit in einigen Aspekten sieht.

So stufen junge Beschäftigte bis 29 Jahren eine unterstützende Führungskraft, die Sicherheit am Arbeitsplatz und die Möglichkeit zur Entfaltung der Fähigkeiten am Arbeitsplatz höher ein als eine strikte Trennung von Beruf und Privatleben. Für ältere Beschäftigte zeigt sich darüber hinaus, dass ihnen (ebenfalls) Weiterbildung, Entfaltung ihrer Fertigkeiten und auch der Einsatz moderner Kommunikationstechnik zu großen Anteilen wichtig bis sehr wichtig sind.

Tabelle 15: Anteil Beschäftigter nach Wichtigkeit verschiedener Arbeitsaspekte nach Altersgruppen

Anteil	18–24	25–29	30–34	35–49	50–65
Eine gute Bezahlung					
sehr wichtig	64,6 %	61,4 %	54,5 %	52,4 %	46,4 %
wichtig	34,3 %	35,4 %	42,1 %	44,7 %	50,8 %
Das Arbeitsklima, das heißt ein gutes Verhältnis zu den Kolleginnen und Kollegen					
sehr wichtig	65,8 %	65,3 %	69,1 %	62,5 %	62,3 %
wichtig	32,3 %	32,2 %	27,7 %	34,1 %	34,7 %
Eine gute Einarbeitung bei Neueinstieg in einen Betrieb					
sehr wichtig	67,5 %	53,9 %	47,4 %	46,1 %	55,7 %
wichtig	27,3 %	39,6 %	45,0 %	45,4 %	39,7 %
Die Vereinbarkeit des Berufs- und Privatlebens					
sehr wichtig	56,4 %	62,9 %	64,7 %	60,3 %	44,4 %
wichtig	35,9 %	30,8 %	31,8 %	34,7 %	49,2 %
Eine Führungskraft, die mich unterstützt und fördert					
sehr wichtig	42,3 %	50,1 %	51,2 %	43,9 %	39,7 %
wichtig	49,7 %	43,2 %	42,4 %	45,9 %	44,3 %
Die Sicherheit meines Arbeitsplatzes					
sehr wichtig	61,3 %	54,0 %	50,8 %	56,2 %	58,0 %
wichtig	29,0 %	38,5 %	39,6 %	37,8 %	37,3 %
Dass ich meine Fähigkeiten bzw. Fertigkeiten voll entfalten kann					
sehr wichtig	35,3 %	36,7 %	38,6 %	34,0 %	35,5 %
wichtig	51,0 %	52,3 %	54,2 %	56,0 %	57,1 %
Möglichkeiten zur Qualifizierung oder Weiterbildung					
sehr wichtig	33,1 %	33,0 %	27,9 %	22,1 %	18,4 %
wichtig	51,6 %	52,4 %	54,5 %	57,1 %	56,6 %
Eine flexible Gestaltung meiner Arbeitszeit (z. B. Gleitzeit)					
sehr wichtig	42,9 %	46,3 %	47,0 %	46,5 %	39,7 %
wichtig	35,1 %	33,5 %	35,5 %	33,5 %	37,4 %

Anteil	18–24	25–29	30–34	35–49	50–65
Die strikte Trennung von Beruflichem und Privatem, d. h. ich möchte außerhalb der Arbeitszeit in Ruhe gelassen werden					
sehr wichtig	37,5 %	37,3 %	33,3 %	28,2 %	31,1 %
wichtig	40,3 %	34,6 %	33,1 %	35,3 %	36,5 %
Die Flexibilität meiner Arbeit in Bezug auf Umfang und variabler Lage der täglichen Arbeitszeit nach meinen Bedürfnissen					
sehr wichtig	33,0 %	37,2 %	38,2 %	36,0 %	29,9 %
wichtig	42,1 %	45,1 %	38,3 %	45,2 %	47,4 %
Die Möglichkeit zur Selbstverwirklichung					
sehr wichtig	27,3 %	25,0 %	23,7 %	19,9 %	16,0 %
wichtig	44,8 %	47,9 %	49,7 %	50,0 %	50,3 %
Eine aktive Einbringung in den Betrieb mit meinen eigenen Ideen oder Vorschlägen					
sehr wichtig	22,1 %	21,8 %	24,6 %	24,1 %	23,3 %
wichtig	46,3 %	49,1 %	51,9 %	52,7 %	55,9 %
Das Arbeiten mit moderner Informations- und Kommunikationstechnik					
sehr wichtig	25,8 %	30,9 %	28,8 %	26,9 %	26,2 %
wichtig	41,7 %	43,4 %	47,6 %	47,7 %	49,6 %
Der Einsatz moderner Arbeitsmethoden wie z. B. agiles Arbeiten					
sehr wichtig	19,5 %	26,0 %	23,6 %	19,4 %	17,9 %
wichtig	44,5 %	41,7 %	40,6 %	45,4 %	47,1 %
Die Möglichkeit Karriere zu machen					
sehr wichtig	22,5 %	24,4 %	16,5 %	9,5 %	5,6 %
wichtig	37,2 %	36,0 %	38,0 %	37,1 %	31,4 %
Angebote meines Betriebes zur Förderung meiner Gesundheit (z. B. Vergünstigungen in einem Fitnessstudio)					
sehr wichtig	13,8 %	13,6 %	11,9 %	11,2 %	12,9 %
wichtig	41,5 %	28,4 %	29,4 %	34,1 %	37,8 %
Die Möglichkeit zum mobilen Arbeiten bzw. Homeoffice					
sehr wichtig	25,5 %	39,3 %	39,8 %	34,5 %	23,2 %
wichtig	29,0 %	24,2 %	19,6 %	20,7 %	18,6 %

Anteil	18–24	25–29	30–34	35–49	50–65
Die Nachhaltigkeit meines Betriebs					
sehr wichtig	15,9 %	12,7 %	10,8 %	12,7 %	15,4 %
wichtig	36,1 %	33,0 %	42,0 %	40,1 %	47,6 %
Der gesellschaftliche Beitrag meines Betriebes (z. B. Unterstützung gemeinnütziger Projekte)					
sehr wichtig	14,5 %	13,6 %	15,7 %	10,8 %	10,8 %
wichtig	33,6 %	27,9 %	27,1 %	34,2 %	38,7 %

Quelle: IGES nach DAK-Beschäftigtenbefragung 2024
Basis: alle Beschäftigten 2024 (n = 6.409–7.013)
Anmerkung: fehlende Angaben (n = 55–659)

Um feine Unterschiede zwischen den Altersgruppen stärker herauszuarbeiten, sind in Abbildung 100 die Top fünf Aspekte dargestellt, die von den Jüngeren als „sehr wichtig" bewertet wurden.

Eine gute Einarbeitung bei Neueinstieg in den Betrieb ist besonders den Beschäftigten unter 25 Jahren (67,5 Prozent) und Älteren ab 50 Jahren mit 55,7 Prozent sehr wichtig. Eine gute Bezahlung als „sehr wichtig" einzustufen nimmt mit dem Alter ab. Hingegen zeigt die Sicherheit des Arbeitsplatzes einen U-förmigen Verlauf und ist rund 60 Prozent der jüngsten und ältesten Altersgruppen sehr wichtig. Die Vereinbarkeit des Berufs- und Privatlebens ist ungefähr jedem sechsten Beschäftigten zwischen 25 und 49 Jahren sehr wichtig.

Abbildung 100: Anteil Beschäftigte nach Wichtigkeit der Top 5 verschiedener Arbeitsaspekte nach Altersgruppen

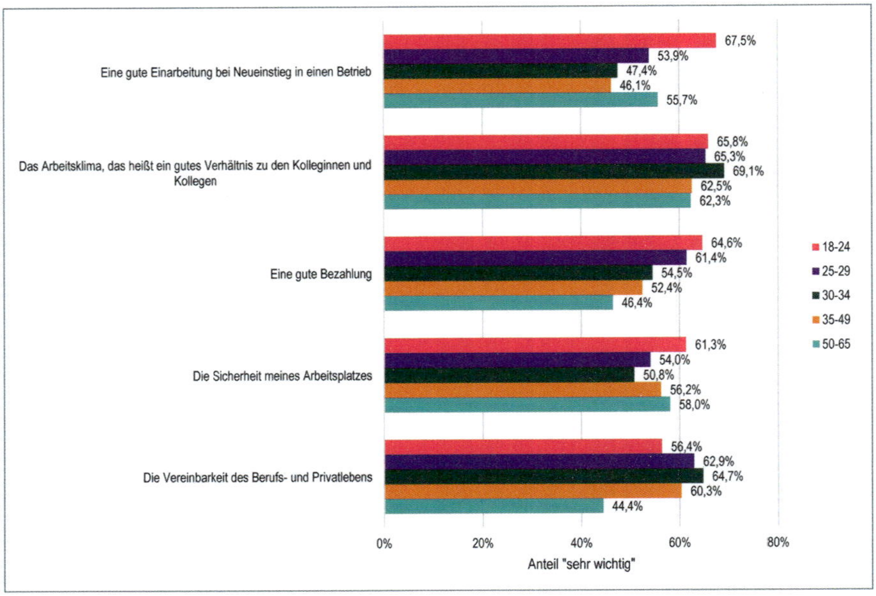

Quelle: IGES nach DAK-Beschäftigtenbefragung 2024
Basis: alle Beschäftigten 2024 (n = 6.833–7.013)
Anmerkung: fehlende Angaben (n = 55–235)

„Jüngere Beschäftigte legen, verglichen mit älteren Beschäftigten, einen besonderen Wert auf Möglichkeiten zur Mitgestaltung, Raum für Austausch und Entwicklung, Digitalisierung, lebensphasenorientierte Arbeitszeitgestaltung, berufsbegleitende Fortbildungsmöglichkeiten und die Möglichkeit zur Vernetzung unter den Beschäftigten."

Gaby Ehrhardt, Koordinatorin Betriebliches Gesundheitsmanagement der Albert-Schweitzer-Wohnen und Leben gGmbH

Darüber hinaus zeigt Abbildung 101 dass die Einstufung der Wichtigkeit bestimmter Aspekte von Arbeit von der jeweils aktuellen Lebenssituation abhängig ist: Sc bewerten Beschäftigte, die seit 2022 ihren Arbeitgebenden gewechselt haben in allen Altersgruppen, den Aspekt einer „guten Einarbeitung bei Neueinstieg in einen Betrieb" zu höheren Anteilen als „sehr wichtig" als Beschäftigte mit längerer Betriebszugehörigkeit.

Abbildung 101: Anteil der Beschäftigten nach Wichtigkeit einer guten Einarbeitung bei Neueinstieg in einen Betrieb nach Alter

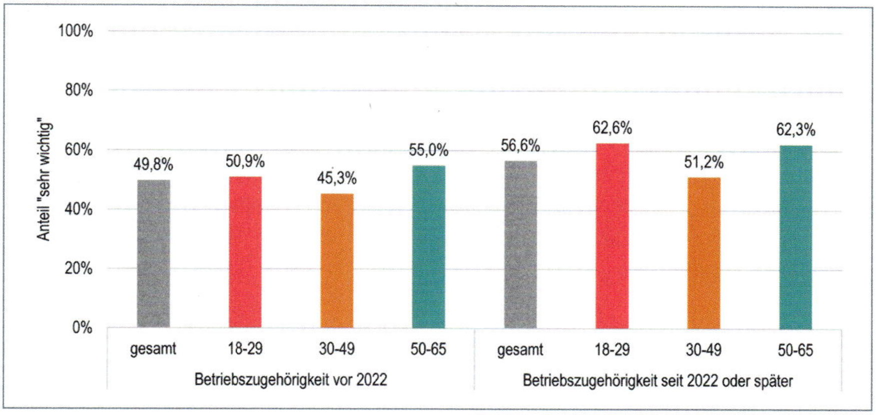

Quelle: IGES nach DAK-Beschäftigtenbefragung 2024
Basis: alle Beschäftigten 2024 (n = 6.932)
Anmerkung: fehlende Angaben (n = 136)

Abbildung 101 zeigt zudem, dass Beschäftigte unter 30 und Beschäftigte ab 50 mit einer Betriebszugehörigkeit seit mindestens 2022 zu knapp zwei Drittel eine gute Einarbeitung als sehr wichtig bewerten, bei längerer Betriebszugehörigkeit ist die Hälfte der Beschäftigten unter 30 (50,9 Prozent) und 55,0 Prozent der Beschäftigten ab 50 dieser Auffassung.

Ebenso geben Beschäftigte mit Kindern bis zwölf Jahre im Haushalt[23] zu höheren Anteilen an, dass ihnen die Vereinbarkeit von Beruf und Familie (mit Kind(ern): 69,0 Prozent, ohne Kinder 50,8 Prozent) sowie die Flexibilität der Arbeit (in Bezug auf Umfang und variabler Lage der täglichen Arbeitszeit) sehr wichtig sind (mit Kind(ern): 40,1 Prozent, ohne Kinder 32,2 Prozent; ohne Darstellung).

Diese Werte zeigen, dass nicht nur die Zugehörigkeit zu einer bestimmten Altersgruppe, sondern auch verschiedene Lebensumstände und -phasen bzw. -abschnitte Einfluss auf die Bewertung verschiedener Arbeitsaspekte haben können.

23 24,7 Prozent der Beschäftigten geben an Kinder bis zwölf Jahre im Haushalt zu haben (n = 1.740), davon ist die Mehrheit zwischen 30 und 49 Jahre alt (88,8 Prozent), 4,4 Prozent zwischen 18 und 29 Jahren und 6,9 Prozent zwischen 50 und 65 Jahre.

„Viele Unternehmen wollen verstehen, wie die Generation Z tickt, um dann passgenaue Angebote zu entwickeln. Doch solche spezifischen Angebote machen wenig Sinn. Zielführender kann es sein, für Beschäftigte in unterschiedlichen Lebensphasen wie dem Berufseinstieg oder der Lebensmitte spezifische Angebote zu machen. Die Lebensphasen gehen mit unterschiedlichen Bedarfen an Flexibilität einher, beispielsweise der Sorgearbeit für Kinder oder Eltern. Eine lebensphasenorientiertes Personalmanagement ist der Schlüssel, um auf die unterschiedlichen Bedarfe der Beschäftigten einzugehen."

Prof. Dr. Friedericke Hardering, Professorin für Zukunft der Arbeit und Digitalisierung, Fachbereich Sozialwesen/ Department of Social Work an der FH Münster

---

„In unserem Unternehmen orientieren wir uns weniger an starren Altersgruppen, sondern vielmehr am Employee Life Cycle. Wir betrachten die verschiedenen Phasen des Berufslebens, in denen sich Anforderungen und Belastungen stetig verändern, und entwickeln darauf abgestimmte Konzepte. Zum Beispiel unterstützen wir Auszubildende gezielt beim Übergang von der Schule in die Arbeitswelt. Neben Schulungen zur Gesundheitskompetenz bieten wir kommunikative, soziale und fachliche Trainings an, um diesen Umbruch bestmöglich zu begleiten. Während des Onboardings erhalten neue Mitarbeitende von Anfang an Zugang zu unseren betrieblichen Unterstützungsbereichen, darunter neben unternehmensspezifischen Schulungen und Trainings (z. B. Schulungen zu Arbeitsschutz) auch eine digitale Welcome-Veranstaltung. In dieser Veranstaltung gibt es konkrete Informationen zu unseren Unterstützungsangeboten, selbstverständlich gehört für uns hier die psychosoziale Mitarbeiter- und Führungskräfteberatung dazu, unser Firmenfitnessangebot sowie weitere gesundheitsrelevante Angebote."

Adam Pietzka, Betriebliches Gesundheitsmanagement Hellmann Worldwide Logistics Germany GmbH & Co. KG

„Speziell für jüngere Beschäftigte gibt es Entwicklungsprogramme, weil die Mitarbeitenden der Generation Z häufiger die Arbeitsbereiche wechseln. In Bezug auf Arbeitszeitmodelle gibt es die Entwicklung weg von Flexiarbeit, hin zu Arbeitsmodellen, die mehr Zeit für Familie und Privatleben bieten. Die Beschreibung der Arbeitsaufgaben wird neu ausgerichtet auf autonome Arbeit, digitales Arbeiten, erfolgsorientiertes, individuelles und sicherheitsbewusstes Arbeiten mit hoher Selbstbestimmung, Sinnerfüllung und Selbstverwirklichung. Dieser Teil der Arbeit wird als Teilaufgabe des Unternehmens sichtbar gemacht."

Dr. Lieseltraud Lange-Riechmann, Betriebliches Gesundheitsmanagement der Diakonischen Stiftung Wittekindshof

7.8 Generationenkonflikte in der Arbeitswelt

In der öffentlichen Meinung werden den verschiedenen Generationen von Beschäftigten, und somit den unterschiedlichen Altersgruppen der Beschäftigten, häufig bestimmte Eigenschaften zugeschrieben. Solche Zuschreibungen oder tatsächliche Unterschiede in der Arbeitsweise oder dem Blick auf die Arbeitswelt können ein erhebliches Konfliktpotenzial darstellen. Vor diesem Hintergrund sollten die Befragten selbst einordnen, wie sich ihr Arbeitsteam, mit den sie gewöhnlich arbeiten, zusammensetzt:

Abbildung 102: Anteil der Beschäftigten nach Altersdurchmischung im Arbeitsteam

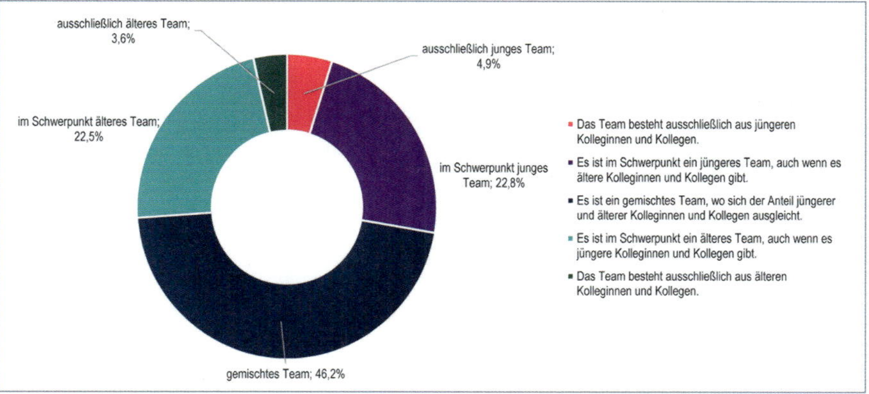

Quelle: IGES nach DAK-Beschäftigtenbefragung 2024
Basis: alle Beschäftigten 2024 (n = 6.950)
Anmerkung: fehlende Angaben (n = 118)

Abbildung 102 stellt dar, dass fast die Hälfte der Beschäftigten (46,2 Prozent) in einem altersgemischten Team arbeitet, wo sich der Anteil jüngerer und älterer Beschäftigter ausgleicht. Jeweils rund jeder Fünfte gibt an, in einem im Schwerpunkt jungen Team (22,8 Prozent) bzw. in einem älteren Team (22,5 Prozent) zu arbeiten, wo es aber auch ältere bzw. jüngere Kolleginnen und Kollegen gibt. Teamkonstellationen, die ausschließlich jünger (4,9 Prozent) oder ausschließlich älter (3,6 Prozent) sind, bilden eher die Ausnahme.

Bis auf die ausschließlich jungen oder alten Teams gibt es also in den drei anderen Teamformen grundsätzlich Potenzial für Generationenkonflikte. Diese Beschäftigten wurden gefragt, wie häufig es zu Generationenkonflikten kommt.

Abbildung 103 zeigt, dass Beschäftigte in einem jungen Team mit 78,9 Prozent am häufigsten angeben, dass es nie oder selten Generationenkonflikte gibt. In diesen Teams kommt es zu 17,8 Prozent hin und wieder zu Konflikten und bei 3,3 Prozent treten sie (sehr) häufig auf. Generationenkonflikte treten am häufigsten in eher älteren Teams auf. Jeder Fünfte gibt dort an, dass sie hin und wieder auftreten und 5,9 Prozent geben häufig an.

Abbildung 104 zeigt, dass in gemischten oder älteren Teams jüngere Beschäftigte unter 30 Jahre am häufigsten angeben, dass es immerhin hin und wieder zu Konflikten kommt. In einem jungen Team geben Beschäftigte ab 50 zu höheren Anteilen Generationenkonflikte an.

Abbildung 103: Anteil der Beschäftigten nach der Häufigkeit von Generationenkonflikten und nach Teamarten

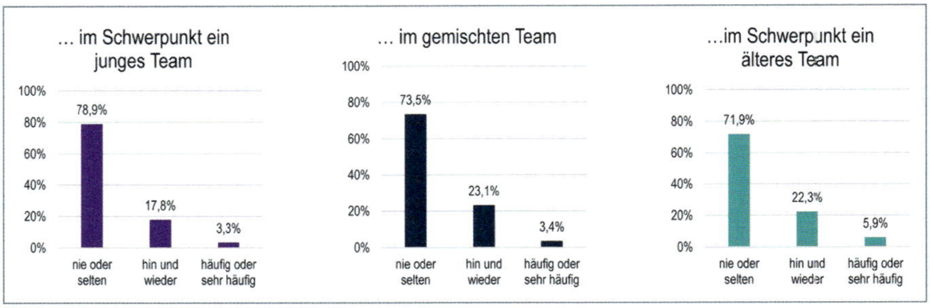

Quelle: IGES nach DAK-Beschäftigtenbefragung 2024
Basis: Beschäftigte 2024 in jungen Teams (n = 1.573), in gemischten Teams (n = 3.161) und in älteren Teams (n = 1.551)

> *„Wir vermeiden es bewusst, pauschale Kritiken an bestimmten Generationen zu schüren. Stattdessen setzen wir auf den Dialog und fördern bei den Betroffenen ein Verständnis für die jeweilige Perspektive, um so zu einem besseren Miteinander und mehr gegenseitigem Verständnis beizutragen. Dies geschieht in individuellen Beratungsgesprächen, z. B. mit unserem digitalen Gesundheitskennzahlen-Tool, externen Quellen wie Krankenkassenberichten oder aktuellen Studien. So ermöglichen wir eine sachliche Gesprächsgrundlage, frei von Vorurteilen und auf unser Ziel fokussiert: Maßnahmen zu erarbeiten, die für eine hohe Akzeptanz und Effektivität sorgen.*
>
> ***Adam Pietzka, Betriebliches Gesundheitsmanagement Hellmann Worldwide Logistics Germany GmbH & Co. KG***

Abbildung 104: Anteil der Beschäftigten nach der Häufigkeit von Generationenkonflikten nach Alter und nach Teamarten

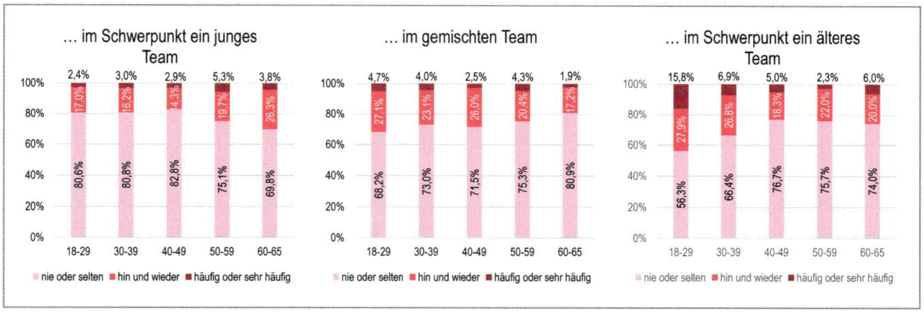

Quelle: IGES nach DAK-Beschäftigtenbefragung 2024
Basis: Beschäftigte 2024 in jungen Teams (n = 1.573), in gemischten Teams (n = 3.161) und in älteren Teams (n = 1.551)

Beschäftigte, die in einem gemischten Team[24] arbeiten, wurden dazu befragt, ob sie Generationenkonflikte bei der Arbeit erleben. Von diesen Beschäftigten geben 25,6 Prozent, dass sie bei der Arbeit mindesten „hin und wieder“ oder bereits „häufig“ oder „sehr häufig“ Generationenkonflikte erlebt haben.

Unter allen Beschäftigten geben 23,4 Prozent an „hin und wieder“ oder bereits „häufig“ oder „sehr häufig“ Generationenkonflikte erlebt zu haben. Beschäftigte unter 30 Jahren geben dies mit 27,6 Prozent häufiger als der Durchschnitt aller Beschäftigten an, Beschäftigte ab 50 hingegen etwas seltener und die mittleren Altersgruppen (30 bis 49 Jahre) entsprechen ungefähr dem Durchschnitt. Beschäftigte, die bereits Generationenkonflikte erlebt haben, sind zu 3,2 Prozent sehr stark dadurch belastet und zu 14,8 Prozent stark. Am

24 Dazu gehören Beschäftigte in einem gemischten Team sowie Beschäftigte, die im Schwerpunkt in einem jüngeren bzw. älteren Team arbeiten.

stärksten durch Generationenkonflikte belastet, sind Beschäftigte unter 30 Jahren. Hier geben 25,3 Prozent an (sehr) stark belastet zu sein, und die Beschäftigten ab 60 Jahren mit 23,3 Prozent im ähnlichen Umfang (vgl. Abbildung 105).

Abbildung 105: Anteil der Beschäftigten, die Generationenkonflikte bei der Arbeit erleben und ihre Belastung nach Altersgruppen

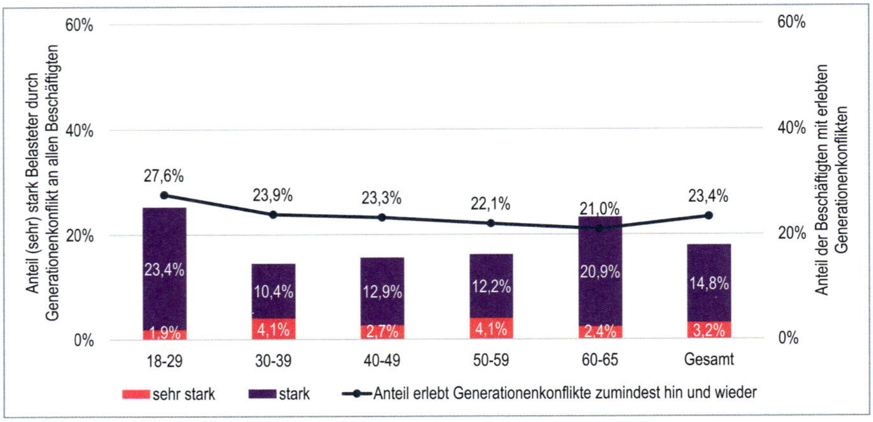

Quelle: IGES nach DAK-Beschäftigtenbefragung 2024
Basis: alle Beschäftigte (n = 6.873)
Anmerkung: fehlende Angaben (n = 195)

„In Unternehmen gibt es oft Spannungen rund um das Thema Generationen. Diese entstehen jedoch meist durch Klischees. Studien zeigen, dass stereotype Vorstellungen über verschiedene Generationen und ihre Arbeitseinstellungen weit verbreitet sind. Häufig werden anderen Generationen pauschal negative Eigenschaften zugeschrieben. Das kann Vertrauen zerstören. Es erschwert auch die Zusammenarbeit. Deshalb sollten Organisationen in Weiterbildungen oder Workshops über Generationenmythen aufklären. Denn die Unterschiede in den Arbeitseinstellungen sind oft geringer, als viele denken. Tatsächlich überwiegen die Gemeinsamkeiten. Mit diesem Wissen lassen sich Konflikte vermeiden und der Zusammenhalt im Team fördern."

Prof. Dr. Friedericke Hardering, Professorin für Zukunft der Arbeit und Digitalisierung, Fachbereich Sozialwesen/ Department of Social Work an der FH Münster

Zuschreibungen zu älteren und jüngeren Beschäftigten

Wie bereits eingangs des Abschnitts erwähnt, werden sowohl jüngeren als auch älteren Beschäftigten verschiedene Eigenschaften zugeschrieben. Die Beschäftigten konnten sich zu verschiedenen Zuschreibungen jüngerer und älterer Beschäftigter positionieren und entscheiden, ob

- diese Meinung geteilt wird, weil man sie bei den Kolleginnen und Kollegen im entsprechenden Alter schon so erlebt hat,
- diese Meinung geteilt wird, auch wenn man sie so noch nicht im Kollegenkreis erlebt hat,
- die Meinung nicht geteilt wird.

Der Zuschreibung „ältere Beschäftigte haben eine höhere Arbeitsmoral" stimmen 48,1 Prozent aller Beschäftigten zu, weil sie es bereits so im Kollegenkreis erlebt haben und 12,6 Prozent teilen diese Meinung grundsätzlich, ohne entsprechend selbst die Erfahrung gemacht zu haben. Die Aussage findet mit zunehmendem Alter eine höhere Zustimmung: Über drei Viertel der Beschäftigten ab 50 Jahre teilen diese Meinung und gut zwei Drittel geben an, es bei der Arbeit selbst erlebt zu haben. Bei den Beschäftigten unter 30 Jahren teilen diese Meinung rund 40 Prozent der Beschäftigten, wobei es über ein Viertel bereits erlebt hat (vgl. Abbildung 106).

Die Zuschreibung „jüngeren Beschäftigten ist bei der Arbeit ein Miteinander auf Augenhöhe sehr wichtig" teilen fast 80 Prozent der Beschäftigten. 54,1 Prozent aller Beschäftigten teilt dies und hat das bereits so bei der Arbeit erlebt und weitere 25,4 Prozent teilen diese Meinung ohne eigene Erfahrung dazu. Hierbei stimmen der Zuschreibung über 90 Prozent der Beschäftigten unter 30 Jahren zu, wobei 18,6 Prozent zustimmen ohne eigene Erfahrungen dazu zu haben. Bei den älteren Beschäftigten ab 50 Jahren fällt die Zustimmung weniger stark aus, sie geben zu 54,1 Prozent an, es bereits bei der Arbeit beobachtet zu haben und 30,3 Prozent teilen diese Ansicht ohne eigene Erfahrung (vgl. Abbildung 107).

Eine vollständige Darstellung der Zuschreibungen zu jüngeren und älteren Beschäftigten befindet sich in Tabelle 16.

„Anhand Ergebnissen unterschiedlicher Analysen des UKE konnten keine Unterschiede bezogen auf Erwartungen und Anforderungen im Betrieb zwischen den Generationen festgestellt werden. Von allen Generationen genutzt werden vor allem Angebote zur flexiblen Arbeitszeitgestaltung, Teilzeit- und Weiterbildungsmöglichkeiten."

Michael van Loo, Leiter Geschäftsbereich Personal/Leitung AG Führung&Qualifizierung, Universitätsklinikum Hamburg-Eppendorf

---

„Die Zusammenarbeit von Mitarbeitenden unterschiedlicher Generationen wird als wertschätzend und bereichernd beschrieben und als Möglichkeit, andere Sichtweisen zuzulassen. Wertschätzende Kommunikation wird hier als Schlüssel für das Verstehen der jeweils anderen verstanden. Die älteren Beschäftigten übernehmen zudem vermehrt auch die Werte der jüngeren, während die Generation Z die Erfahrung und das Wissen der älteren Beschäftigten sehr schätzt."

Michaela Dabs (wissenschaftliche Mitarbeiterin) & Frauke von der Heide (Gleichstellungsbeauftragte)/Leitung AG Balance von Beruf, Familien und Friezeit, Universitätsklinikum Hamburg-Eppendorf

---

Abbildung 106: Anteil Beschäftigter, die der Meinung sind Ältere haben eine höhere Arbeitsmoral nach Alter

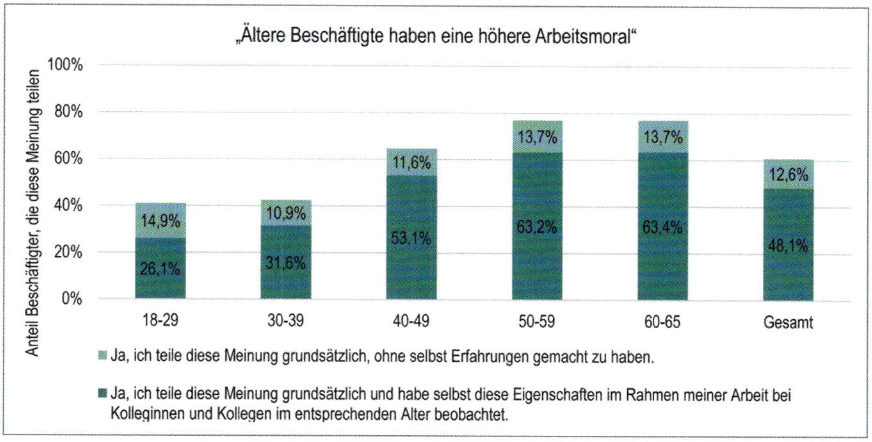

Quelle: IGES nach DAK-Beschäftigtenbefragung 2024
Basis: alle Beschäftigten 2024 (n = 6.610)
Anmerkung: fehlende Angaben (n = 458)

Abbildung 107: Anteil Beschäftigter, die der Meinung sind Jüngeren ist ein Arbeiten auf Augenhöhe wichtig nach Alter

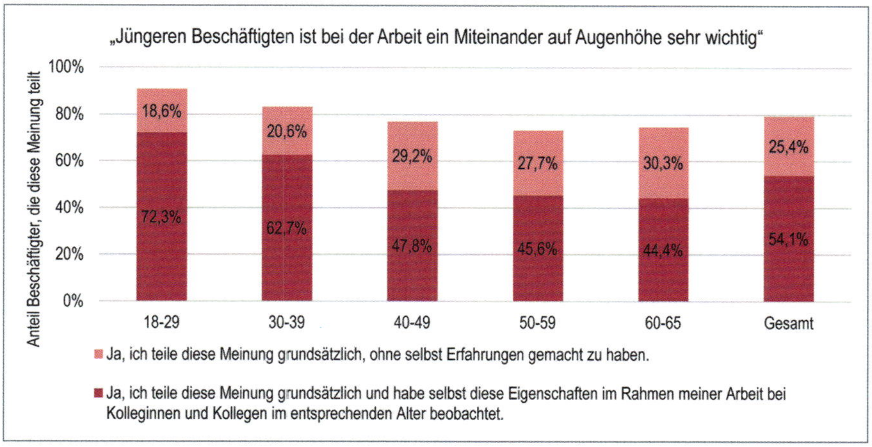

Quelle: IGES nach DAK-Beschäftigtenbefragung 2024
Basis: alle Beschäftigten 2024 (n = 6.058)
Anmerkung: fehlende Angaben (n = 983)

Tabelle 16: Anteil Beschäftigter nach Meinung zu verschiedenen Zuschreibungen jüngerer und älterer Beschäftigter nach Alter

Anteil	18–29	30–39	40–49	50–59	60–65
Ältere Beschäftigte haben häufig überzogene Leistungsanforderungen an sich und die Arbeit.					
Ja, ich teile diese Meinung und habe es selbst bei meiner Arbeit erlebt	22,9 %	19,4 %	24,1 %	30,4 %	31,4 %
Ja, ich teile diese Meinung, ohne Erfahrungen	16,0 %	14,7 %	13,3 %	13,0 %	13,3 %
Nein, diese Meinung teile ich nicht.	61,1 %	65,8 %	62,6 %	56,5 %	55,3 %
Ältere Beschäftigte sind stärker auf ihre Karriere fokussiert.					
Ja, ich teile diese Meinung und habe es selbst bei meiner Arbeit erlebt	8,2 %	8,1 %	10,0 %	9,2 %	6,0 %
Ja, ich teile diese Meinung, ohne Erfahrungen	11,2 %	9,9 %	10,6 %	8,6 %	6,9 %
Nein, diese Meinung teile ich nicht.	80,6 %	82,0 %	79,4 %	82,3 %	87,1 %
Ältere Beschäftigte lassen sich häufig ungern auf Neuerungen bei der Arbeit ein.					
Ja, ich teile diese Meinung und habe es selbst bei meiner Arbeit erlebt	56,5 %	56,3 %	43,7 %	29,1 %	27,2 %
Ja, ich teile diese Meinung, ohne Erfahrungen	19,2 %	16,2 %	19,5 %	18,8 %	20,2 %
Nein, diese Meinung teile ich nicht.	24,3 %	27,5 %	36,9 %	52,2 %	52,6 %
Ältere Beschäftigte sind häufig besonders loyal gegenüber ihrem Betrieb.					
Ja, ich teile diese Meinung und habe es selbst bei meiner Arbeit erlebt	47,3 %	50,0 %	54,6 %	62,7 %	64,2 %
Ja, ich teile diese Meinung, ohne Erfahrungen	24,8 %	18,6 %	17,8 %	17,7 %	16,9 %
Nein, diese Meinung teile ich nicht.	27,9 %	31,4 %	27,6 %	19,7 %	18,8 %
Ältere Beschäftigte haben eine höhere Arbeitsmoral.					
Ja, ich teile diese Meinung und habe es selbst bei meiner Arbeit erlebt	26,1 %	31,6 %	53,1 %	63,2 %	63,4 %
Ja, ich teile diese Meinung, ohne Erfahrungen	14,9 %	10,9 %	11,6 %	13,7 %	13,7 %
Nein, diese Meinung teile ich nicht.	59,0 %	57,5 %	35,3 %	23,1 %	22,9 %

Anteil	18–29	30–39	40–49	50–59	60–65
Ältere Beschäftigte haben häufig Probleme mit technischen Anwendungen, wie z. B. Chats oder Sharepoints.					
Ja, ich teile diese Meinung und habe es selbst bei meiner Arbeit erlebt	58,1 %	56,0 %	42,5 %	35,5 %	32,4 %
Ja, ich teile diese Meinung, ohne Erfahrungen	17,0 %	16,1 %	18,1 %	20,3 %	23,5 %
Nein, diese Meinung teile ich nicht.	24,8 %	27,9 %	39,3 %	44,2 %	44,1 %
Jüngeren Beschäftigten ist ihre Freizeit häufig wichtiger als die Arbeit.					
Ja, ich teile diese Meinung und habe es selbst bei meiner Arbeit erlebt	48,5 %	45,8 %	51,7 %	48,2 %	45,4 %
Ja, ich teile diese Meinung, ohne Erfahrungen	21,5 %	24,5 %	21,8 %	26,0 %	25,7 %
Nein, diese Meinung teile ich nicht.	30,0 %	29,7 %	26,5 %	25,8 %	29,0 %
Jüngere Beschäftigte engagieren sich häufig außerhalb der Arbeit (z. B. in Vereinen oder Verbänden).					
Ja, ich teile diese Meinung und habe es selbst bei meiner Arbeit erlebt	31,3 %	23,2 %	11,4 %	8,7 %	10,5 %
Ja, ich teile diese Meinung, ohne Erfahrungen	18,5 %	13,3 %	17,8 %	16,8 %	15,3 %
Nein, diese Meinung teile ich nicht.	50,2 %	63,5 %	70,8 %	74,4 %	74,2 %
Bei jüngeren Beschäftigten liegt der Fokus häufig auf Work-Life-Balance.					
Ja, ich teile diese Meinung und habe es selbst bei meiner Arbeit erlebt	60,9 %	64,4 %	58,4 %	54,9 %	50,1 %
Ja, ich teile diese Meinung, ohne Erfahrungen	23,4 %	22,5 %	29,3 %	29,8 %	30,4 %
Nein, diese Meinung teile ich nicht.	15,7 %	13,2 %	12,2 %	15,3 %	19,5 %
Jüngere Beschäftigte stellen heute höhere Ansprüche an den Betrieb, z. B. hinsichtlich der Arbeitsgestaltung.					
Ja, ich teile diese Meinung und habe es selbst bei meiner Arbeit erlebt	63,6 %	64,0 %	61,4 %	55,9 %	53,2 %
Ja, ich teile diese Meinung, ohne Erfahrungen	24,4 %	21,3 %	27,2 %	29,3 %	30,5 %
Nein, diese Meinung teile ich nicht.	12,1 %	14,7 %	11,4 %	14,8 %	16,4 %

Anteil	18–29	30–39	40–49	50–59	60–65
Jüngere Beschäftigte verfügen häufig über besonders gute kommunikative Fähigkeiten.					
Ja, ich teile diese Meinung und habe es selbst bei meiner Arbeit erlebt	30,9 %	25,7 %	17,2 %	21,4 %	23,4 %
Ja, ich teile diese Meinung, ohne Erfahrungen	14,4 %	12,0 %	11,0 %	17,4 %	19,0 %
Nein, diese Meinung teile ich nicht.	54,7 %	62,3 %	71,8 %	61,2 %	57,6 %
Jüngeren Beschäftigten ist bei der Arbeit ein Miteinander auf Augenhöhe sehr wichtig.					
Ja, ich teile diese Meinung und habe es selbst bei meiner Arbeit erlebt	72,3 %	62,7 %	47,8 %	45,6 %	44,4 %
Ja, ich teile diese Meinung, ohne Erfahrungen	18,6 %	20,6 %	29,2 %	27,7 %	30,3 %
Nein, diese Meinung teile ich nicht.	9,1 %	16,7 %	22,9 %	26,7 %	25,3 %

Quelle: IGES nach DAK-Beschäftigtenbefragung 2024
Basis: alle Beschäftigten 2024 (n = 6.730–5.318)
Anmerkung: fehlende Angaben (n = 338–1.750)

„Um Generationskonflikte zu vermeiden, sollten Unternehmen intergenerationale Dialoge fördern und Schulungen zur Sensibilisierung für die unterschiedlichen Bedürfnisse und Erwartungen der Generationen anbieten. Eine inklusive Unternehmenskultur muss nicht unbedingt durch spezifische Programme eingeführt werden; es geht vielmehr darum, sicherzustellen, dass die Unternehmenskultur den Austausch zwischen den Generationen fördert und das gegenseitige Verständnis stärkt."

Dr. Anders Parment, Stockholm Business School

Durch solche Zuschreibungen im Kollegium haben sich bereits 21,1 Prozent Beschäftigte falsch beurteilt gefühlt, bei den Beschäftigten unter 30 Jahren ist der Anteil höher als in den anderen Altersgruppen und dem Durchschnitt der Beschäftigten. Hier trifft es fast auf jeden Dritten zu (vgl. Abbildung 108).

Abbildung 108: Angaben auf die Frage danach, ob man sich durch die Zuschreibungen von vermeintlich Altersgruppen typischen Eigenschaften im Kollegium schon einmal falsch beurteilt gefühlt hat

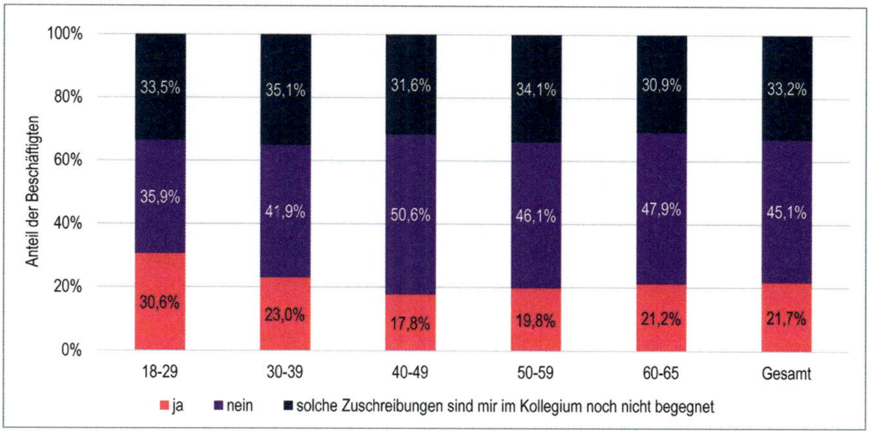

Quelle: IGES nach DAK-Beschäftigtenbefragung 2024
Basis: alle Beschäftigten 2024 (n = 6.631)
Anmerkung: fehlende Angaben (n = 437)

„Personalverantwortliche sollten flexible Arbeitsmodelle, kontinuierliches Feedback und Entwicklungsmöglichkeiten anbieten. Gesundheitsförderung und Work-Life-Balance sollten gefördert werden, um die Bedürfnisse der Generation Z zu erfüllen. Zudem ist es wichtig, eine Unternehmenskultur zu schaffen, die den individuellen Beitrag jedes Mitarbeiters wertschätzt, unabhängig von Generationenzugehörigkeit."

Dr. Anders Parment, Stockholm Business School

Gefragt nach dem alltäglichen Miteinander der Generationen und der Zunahme von Spannungen in der Gesellschaft insgesamt, geben 16,4 Prozent aller Befragten an, dass die Spannungen zwischen der jüngeren und älteren Generation auf jeden Fall zunehmen. Bei den Beschäftigten unter 30 Jahren sind es mit 18,5 Prozent etwas mehr und bei den Beschäftigten ab 50 mit rund 15 Prozent etwas weniger. Tendenziell denken jüngere Beschäftigte eher, dass die Spannungen zunehmen werden und ältere nicht (vgl. Abbildung 109).

Abbildung 109: Anteil Beschäftigter nach Spannungen in der Gesellschaft und Alter

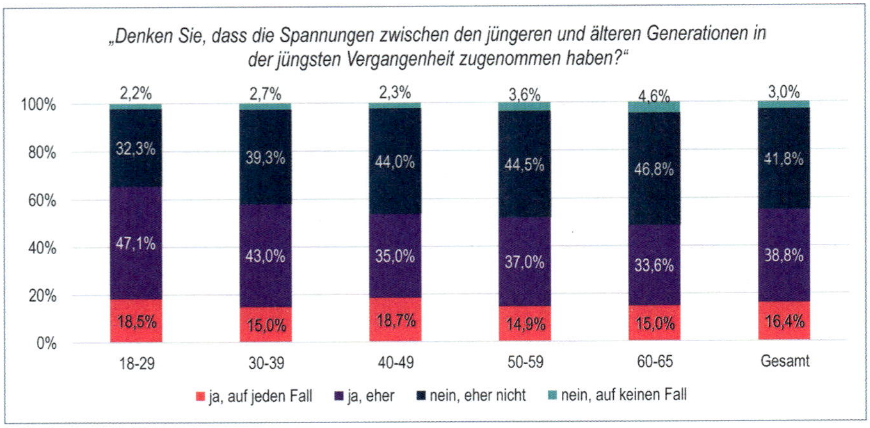

Quelle: IGES nach DAK-Beschäftigtenbefragung 2024
Basis: alle Beschäftigten 2024 (n = 6.646)
Anmerkung: fehlende Angaben (n = 422)

7.9 Fazit Generation Z in der Arbeitswelt

Die Gruppe der Beschäftigten bis 29 Jahre hat mit 4,7 Prozent einen unterdurchschnittlichen Krankenstand. Die AU-Daten für jüngere Versicherte zeigen, dass es sich hierbei häufig um kurze Krankmeldungen und Akuterkrankungen handelt. Atemwegserkrankungen sind mit Abstand die häufigste Ursache von Krankmeldungen bei Beschäftigten bis 29 Jahren. In der ambulanten Versorgung stellen Atemwegserkrankungen bei den jungen männlichen Beschäftigten ebenfalls die häufigste Diagnose dar, 65 Prozent der männlichen Beschäftigten bis 19 Jahren waren mit dieser Diagnose 2023 in ärztlicher Behandlung und 69 Prozent der weiblichen Beschäftigten in dieser Altersgruppe. Auch in der Befragung schätzen junge Beschäftigte ihren Gesundheitszustand altersgemäß und damit im Vergleich zu den älteren Beschäftigten am besten ein.

Allerdings zeigt sich schon bei jungen Beschäftigten eine hohe Belastung durch chronische Erkrankungen. So geben rund 21 Prozent der 18- bis 24-Jährigen und über 25 Prozent der 25- bis 29-Jährigen in der Beschäftigtenbefragung an, unter einer oder mehrere chronischen körperlichen Erkrankungen zu leiden. Unter einer chronischen psychischen Erkrankung zu leiden, geben Beschäftigte in diesen beiden Altersgruppen zu 18 bzw. 17 Prozent an. Psychische Erkrankungen stellen darüber hinaus mit einem Anteil von rund 14 Prozent an den Fehltagen die zweitwichtigste Erkrankungsgruppe im Fehlzeitengeschehen bei Beschäftigten bis 29 Jahren dar. Bei knapp einem Drittel der weiblichen Beschäftigten bis 19 Jahre und bei einem Fünftel der männlichen Beschäftigten in dieser Altersgruppe wurden 2023 eine ambulante Behandlungsdiagnose aus dem Kapitel der psychischen Erkrankungen vergeben. Im Vordergrund stehen hierbei Depressionen, Angststörungen oder Belastungsstörungen.

Eine depressive Symptomatik ist bei den jüngeren Beschäftigten unter 30 verbreiteter als bei Beschäftigten ab 30. Dabei fällt auf, dass die bis 24-Jährigen in fast allen dafür abgefragten Einzelitems am häufigsten „beinahe jeden Tag" von der entsprechenden Belastung betroffen waren. Im Hinblick auf Belastungen während der Arbeit, empfindet weniger als ein Fünftel der Beschäftigten bis 29 Jahren Arbeit als sehr belastend. Mit zunehmendem Alter steigt die Arbeitsbelastung. Gegenüber 2010 nimmt der Anteil stark durch die Arbeit Belasteter unter den 25- bis 29-Jährigen ab.

In Folge der COVID-19-Pandemie sind besonders Beschäftigte bis 34 Jahre sensibilisiert im Umgang mit Infekten: Über die Hälfte ist vorsichtiger im Umgang mit Infekten und gut ein Viertel lässt sich mit Erkältungssymptomen eher krankschreiben. In diesem Zusammenhang sind Beschäftigte bis 29 Jahre auch seltener bereit, mit geringfügigen Beschwerden zu arbeiten als vor neun Jahren. Ein vorsichtigerer Umgang mit Erkrankungen zeigt sich auch bei den angegebenen Gründen für eine Krankmeldung. Rund 66 Prozent der 18- bis 24-Jährigen und 77 Prozent der 25- bis 29-Jährigen gibt an, sich krankgemeldet zu haben, damit sich die Erkrankung nicht verschlimmert. Gegenüber der Befragung aus 2015 haben diese Anteile bei den jungen Beschäftigten mit 11,6 bzw. 8 Prozentpunkten am stärksten zugenommen.

Auch wenn Präsentismus bei den Beschäftigten bis 29 Jahre weniger verbreitet ist als bei den Beschäftigten mittleren Alters (30 bis 49 Jahre), geben insgesamt rund 65 Prozent der jungen Beschäftigten an, in den letzten zwölf Monaten krank gearbeitet zu haben. Im Vergleich zu 2015 ist Präsentismus bei den Beschäftigten bis 29 Jahre rückläufig. Auffällig ist, dass 44 Prozent der jungen Beschäftigten, die angeben, krank gearbeitet zu haben, angeben, Nachteile durch zu häufige Krankmeldungen zu befürchten. Das fällt insbesondere vor dem Hintergrund auf, dass andererseits der Anteil an Arbeitgebern, die eine AU-Bescheinigung ab dem ersten Tag verlangen, rückläufig ist. Zusätzlich lehnen es nach Angabe der Beschäftigten Arbeitgebende zunehmend ab, wenn Mitarbeitende krank zur Arbeit erscheinen. Bei den Beschäftigten ab 50 Jahren geben dies nur noch 18 Prozent als Grund an.

Beschäftigte unter 30 Jahren scheinen sich etwas häufiger ohne triftigen Grund krankzumelden als Beschäftigte ab 30, dabei korrelieren dieser missbräuchliche Umgang mit Krankmeldungen und das Alter schwach miteinander. Jedoch ist dieses Verhalten kein Massenphänomen bei Beschäftigten unter 30 Jahren (s. Hinweise zu diesen Ergebnissen im Kasten auf S. 73). Auch der Anteil der Beschäftigten, die bei geringer Symptomatik zu Hause bleiben, nimmt mit dem Alter ab, wobei auch dieses Verhalten und das Alter schwach miteinander korrelieren. Der Anteil hat bei den Beschäftigten unter 30, verglichen mit dem Jahr 2010, leicht zugenommen.

Fernab der Arbeit sind junge Beschäftigte stärker als die Älteren im Hinblick auf ihre persönliche Zukunft belastet. Durch die Informationsflut der Medien sind jüngere Beschäftigte bis 29 Jahre seltener belastet als Ältere ab 50. Alle Altersgruppen eint dagegen die

Sorge um die politischen Entwicklungen und den gesellschaftlichen Zusammenhalt, die von allen am häufigsten als belastend genannt wurden.

Auf die Frage nach wichtigen Aspekten der Arbeit bewerten die jüngeren Beschäftigten bis 24 Jahre „eine gute Einarbeitung" am häufigsten als „sehr wichtig", am zweitwichtigsten ist für sie ein gutes Arbeitsklima. Insgesamt zeigen die Befragungsergebnisse, dass über alle Altersgruppen hinweg ein breiter Konsens über die Wichtigkeit bestimmter Arbeitsbedingungen besteht. Dies gilt auch für Aspekte, die man zunächst vor allem mit den Ansprüchen junger Beschäftigter an ihre Arbeit verbindet, wie z. B. eine strikte Trennung von Beruf und Privatleben. Zwar halten mit über 70 Prozent die jüngeren Beschäftigten bis 29 Jahre diesen Aspekt für wichtig oder sehr wichtig, aber auch rund 67 Prozent der über 50-Jährigen halten ihn für wichtig oder sehr wichtig. Eine unterstützende Führungskraft, die Sicherheit des Arbeitsplatzes und die Möglichkeit, die eigenen Fähigkeiten am Arbeitsplatz zu entfalten, sind für jüngere Beschäftigte bis 29 Jahre wichtiger als eine strikte Trennung von Beruf und Privatleben.

Die Zufriedenheit mit verschiedenen Aspekten der eigenen Tätigkeit hat in den letzten 14 Jahren bei den Beschäftigten bis 29 Jahren abgenommen. Allgemein sind die Unterschiede in den Bewertungen hinsichtlich verschiedener Tätigkeitsaspekte zwischen den Altersgruppen schwach ausgeprägt. Teilweise sind Tendenzen aufgrund verschiedener Lebensphasen oder -ereignisse erkennbar, wie z. B. der Berufseinstieg bzw. Jobwechsel oder durch Care-Arbeit.

Zusammenfassend zeigt der Gesundheitsreport, dass verschiedene Lebensphasen Einfluss auf die Einstellungen der Beschäftigten haben. Auf der anderen Seite zeigt sich besonders für die Beschäftigten unter 30 Jahren, dass die COVID-19-Pandemie ihr Gesundheitsverhalten nachhaltig beeinflusst und von einem Generationeneffekt auszugehen ist.

Generationenkonflikte kommen vermehrt in Teams vor, die im Schwerpunkt älter sind. Diese Generationenkonflikte belasten am stärksten Beschäftigte bis 29 Jahren, die sich dadurch falsch beurteilt fühlen. Zuschreibungen zu jüngeren Beschäftigten werden von vielen Beschäftigten geteilt, bei den älteren Beschäftigten ist dies weniger stark zu erkennen. Hier bedarf es einer kritischen betrieblichen Auseinandersetzung mit Stereotypen.

8. Zusammenfassung und Schlussfolgerungen

Mit dem Gesundheitsreport 2025 setzt die DAK-Gesundheit ihre jährliche Analyse der Arbeitsunfähigkeiten der erwerbstätigen Mitglieder der DAK-Gesundheit fort. Insgesamt kann die Entwicklung des Krankheitsgeschehens der Versicherten der DAK-Gesundheit seit dem Berichtsjahr 1997 betrachtet werden. Für das Jahr 2024 wird folgende Bilanz gezogen:

Der Krankenstand lag bei 5,4 Prozent und bleibt damit trotz des leichten Rückgangs um 0,1 Prozentpunkte auf dem relativ hohen Niveau, dass sich nun nach Einführung der elektronischen Krankschreibungen in den letzten drei Berichtsjahren zeigt.

Eine monokausale Erklärung für die Entwicklung des Krankenstands der Mitglieder der DAK-Gesundheit kann nicht gegeben werden. Vielmehr müssen mehrere Faktoren, insbesondere auf inner- und außerbetrieblicher Ebene, in Betracht gezogen werden, die sich in ihrer Wirkung verstärken oder auch aufheben können.

Auffällig ist, dass sich nach der Einführung der elektronischen Krankschreibung der Krankenstand auf einem deutlich höheren Niveau befindet, insbesondere kurze Krankschreibungen werden stärker erfasst. Der Gesundheitsreport 2025 zeigt in einer Sonderanalyse zu dieser sprunghaften Entwicklung des Krankenstands ab 2022, dass die Hauptursache dafür in der Einführung der elektronischen Krankmeldung zu sehen ist. Dies belegt ein Abgleich der Daten zur Arbeitsunfähigkeit mit den Daten aus der ambulanten Versorgung. Diagnosen, die zu einem Anstieg der gemeldeten Fehlzeiten führen, zeigen entweder keine oder keine vergleichbare Zunahme im ambulanten Behandlungsgeschehen.

Ergebnisse der repräsentativen Beschäftigtenbefragung zeigen, dass die überwiegende Mehrheit der Beschäftigten keinen leichtfertigen Umgang mit krankheitsbedingten Abwesenheiten bei der Arbeit pflegt. Beschäftigte bleiben der Arbeit fern, wenn es ihnen aufgrund gesundheitlicher Beschwerden nicht möglich ist ihre Arbeit zu machen und damit sich ihre Erkrankungen nicht verschlimmert. Im Umgang mit Krankheit ergibt sich für 2024 praktisch das gleiche Bild wie schon in der Befragung 2015 zu diesem Thema. Auch das s.g. Blaumachen wird nach wie vor nicht im großen Umfang betrieben. Gleiches gilt für den Umgang mit der telefonischen Krankschreibung. Auch hier zeigen die Ergebnisse keinen missbräuchlichen Umgang durch die Beschäftigten, der einen Anstieg des Krankenstands, wie er ab 2022 beobachtet wird, begründen könnte.

Erklärungen für das bei den DAK-Mitgliedern beobachtbare Krankenstandsniveau sind jedoch auch auf betrieblicher Ebene zu suchen: Wenn es hier nicht zu einem Anstieg des Krankenstandes kommt, kann dies u. a. auf Aktivitäten der betrieblichen Gesundheitsförderung und die Berücksichtigung von Fragen der Mitarbeitergesundheit bei der Organisations- und Personalentwicklung in Unternehmen zurückgeführt werden.

Die Betrachtung des Gesamtkrankenstandes sagt über die gesundheitlichen Belastungen der DAK-Versicherten noch nicht alles aus. Ergänzend heranzuziehen sind Auswertungen nach Krankmeldungen unterschiedlicher Dauer, nach Krankheitsarten sowie auch nach Wirtschaftsgruppen:

- Fehltage aufgrund von Atemwegserkrankungen bleiben an der Spitze des AU-Geschehens.
- Fehltage wegen einer diagnostizierten Corona-Erkrankung fallen 2024 im geringeren Umfang an als noch in 2023.
- Wird das Arbeitsunfähigkeitsgeschehen auf der Ebene von Krankheitsarten betrachtet, zeigt sich im Vorjahresvergleich, dass Fehltage aufgrund von psychischen Erkrankungen sich weiterhin auf hohem Niveau bewegen.
- Daher sollten Maßnahmen der betrieblichen Prävention und Gesundheitsförderung den Fokus u. a. auf den Abbau von psychosozialen Belastungen wie chronischer Zeitdruck, Arbeitsunterbrechungen, Überforderung etc. legen.

Die Auswertungen des DAK-Gesundheitsreports 2025 für das Berichtsjahr 2024 zeigen teilweise größere Krankenstandsunterschiede zwischen den Branchen, die auf Unterschiede in den Gesundheitsgefährdungen und Arbeitsbelastungen der Beschäftigten hindeuten.

2024 lag die Branche Gesundheitswesen an der Spitze und verzeichnete den höchsten Krankenstand.

Auch können je nach Branche strukturelle Aspekte für die Krankheitsquote eine größere Rolle spielen. So fällt auf, dass der Krankenstand in einigen Branchen mit kleinbetrieblichen Strukturen, wie z. B. im Bereich „Rechtsberatung u. a. Unternehmensdienstleistungen" unterdurchschnittlich ist. Für Groß- und Kleinbetriebe gleichermaßen ist das Betriebsklima, d. h. die soziale Kultur des Unternehmens, eine wichtige Einflussgröße, um den Krankenstand erfolgreich zu senken.

Darüber hinaus ist die Entwicklung des Krankenstands auch Ausdruck unterschiedlicher Krankheiten und Gesundheitsrisiken sowie auch individueller Gesundheitseinstellungen und kollektiver Verhaltensweisen.

Und schließlich unterliegen die Möglichkeiten zur Beobachtung der Entwicklung des Krankenstands auch Einflüssen von dokumentarischen Verfahrensweisen im Gesundheitssystem wie z. B. der Einführung der eAU oder das Diagnoseverhalten von Ärztinnen und Ärzten.

Eine Zusammenfassung des Schwerpunktthemas findet sich in Abschnitt 7.9.

Anhang I: Hinweise und Erläuterungen

Erläuterungen zu den wichtigsten Begriffen und Kennzahlen

An mehreren Stellen dieses Gesundheitsberichts wird die Bezugsgröße **„100 Versicherte"** verwendet, dabei handelt es sich jedoch um „100 Versichertenjahre" bzw. 100 ganzjährig versicherte Mitglieder. Hintergrund für diese Vorgehensweise ist die Tatsache, dass nicht alle Mitglieder das ganze Jahr 2022 über bei der DAK-Gesundheit versichert waren. Die tatsächlichen Versicherungszeiten in Tagen wurden daher auf volle Jahre umgerechnet. Zur Berechnung bspw. der Fallhäufigkeit werden die Arbeitsunfähigkeitsfälle nicht auf 100 Mitglieder bezogen, sondern auf 100 ganze Versicherte.

Die **Betroffenenquote** ist der Anteil von Versicherten, der im Berichtszeitraum überhaupt wenigstens eine Arbeitsunfähigkeit hatte. Die Differenz zwischen Betroffenenquote und 100 Prozent ergibt somit den Anteil der Versicherten ohne Arbeitsunfähigkeit.

Als ein **Arbeitsunfähigkeitsfall** wird jeder ununterbrochene Zeitraum von Arbeitsunfähigkeit mit der gleichen Diagnose gezählt. Im Gesundheitsbericht finden Sie zumeist die Kennzahl Arbeitsunfähigkeitsfälle pro 100 Versicherte.

Fälle von weniger als drei Tagen Dauer sind in den Daten der DAK-Gesundheit nur enthalten, wenn für den betreffenden Fall eine ärztliche Arbeitsunfähigkeitsbescheinigung vorgelegt wurde.

Die Kennzahl **„Krankenstand"** wird hier in der für die Daten einer gesetzlichen Krankenkasse angemessenen Weise berechnet: Alle Tage, für die der DAK-Gesundheit eine Arbeitsunfähigkeitsbescheinigung vorliegt (einschließlich Sonn- und Feiertage) dividiert durch die Zahl der Versichertentage (die ebenfalls Sonn- und Feiertage einschließen) und multipliziert mit 100.

Diese Kennzahl gibt an, wie viele krankheitsbedingte Fehltage – insgesamt oder aufgrund von Krankheiten aus einer bestimmten Krankheitsgruppe – auf 100 ganzjährig versicherte Personen entfielen. Die Kennzahl **AU-Tage pro 100 Versichertenjahre** ist im Prinzip eine andere Darstellungsweise des Krankenstandes: Dividiert man sie durch 365 (Schaltjahr Division durch 366), so erhält man den Krankenstandswert.

Die **durchschnittliche Falldauer** errechnet sich, indem die Zahl der Arbeitsunfähigkeitstage durch die Zahl der Fälle dividiert wird.

Als **Diagnose** eines Arbeitsunfähigkeitsfalls wird jeweils die vom Arzt angegebene Diagnose ausgewertet. Weitere Diagnoseangaben zu einem Fall werden nicht berücksichtigt.

Hinweise zu den standardisierten Kennzahlen

Bei Vergleichen zwischen Gesundheitsberichten unterschiedlicher Krankenversicherungen müssen die standardisierten Kennzahlen herangezogen werden. Hintergrund dafür ist der starke Einfluss des Lebensalters auf die Krankheitshäufigkeit eines Menschen. Ältere leiden öfter unter chronischen Krankheiten als Jüngere und haben daher zumeist auch längere Arbeitsunfähigkeiten. Bei Jüngeren beobachtet man hingegen zumeist eine größere Zahl von Krankheitsfällen, die aber nur sehr kurze Zeit dauern und daher wenig Einfluss auf den Krankenstand haben.

Wenn sich die jeweiligen Anteile der älteren und der jüngeren Personen in zwei zu vergleichenden Gruppen voneinander unterscheiden, dann wird die Gruppe mit dem höheren Anteil älterer Beschäftigte beim Krankenstand in der Regel schlechter abschneiden. Dies muss jedoch nicht bedeuten, dass in der betreffenden Versichertenpopulation stärkere gesundheitliche Belastungen existieren – es kann auch einfach an der größeren Zahl von älteren Mitgliedern liegen.

Eine Möglichkeit, mit diesem Problem umzugehen, besteht darin, immer nur altersgruppenweise zu vergleichen. An einigen Stellen dieses Gesundheitsberichts finden Sie solche altersgruppenweisen Auswertungen – teilweise zusätzlich auch noch nach Geschlechtern getrennt.

Darüber hinaus besteht aber auch Interesse daran, zusammengefasste Werte für die gesamte DAK-Gesundheit mit den Ergebnissen aus anderen Gesundheitsberichten zu vergleichen. Um dabei die geschilderten Probleme mit unterschiedlichen Altersstrukturen ausschalten zu können, werden sogenannte standardisierte Kennzahlen berechnet.

Dies bedeutet, dass beiden Gruppen rechnerisch eine identische Altersstruktur unterlegt wird. In den DAK-Gesundheitsberichten wird diese Standardisierung nicht nur für die Altersstruktur, sondern auch für die Anteile der Geschlechter vorgenommen. Auf der Ebene der Ersatzkassen und ihrer Verbände wurde im Juni 2013 festgelegt, dass die Grundlage für das Standardisierungsverfahren die Erwerbsbevölkerung von 2010 sein soll.

An den standardisierten Kennzahlen lässt sich der Unterschied zwischen den Ergebnissen der DAK-Gesundheit und den entsprechenden Resultaten anderer Gesundheitsberichte ablesen, der nicht auf verschiedene Alters- und Geschlechtsstrukturen zurückgeführt werden kann und der daher anderweitig erklärt werden muss.

Diagnosebezogene Werte ab dem Berichtsjahr 2023 für den vorliegenden Gesundheitsreport neu berechnet

Auf einer Krankschreibung können auch mehrere Diagnosen verschlüsselt sein. Bei der diagnosebezogenen Auswertung sollen sowohl Doppelzählungen als auch ein Informationsverlust vermieden werden. Deshalb läuft sie bei der DAK-Gesundheit seit dem Jahr 2024 methodisch unter Nutzung einer tragenden Diagnose, der sogenannten Leitdiagnose.

Sie ist angelehnt an die Logik des Risikostrukturausgleichs. Um für den vorliegenden Gesundheitsreport auch einen Vorjahresvergleich für diagnosebezogene Auswertungen zu ermöglichen, wurden diese zum Zweck der Vergleichbarkeit rückwirkend nach der neuen Methode neu berechnet und ausgewiesen. Ein direkter Vergleich der diagnosebezogenen Ergebnisse mit früheren Gesundheitsreporten ist daher nicht möglich.

Anhang II: Tabellen

Die folgenden Tabellen geben einen vollständigen Überblick über die für die Berichtsjahre 2023 und 2024 analysierten Arbeitsunfähigkeitsdaten. Experten des Arbeits- und Gesundheitsschutzes erhalten so die Möglichkeit, über die im Bericht vorgestellten Zahlen hinaus eigene Berechnungen vorzunehmen oder die Zahlen mit Ergebnissen anderer Gesundheitsberichte zu vergleichen. An dieser Stelle sei noch einmal darauf hingewiesen, dass Kennzahlen aus diesem Bericht nur mit den Ergebnissen in Gesundheitsberichten anderer Ersatzkassen unmittelbar verglichen werden können.

Verzeichnis der in Anhang II aufgeführten Tabellen:

Tabelle A1: Arbeitsunfähigkeiten nach Bundesländern 2024

Bundesland	Krankenstand	Pro 100 Versichertenjahre		Ø Tage je AU-Fall
		AU-Tage	AU-Fälle	
Baden-Württemberg	4,7 %	1.703,7	183,2	9,3
Bayern	4,8 %	1.742,1	184,5	9,4
Berlin*	5,2 %	1.917,2	198,9	9,6
Bremen	5,3 %	1.941,5	220,3	8,8
Hamburg	5,0 %	1.839,8	202,4	9,1
Hessen	5,6 %	2.050,1	220,5	9,3
Niedersachsen	5,5 %	2.017,6	213,3	9,5
Nordrhein-Westfalen	5,6 %	2.038,1	208,7	9,8
Rheinland-Pfalz	5,7 %	2.080,7	209,3	9,9
Saarland	6,4 %	2.335,1	214,7	10,9
Schleswig-Holstein	5,5 %	2.022,6	221,0	9,2
Westliche Bundesländer	**5,3 %**	**1.932,2**	**203,2**	**9,5**
Brandenburg	6,3 %	2.293,7	210,0	10,9
Mecklenburg-Vorpommern	6,3 %	2.309,8	221,8	10,4
Sachsen	5,6 %	2.061,6	207,1	10,0
Sachsen-Anhalt	6,5 %	2.388,2	225,5	10,6
Thüringen	6,1 %	2.227,7	219,7	10,1
Östliche Bundesländer	**6,2 %**	**2.264,2**	**215,8**	**10,5**
DAK Gesamt	**5,4 %**	**1.967,4**	**202,5**	**9,7**

* Berlin gehört krankenversicherungsrechtlich zum Rechtskreis West

Tabelle A2: Arbeitsunfähigkeiten nach Bundesländern 2023

Bundesland	Krankenstand	Pro 100 Versichertenjahre		Ø Tage je AU-Fall
		AU-Tage	AU-Fälle	
Baden-Württemberg	4,7 %	1.709,8	179,2	9,5
Bayern	4,8 %	1.754,3	179,8	9,8
Berlin*	5,6 %	2.040,3	202,0	10,1
Bremen	5,9 %	2.161,4	222,4	9,7
Hamburg	5,2 %	1.893,7	199,1	9,5
Hessen	5,7 %	2.093,4	219,0	9,6
Niedersachsen	5,7 %	2.081,1	211,8	9,8
Nordrhein-Westfalen	5,7 %	2.065,9	205,1	10,1
Rheinland-Pfalz	5,9 %	2.136,6	207,1	10,3
Saarland	6,7 %	2.431,8	208,5	11,7
Schleswig-Holstein	5,8 %	2.105,0	217,2	9,7
Westliche Bundesländer	**5,4 %**	**1.973,9**	**200,3**	**9,9**
Brandenburg	6,5 %	2.375,8	211,3	11,2
Mecklenburg-Vorpommern	6,6 %	2.400,7	217,7	11,0
Sachsen	5,8 %	2.126,4	204,9	10,4
Sachsen-Anhalt	6,8 %	2.467,2	225,3	10,9
Thüringen	6,4 %	2.321,4	216,2	10,7
Östliche Bundesländer	**6,4 %**	**2.347,2**	**214,6**	**10,9**
DAK Gesamt	**5,5 %**	**2.014,3**	**200,1**	**10,1**

* Berlin gehört krankenversicherungsrechtlich zum Rechtskreis West

Tabelle A3: Bundesrepublik gesamt: Die zehn wichtigsten Krankheitsarten 2024

Krankheitsart (ICD-10)			Pro 100 Versichertenjahre		Ø Tage je AU-Fall	Anteil am Krankenstand
			AU-Tage	AU-Fälle		
A00-B99	Infektiöse und parasitäre Krankheiten	**Gesamt**	**114,2**	**23,9**	**4,8**	**5,8 %**
		Männer	112,1	23,8	4,7	6,0 %
		Frauen	116,8	24,0	4,9	5,6 %
C00-D48	Neubildungen	**Gesamt**	**64,9**	**2,0**	**32,2**	**3,3 %**
		Männer	49,2	1,7	28,9	2,6 %
		Frauen	83,3	2,4	35,0	4,0 %
F00-F99	Psychische Erkrankungen	**Gesamt**	**341,8**	**10,4**	**32,9**	**17,4 %**
		Männer	265,8	8,2	32,2	14,2 %
		Frauen	430,8	12,9	33,3	20,7 %
G00-H95	Krankheiten des Nervensystems, des Auges und des Ohres	**Gesamt**	**91,0**	**10,7**	**8,5**	**4,6 %**
		Männer	81,3	8,8	9,2	4,3 %
		Frauen	102,3	12,8	8,0	4,9 %
I00-I99	Krankheiten des Kreislaufsystems	**Gesamt**	**65,0**	**3,4**	**19,3**	**3,3 %**
		Männer	80,3	3,6	22,5	4,3 %
		Frauen	47,0	3,1	15,1	2,3 %
J00-J99	Krankheiten des Atmungssystems	**Gesamt**	**381,7**	**66,5**	**5,7**	**19,4 %**
		Männer	352,8	62,7	5,6	18,8 %
		Frauen	415,5	71,1	5,8	20,0 %
K00-K93	Krankheiten des Verdauungssystems	**Gesamt**	**87,0**	**14,5**	**6,0**	**4,4 %**
		Männer	93,0	15,0	6,2	5,0 %
		Frauen	80,0	13,9	5,8	3,8 %
M00-M99	Krankheiten des Muskel-Skelett-Systems und des Bindegewebes	**Gesamt**	**349,8**	**25,3**	**13,8**	**17,8 %**
		Männer	383,2	29,5	13,0	20,5 %
		Frauen	310,8	20,4	15,3	14,9 %
R00-R99	Symptome und abnorme klinische und Laborbefunde	**Gesamt**	**113,8**	**19,8**	**5,8**	**5,8 %**
		Männer	96,6	17,8	5,4	5,2 %
		Frauen	134,0	22,1	6,1	6,4 %
S00-T98	Verletzungen und Vergiftungen	**Gesamt**	**187,6**	**10,3**	**18,2**	**9,5 %**
		Männer	217,5	11,9	18,3	11,6 %
		Frauen	152,6	8,5	17,9	7,3 %

Tabelle A4: Bundesrepublik gesamt: Die zehn wichtigsten Krankheitsarten 2023

Krankheitsart (ICD-10)			Pro 100 Versichertenjahre		Ø Tage je AU-Fall	Anteil am Krankenstand
			AU-Tage	AU-Fälle		
A00-B99	Infektiöse und parasitäre Krankheiten	**Gesamt**	**111,8**	**22,4**	**5,0**	**5,6 %**
		Männer	109,4	22,4	4,9	5,8 %
		Frauen	114,6	22,4	5,1	5,4 %
C00-D48	Neubildungen	**Gesamt**	**64,4**	**2,0**	**32,0**	**3,2 %**
		Männer	48,5	1,7	28,6	2,6 %
		Frauen	83,0	2,4	34,7	3,9 %
F00-F99	Psychische Erkrankungen	**Gesamt**	**340,5**	**10,2**	**33,3**	**17,0 %**
		Männer	268,0	8,1	32,9	14,1 %
		Frauen	425,4	12,7	33,6	20,0 %
G00-H95	Krankheiten des Nervensystems, des Auges und des Ohres	**Gesamt**	**86,9**	**10,0**	**8,7**	**4,3 %**
		Männer	78,2	8,5	9,2	4,1 %
		Frauen	97,2	11,7	8,3	4,6 %
I00-I99	Krankheiten des Kreislaufsystems	**Gesamt**	**65,9**	**3,5**	**18,9**	**3,3 %**
		Männer	81,6	3,7	21,9	4,3 %
		Frauen	47,5	3,2	14,8	2,2 %
J00-J99	Krankheiten des Atmungssystems	**Gesamt**	**371,4**	**63,1**	**5,9**	**18,5 %**
		Männer	340,7	59,0	5,8	17,9 %
		Frauen	407,4	67,9	6,0	19,1 %
K00-K93	Krankheiten des Verdauungssystems	**Gesamt**	**85,5**	**14,1**	**6,0**	**4,3 %**
		Männer	91,1	14,7	6,2	4,8 %
		Frauen	79,0	13,5	5,8	3,7 %
M00-M99	Krankheiten des Muskel-Skelett-Systems und des Bindegewebes	**Gesamt**	**355,5**	**25,0**	**14,2**	**17,7 %**
		Männer	388,6	29,1	13,3	20,4 %
		Frauen	316,9	20,1	15,8	14,9 %
R00-R99	Symptome und abnorme klinische und Laborbefunde	**Gesamt**	**117,2**	**19,1**	**6,1**	**5,8 %**
		Männer	98,4	17,2	5,7	5,2 %
		Frauen	139,3	21,4	6,5	6,5 %
S00-T98	Verletzungen und Vergiftungen	**Gesamt**	**191,5**	**10,5**	**18,2**	**9,5 %**
		Männer	220,7	12,2	18,1	11,6 %
		Frauen	157,3	8,6	18,2	7,4 %

Tabelle A5: Bundesländer West: Die zehn wichtigsten Krankheitsarten 2024

Krankheitsart (ICD-10)			Pro 100 Versichertenjahre		Ø Tage je AU-Fall	Anteil am Kranken-stand
			AU-Tage	AU-Fälle		
A00-B99	Infektiöse und parasitäre Krankheiten	**Gesamt**	**113,7**	**24,3**	**4,7**	**5,9 %**
		Männer	113,1	24,4	4,6	6,1 %
		Frauen	114,5	24,0	4,8	5,6 %
C00-D48	Neubildungen	**Gesamt**	**63,1**	**2,0**	**32,2**	**3,3 %**
		Männer	47,0	1,7	28,1	2,5 %
		Frauen	82,1	2,3	35,7	4,0 %
F00-F99	Psychische Erkrankungen	**Gesamt**	**342,3**	**10,2**	**33,4**	**17,7 %**
		Männer	273,8	8,3	33,0	14,8 %
		Frauen	422,4	12,5	33,7	20,8 %
G00-H95	Krankheiten des Nervensystems, des Auges und des Ohres	**Gesamt**	**88,9**	**10,5**	**8,5**	**4,6 %**
		Männer	79,8	8,8	9,1	4,3 %
		Frauen	99,5	12,5	8,0	4,9 %
I00-I99	Krankheiten des Kreislaufsystems	**Gesamt**	**61,6**	**3,2**	**19,1**	**3,2 %**
		Männer	76,4	3,5	22,1	4,1 %
		Frauen	44,4	3,0	15,0	2,2 %
J00-J99	Krankheiten des Atmungssystems	**Gesamt**	**376,9**	**67,4**	**5,6**	**19,5 %**
		Männer	353,2	64,3	5,5	19,1 %
		Frauen	404,8	71,1	5,7	20,0 %
K00-K93	Krankheiten des Verdauungssystems	**Gesamt**	**83,1**	**14,1**	**5,9**	**4,3 %**
		Männer	89,5	14,7	6,1	4,8 %
		Frauen	75,6	13,3	5,7	3,7 %
M00-M99	Krankheiten des Muskel-Skelett-Systems und des Bindegewebes	**Gesamt**	**336,7**	**25,0**	**13,5**	**17,4 %**
		Männer	370,0	29,5	12,6	20,0 %
		Frauen	297,9	19,8	15,0	14,7 %
R00-R99	Symptome und abnorme klinische und Laborbefunde	**Gesamt**	**115,0**	**20,4**	**5,6**	**5,9 %**
		Männer	98,2	18,6	5,3	5,3 %
		Frauen	134,5	22,6	6,0	6,6 %
S00-T98	Verletzungen und Vergiftungen	**Gesamt**	**180,8**	**10,2**	**17,7**	**9,4 %**
		Männer	208,3	11,7	17,7	11,3 %
		Frauen	148,7	8,4	17,7	7,3 %
Gesamt		**Gesamt**	**1.932,2**	**203,2**	**9,5**	**100,0 %**
		Männer	1.849,9	197,4	9,4	100,0 %
		Frauen	2.028,6	210,0	9,7	100,0 %

Tabelle A6: Bundesländer Ost: Die zehn wichtigsten Krankheitsarten 2024

Krankheitsart (ICD-10)			Pro 100 Versichertenjahre		Ø Tage je AU-Fall	Anteil am Krankenstand
			AU-Tage	AU-Fälle		
A00-B99	Infektiöse und parasitäre Krankheiten	**Gesamt**	**129,1**	**24,3**	**5,3**	**5,7 %**
		Männer	121,4	23,3	5,2	5,4 %
		Frauen	138,2	25,4	5,4	6,1 %
C00-D48	Neubildungen	**Gesamt**	**76,3**	**2,5**	**30,7**	**3,4 %**
		Männer	62,2	2,1	30,2	2,7 %
		Frauen	92,7	3,0	31,2	4,1 %
F00-F99	Psychische Erkrankungen	**Gesamt**	**361,8**	**12,3**	**29,3**	**16,0 %**
		Männer	248,6	9,1	27,2	11,0 %
		Frauen	494,4	16,1	30,7	21,8 %
G00-H95	Krankheiten des Nervensystems, des Auges und des Ohres	**Gesamt**	**103,8**	**12,6**	**8,2**	**4,6 %**
		Männer	91,0	10,0	9,1	4,0 %
		Frauen	118,7	15,6	7,6	5,2 %
I00-I99	Krankheiten des Kreislaufsystems	**Gesamt**	**85,1**	**4,3**	**19,6**	**3,8 %**
		Männer	103,5	4,6	22,7	4,6 %
		Frauen	63,6	4,1	15,5	2,8 %
J00-J99	Krankheiten des Atmungssystems	**Gesamt**	**442,4**	**67,9**	**6,5**	**19,5 %**
		Männer	391,9	61,8	6,3	17,3 %
		Frauen	501,5	75,1	6,7	22,1 %
K00-K93	Krankheiten des Verdauungssystems	**Gesamt**	**114,3**	**18,2**	**6,3**	**5,0 %**
		Männer	118,5	18,2	6,5	5,2 %
		Frauen	109,4	18,2	6,0	4,8 %
M00-M99	Krankheiten des Muskel-Skelett-Systems und des Bindegewebes	**Gesamt**	**430,7**	**28,3**	**15,2**	**19,0 %**
		Männer	470,6	32,1	14,7	20,8 %
		Frauen	384,1	24,0	16,0	17,0 %
R00-R99	Symptome und abnorme klinische und Laborbefunde	**Gesamt**	**108,5**	**17,1**	**6,3**	**4,8 %**
		Männer	88,1	14,6	6,0	3,9 %
		Frauen	132,4	20,2	6,6	5,8 %
S00-T98	Verletzungen und Vergiftungen	**Gesamt**	**226,9**	**11,7**	**19,4**	**10,0 %**
		Männer	269,7	13,6	19,8	11,9 %
		Frauen	176,8	9,4	18,8	7,8 %
Gesamt		**Gesamt**	**2.264,2**	**215,8**	**10,5**	**100,0 %**
		Männer	2.115,7	201,2	10,5	100,0 %
		Frauen	2.438,1	232,7	10,5	100,0 %

Tabelle A7: Die 20 wichtigsten Einzeldiagnosen (AU-Fälle, durchschnittliche Falldauern, AU-Tage und Anteil an AU-Tage insgesamt) (Teil 1) 2024

ICD-10	Diagnose		Pro 100 Versichertenjahre		Ø Tage je AU-Fall	Anteil am Krankenstand
			AU-Tage	AU-Fälle		
J06	Akute Infektionen an mehreren oder nicht näher bezeichneten Lokalisationen der oberen Atemwege	**Gesamt**	**237,4**	**44,5**	**5,3**	**12,1 %**
		Männer	221,3	42,4	5,2	5,6 %
		Frauen	256,3	46,9	5,5	6,5 %
F32	Depressive Episode	**Gesamt**	**123,4**	**2,4**	**52,2**	**6,3 %**
		Männer	97,4	2,0	49,8	2,5 %
		Frauen	153,8	2,8	54,2	3,9 %
M54	Rückenschmerzen	**Gesamt**	**107,0**	**12,1**	**8,8**	**5,4 %**
		Männer	125,0	14,7	8,5	3,2 %
		Frauen	85,9	9,1	9,4	2,2 %
F43	Reaktionen auf schwere Belastungen und Anpassungsstörungen	**Gesamt**	**60,3**	**3,6**	**16,8**	**3,1 %**
		Männer	42,0	2,5	16,5	1,1 %
		Frauen	81,8	4,8	17,0	2,1 %
F33	Rezidivierende depressive Störung	**Gesamt**	**59,2**	**0,8**	**76,8**	**3,0 %**
		Männer	42,2	0,6	73,7	1,1 %
		Frauen	79,1	1,0	78,9	2,0 %
A09	Sonstige nicht näher bezeichnete Gastroenteritis und Kolitis infektiösen und nicht näher bezeichneten Ursprungs	**Gesamt**	**49,7**	**13,0**	**3,8**	**2,5 %**
		Männer	51,1	13,4	3,8	1,3 %
		Frauen	48,1	12,5	3,8	1,2 %
M51	Sonstige Bandscheibenschäden	**Gesamt**	**35,9**	**1,2**	**31,1**	**1,8 %**
		Männer	39,4	1,3	29,8	1,0 %
		Frauen	31,8	1,0	33,2	0,8 %
U07	Krankheiten mit unklarer Ätiologie, belegte und nicht belegte Schlüsselnummern U07.-	**Gesamt**	**30,7**	**4,3**	**7,2**	**1,6 %**
		Männer	24,5	3,5	7,0	0,6 %
		Frauen	38,1	5,2	7,3	1,0 %
B34	Viruskrankheit nicht näher bezeichneter Lokalisation	**Gesamt**	**29,1**	**5,3**	**5,5**	**1,5 %**
		Männer	27,0	5,1	5,3	0,7 %
		Frauen	31,5	5,6	5,6	0,8 %
M23	Binnenschädigung des Kniegelenkes [internal derangement]	**Gesamt**	**24,5**	**0,8**	**30,5**	**1,2 %**
		Männer	28,4	1,0	29,6	0,7 %
		Frauen	19,9	0,6	32,0	0,5 %

Tabelle A8: Die 20 wichtigsten Einzeldiagnosen (AU-Fälle, durchschnittliche Falldauern, AU-Tage und Anteil an AU-Tage insgesamt) (Teil 2) 2024

ICD-10	Diagnose		Pro 100 Versichertenjahre		Ø Tage je AU-Fall	Anteil am Krankenstand
			AU-Tage	AU-Fälle		
F41	Andere Angststörungen	**Gesamt**	**21,6**	**0,7**	**31,6**	**1,1 %**
		Männer	15,2	0,5	30,5	0,4 %
		Frauen	29,1	0,9	32,3	0,7 %
J00	Akute Rhinopharyngitis [Erkältungsschnupfen]	**Gesamt**	**21,2**	**4,4**	**4,8**	**1,1 %**
		Männer	20,6	4,4	4,7	0,5 %
		Frauen	21,8	4,4	4,9	0,6 %
F48	Andere neurotische Störungen	**Gesamt**	**20,5**	**1,1**	**18,1**	**1,0 %**
		Männer	14,5	0,8	17,2	0,4 %
		Frauen	27,4	1,5	18,7	0,7 %
F45	Somatoforme Störungen	**Gesamt**	**19,1**	**0,9**	**22,4**	**1,0 %**
		Männer	14,0	0,7	20,8	0,4 %
		Frauen	25,0	1,1	23,6	0,6 %
Z98	Sonstige Zustände nach chirurgischem Eingriff	**Gesamt**	**18,5**	**0,7**	**26,0**	**0,9 %**
		Männer	18,0	0,6	28,4	0,5 %
		Frauen	19,0	0,8	23,8	0,5 %
M25	Sonstige Gelenkkrankheiten, anderenorts nicht klassifiziert	**Gesamt**	**18,2**	**1,8**	**10,0**	**0,9 %**
		Männer	21,6	2,3	9,5	0,5 %
		Frauen	14,3	1,3	11,0	0,4 %
R10	Bauch- und Beckenschmerzen	**Gesamt**	**17,8**	**4,0**	**4,5**	**0,9 %**
		Männer	11,6	2,9	4,0	0,3 %
		Frauen	25,1	5,2	4,9	0,6 %
C50	Bösartige Neubildung der Brustdrüse [Mamma]	**Gesamt**	**16,9**	**0,2**	**88,2**	**0,9 %**
		Männer	0,0	0,0	9,3	0,0 %
		Frauen	36,6	0,4	88,7	0,9 %
S82	Fraktur des Unterschenkels, einschließlich des oberen Sprunggelenkes	**Gesamt**	**16,8**	**0,3**	**64,1**	**0,9 %**
		Männer	16,1	0,3	63,8	0,4 %
		Frauen	17,7	0,3	64,4	0,4 %
M75	Schulterläsionen	**Gesamt**	**16,5**	**0,7**	**22,4**	**0,8 %**
		Männer	18,9	0,9	22,0	0,5 %
		Frauen	13,7	0,6	23,1	0,3 %

Tabelle A9: Arbeitsunfähigkeiten nach Wirtschaftsgruppen 2024

Wirtschaftsgruppe (Wirtschaftszweige*)	Krankenstand	Pro 100 Versichertenjahre		Ø Tage je AU-Fall
		AU-Tage	AU-Fälle	
Banken, Versicherungen (64–66)	4,0 %	1.471,2	161,9	9,1
Baugewerbe (41–43)	5,0 %	1.812,0	179,8	10,1
Bildung, Kultur, Medien (58–60, 72–73, 85, 90–93)	4,9 %	1.795,9	204,5	8,8
Chemische Industrie (19–22)	5,5 %	2.000,6	215,6	9,3
Datenverarbeitung und Informationsdienstleistungen (61–63)	3,5 %	1.278,5	150,6	8,5
Gesundheitswesen (75, 86–88)	6,3 %	2.308,9	229,1	10,1
Handel (45–47)	5,6 %	2.041,6	209,9	9,7
Holz, Papier, Druck (16–18)	5,6 %	2.043,9	218,6	9,3
Land-, Forst-, Energie- und Abfallwirtschaft (01–09, 35–39)	5,0 %	1.845,0	174,6	10,6
Maschinen-, Anlagen- und Fahrzeugbau (28–30)	5,2 %	1.893,6	204,0	9,3
Nahrungs- und Genussmittel (10–12)	5,8 %	2.107,9	206,0	10,2
Öffentliche Verwaltung (84)	5,6 %	2.034,4	210,5	9,7
Organisationen und Verbände (94, 97)	4,6 %	1.692,0	185,5	9,1
Rechtsberatung u. a. Unternehmensdienstleistungen (69–71, 74, 78, 80)	4,0 %	1.474,3	172,4	8,6
Sonstige Dienstleistungen (55–56, 68, 77, 79, 81–82, 96)	4,9 %	1.796,3	182,2	9,9
Sonstiges verarbeitendes Gewerbe (13–15, 23–27, 31–33, 95)	5,4 %	1.976,4	215,3	9,2
Verkehr, Lagerei und Kurierdienste (49–53)	6,0 %	2.202,2	204,7	10,8
DAK Gesamt	**5,4 %**	**1.967,4**	**202,5**	**9,7**

* Angabe der Wirtschaftszweige gem. aktueller Systematik des Statistischen Bundesamtes (WZ 2008), die zu einer Wirtschaftsgruppe gehören.

Tabelle A10: Arbeitsunfähigkeiten nach Wirtschaftsgruppen 2023

Wirtschaftsgruppe (Wirtschaftszweige*)	Krankenstand	Pro 100 Versichertenjahre		Ø Tage je AU-Fall
		AU-Tage	AU-Fälle	
Banken, Versicherungen (64–66)	4,1 %	1.479,8	159,7	9,3
Baugewerbe (41–43)	4,9 %	1.802,8	178,9	10,1
Bildung, Kultur, Medien (58–60, 72–73, 85, 90–93)	5,0 %	1.824,0	202,7	9,0
Chemische Industrie (19–22)	5,5 %	1.995,2	208,4	9,6
Datenverarbeitung und Informationsdienstleistungen (61–63)	3,5 %	1.275,7	145,6	8,8
Gesundheitswesen (75, 86–88)	6,7 %	2.439,6	227,1	10,7
Handel (45–47)	5,7 %	2.064,7	203,8	10,1
Holz, Papier, Druck (16–18)	5,7 %	2.079,4	212,2	9,8
Land-, Forst-, Energie- und Abfallwirtschaft (01–09, 35–39)	5,2 %	1.885,0	174,1	10,8
Maschinen-, Anlagen- und Fahrzeugbau (28–30)	5,2 %	1.907,7	201,0	9,5
Nahrungs- und Genussmittel (10–12)	5,8 %	2.118,3	200,4	10,6
Öffentliche Verwaltung (84)	5,7 %	2.073,9	207,0	10,0
Organisationen und Verbände (94, 97)	4,8 %	1.734,0	183,8	9,4
Rechtsberatung u. a. Unternehmensdienstleistungen (69–71, 74, 78, 80)	4,2 %	1.523,1	172,7	8,8
Sonstige Dienstleistungen (55–56, 68, 77, 79, 81–82, 96)	5,1 %	1.858,8	181,5	10,2
Sonstiges verarbeitendes Gewerbe (13–15, 23–27, 31–33, 95)	5,4 %	1.977,9	210,8	9,4
Verkehr, Lagerei und Kurierdienste (49–53)	6,1 %	2.243,2	203,3	11,0
DAK Gesamt	**5,5 %**	**2.014,3**	**200,1**	**10,1**

* Angabe der Wirtschaftszweige gem. aktueller Systematik des Statistischen Bundesamtes (WZ 2008), die zu einer Wirtschaftsgruppe gehören.

Tabelle A11: AU-Tage und AU-Fälle nach den Berufshauptgruppen der Klassifikation der Berufe (Teil 1) 2024

Schlüssel	Berufshauptgruppen		Pro 100 Versichertenjahre	
			AU-Tage	AU-Fälle
01	Angehörige der regulären Streitkräfte	**Gesamt**	**1.785,5**	**192,0**
		Männer	1.294,7	155,7
		Frauen	2.359,9	234,6
11	Land-, Tier- und Forstwirtschaftsberufe	**Gesamt**	**1.673,9**	**135,2**
		Männer	1.526,5	124,4
		Frauen	1.846,4	147,8
12	Gartenbauberufe und Floristik	**Gesamt**	**2.298,5**	**224,1**
		Männer	2.409,0	238,1
		Frauen	2.169,2	207,8
21	Rohstoffgewinnung und -aufbereitung, Glas- und Keramikherstellung und -verarbeitung	**Gesamt**	**2.542,6**	**242,2**
		Männer	2.633,4	238,4
		Frauen	2.436,3	246,8
22	Kunststoffherstellung und -verarbeitung, Holzbe- und -verarbeitung	**Gesamt**	**2.550,9**	**255,9**
		Männer	2.478,9	247,6
		Frauen	2.635,2	265,6
23	Papier- und Druckberufe, technische Mediengestaltung	**Gesamt**	**1.894,5**	**207,5**
		Männer	2.016,0	216,3
		Frauen	1.752,4	197,2
24	Metallerzeugung und -bearbeitung, Metallbauberufe	**Gesamt**	**2.507,2**	**263,3**
		Männer	2.471,9	258,8
		Frauen	2.548,5	268,7
25	Maschinen- und Fahrzeugtechnikberufe	**Gesamt**	**2.461,9**	**251,0**
		Männer	2.295,3	237,5
		Frauen	2.656,8	266,8
26	Mechatronik-, Energie- und Elektroberufe	**Gesamt**	**2.077,9**	**227,8**
		Männer	1.913,8	212,2
		Frauen	2.270,0	246,1
27	Technische Forschungs-, Entwicklungs-, Konstruktions- u. Produktionssteuerungsberufe	**Gesamt**	**1.560,0**	**171,3**
		Männer	1.426,2	160,9
		Frauen	1.716,6	183,6
28	Textil- und Lederberufe	**Gesamt**	**2.306,9**	**243,1**
		Männer	2.384,1	251,6
		Frauen	2.216,6	233,1

Tabelle A12: AU-Tage und AU-Fälle nach den Berufshauptgruppen der Klassifikation der Berufe (Teil 2) 2024

Schlüssel	Berufshauptgruppen		Pro 100 Versichertenjahre	
			AU-Tage	AU-Fälle
29	Lebensmittelherstellung und -verarbeitung	**Gesamt**	**2.063,6**	**196,5**
		Männer	1.925,4	181,3
		Frauen	2.225,3	214,3
31	Bauplanungs-, Architektur- und Vermessungsberufe	**Gesamt**	**1.309,5**	**154,9**
		Männer	1.298,2	142,3
		Frauen	1.322,8	169,7
32	Hoch- und Tiefbauberufe	**Gesamt**	**2.068,9**	**183,5**
		Männer	2.186,4	176,3
		Frauen	1.931,5	192,0
33	(Innen-)Ausbauberufe	**Gesamt**	**2.461,3**	**205,4**
		Männer	2.161,7	198,8
		Frauen	2.812,0	213,2
34	Gebäude- und versorgungstechnische Berufe	**Gesamt**	**2.344,6**	**234,4**
		Männer	2.322,4	229,7
		Frauen	2.370,5	239,9
41	Mathematik-, Biologie-, Chemie- und Physikberufe	**Gesamt**	**2.128,2**	**230,5**
		Männer	2.200,3	233,9
		Frauen	2.043,8	226,4
42	Geologie-, Geografie- und Umweltschutzberufe	**Gesamt**	**1.366,0**	**171,4**
		Männer	1.374,3	162,5
		Frauen	1.356,3	181,7
43	Informatik-, Informations- und Kommunikationstechnologieberufe	**Gesamt**	**1.309,2**	**157,1**
		Männer	1.126,4	145,8
		Frauen	1.523,1	170,3
51	Verkehrs- und Logistikberufe (außer Fahrzeugführung)	**Gesamt**	**2.332,1**	**239,0**
		Männer	2.310,3	249,0
		Frauen	2.357,7	227,3
52	Führer/innen von Fahrzeug- und Transportgeräten	**Gesamt**	**2.426,3**	**194,7**
		Männer	2.133,5	182,1
		Frauen	2.769,0	209,5
53	Schutz-, Sicherheits- und Überwachungsberufe	**Gesamt**	**2.431,1**	**227,9**
		Männer	2.150,9	210,2
		Frauen	2.759,1	248,6

Tabelle A13: AU-Tage und AU-Fälle nach den Berufshauptgruppen der Klassifikation der Berufe (Teil 3) 2024

Schlüssel	Berufshauptgruppen		Pro 100 Versichertenjahre	
			AU-Tage	AU-Fälle
54	Reinigungsberufe	**Gesamt**	**2.047,0**	**203,5**
		Männer	1.898,6	196,4
		Frauen	2.220,7	211,7
61	Einkaufs-, Vertriebs- und Handelsberufe	**Gesamt**	**1.463,5**	**172,2**
		Männer	1.340,5	162,5
		Frauen	1.607,4	183,5
62	Verkaufsberufe	**Gesamt**	**2.186,2**	**200,8**
		Männer	1.935,5	188,2
		Frauen	2.479,6	215,6
63	Tourismus-, Hotel- und Gaststättenberufe	**Gesamt**	**1.649,4**	**166,4**
		Männer	1.461,1	152,2
		Frauen	1.869,7	183,0
71	Berufe in Unternehmensführung und -organisation	**Gesamt**	**1.414,3**	**158,3**
		Männer	1.273,7	144,2
		Frauen	1.578,9	174,9
72	Berufe in Finanzdienstleistungen, Rechnungswesen und Steuerberatung	**Gesamt**	**1.350,6**	**157,2**
		Männer	1.189,7	142,6
		Frauen	1.538,9	174,3
73	Berufe in Recht und Verwaltung	**Gesamt**	**1.787,2**	**187,3**
		Männer	1.651,1	172,7
		Frauen	1.946,5	204,4
81	Medizinische Gesundheitsberufe	**Gesamt**	**2.160,8**	**217,9**
		Männer	2.091,4	209,4
		Frauen	2.242,1	227,8
82	Nichtmedizinische Gesundheits-, Körperpflege- und Wellnessberufe, Medizintechnik	**Gesamt**	**2.620,2**	**234,4**
		Männer	2.430,7	224,0
		Frauen	2.842,0	246,5
83	Erziehung, soziale und hauswirtschaftliche Berufe, Theologie	**Gesamt**	**2.512,6**	**268,2**
		Männer	2.385,1	255,8
		Frauen	2.661,9	282,8
84	Lehrende und ausbildende Berufe	**Gesamt**	**1.402,5**	**160,4**
		Männer	1.217,7	143,5
		Frauen	1.618,8	180,2

Tabelle A14: AU-Tage und AU-Fälle nach den Berufshauptgruppen der Klassifikation der Berufe (Teil 4) 2024

Schlüssel	Berufshauptgruppen		Pro 100 Versichertenjahre	
			AU-Tage	AU-Fälle
91	Sprach-, literatur-, geistes-, gesellschafts- und wirtschaftswissenschaftliche Berufe	**Gesamt**	**1.779,5**	**203,1**
		Männer	1.553,4	180,8
		Frauen	2.044,0	229,1
92	Werbung, Marketing, kaufmännische und redaktionelle Medienberufe	**Gesamt**	**1.651,6**	**192,5**
		Männer	1.528,8	190,4
		Frauen	1.795,4	194,9
93	Produktdesign und kunsthandwerkliche Berufe, bildende Kunst, Musikinstrumentenbau	**Gesamt**	**1.580,6**	**191,6**
		Männer	1.606,8	189,2
		Frauen	1.549,9	194,5
94	Darstellende und unterhaltende Berufe	**Gesamt**	**1.520,1**	**146,2**
		Männer	1.534,4	140,6
		Frauen	1.503,4	152,9

Anhang III: Fragebogen für Expertinnen und Experten

Befragung von betrieblichen Expertinnen und Experten: Hintergrundanalysen zur Entwicklung des Krankenstands mit Fokus auf die Generation Z

Name: ______________________________

Hintergrund: Die Krankenkassen berichten regelmäßig über den Krankenstand der Beschäftigten in Deutschland. Diese Berichte wurden auch in diesem Jahr in den Medien stark aufgegriffen und es wurden mögliche Gründe für die Entwicklung des Krankenstandes diskutiert. Auf den nächsten Seiten möchten wir gerne mehr darüber erfahren, wie Sie die Entwicklung der Fehlzeiten der Beschäftigten konkret in Ihrem Betrieb wahrnehmen. Dabei geht es uns nicht darum, konkrete Kennzahlen abzufragen, sondern es geht uns um eine qualitative Einschätzung der Situation in Ihrem Betrieb und Ihre Bewertung aus betrieblicher und überbetrieblicher Sicht.

Wir möchten dadurch ein noch genaueres Bild über mögliche Veränderungen im Krankenstand, mögliche Ursachen und über den Umgang von Beschäftigten und Betrieben damit erhalten.

Sollten Sie nicht zu jeder Frage eine fachliche Einschätzung abgeben können, lassen Sie diese Frage(n) bitte aus und füllen den Fragebogen gerne auch nur in Teilen aus. Gerne können Sie zu Beginn den Fragebogen auch erst einmal in Gänze lesen, um sich einen Überblick zu verschaffen. Des Weiteren können Sie gerne an geeigneter Stelle auf Fachliteratur verweisen.

1. Entwicklungen und Veränderungen des betrieblichen Krankenstandes

1.1 Inwieweit haben Sie in den letzten Jahren in Ihrem Betrieb Veränderungen im Krankenstand der Beschäftigten registriert, verglichen mit der Zeit vor der COVID-19-Pandemie? Hinweis: Bitte geben Sie uns eine qualitative Einschätzung der Situation, ohne konkrete betriebliche Kennzahlen zu nennen.

1.2 Welche allgemeinen Strömungen sind im Krankmeldeverhalten Ihrer Beschäftigten ersichtlich: Sind z. B. bestimmte Personengruppen häufiger krank als andere bzw. haben sich Veränderungen nur für bestimmte Personengruppen gezeigt? Haben sich die Dauer oder die Häufigkeit der Krankmeldungen verändert? Treten vermehrt Krankmeldungen in Zeiträumen auf, wo es vor einigen Jahren tendenziell eher weniger Krankmeldungen gab, bspw. in der wärmeren Jahreszeit?

1.3 Inwieweit hat sich die Sichtweise der betrieblichen Verantwortlichen auf den Krankenstand bzw. das Krankmeldeverhalten der Beschäftigten verändert?

1.4 Wurden wegen der Entwicklung des Krankenstandes in den letzten Jahren bereits Konzepte oder Maßnahmen von den betrieblichen Verantwortlichen initiiert, um diesen Entwicklungen entgegenzuwirken oder denken Sie aktuell über mögliche Konzepte nach? Hinweis: Bitte beschreiben Sie kurz Ihre Ansätze oder mögliche Konzepte.

2. Einflussfaktoren auf den Krankenstand

Medial werden verschieden Faktoren benannt, die zu einem steigenden Krankenstand geführt haben könnten. Häufig angeführt werden die Möglichkeit zur telefonischen Krankschreibung sowie die Einführung der sogenannten e-AU zum Januar 2022, also der direkten Übermittlung der Krankschreibungen aus den Arztpraxen an die Gesetzlichen Krankenkassen, welche zu einer vollständigeren Erfassung der Arbeitsunfähigkeit bei den Krankenkassen geführt hat. Daneben werden häufig auch Nachholeffekte bei Infekten nach der COVID-19-Pademie sowie die Folgen des Personalmangels und die daraus resultierende Belastung für die verbliebenen Beschäftigten genannt.

Welche Faktoren oder Entwicklungen spielen, Ihrer Meinung nach, innerhalb oder außerhalb Ihres Betriebs eine Rolle, die ein vermehrtes „Krankmelden" bedingen oder begünstigen?

Innerhalb des Betriebes:______________________________________

Außerhalb des Betriebes: _____________________________________

3. Generation Z

In den Auswertungen der Krankenkassen zeigen sich besonders starke Veränderungen im Krankenstand bei jüngeren Beschäftigten. Medial häufig aufgegriffen wird hierbei die sogenannte Generation Z.

3.1 Spielt die Generation Z in Ihrem Betrieb in der Entwicklung des Krankenstandes eine besondere Rolle: Sind die jüngeren Beschäftigten „Treiber" der Entwicklung?

3.2 Anhand der Erfahrungen in Ihrem Betrieb: Inwieweit unterscheiden sich die jüngeren Beschäftigten, der s. g. Generation Z, von den älteren Beschäftigten hinsichtlich ihrer Erwartungen und Anforderungen an den Betrieb? Hinweis: Bitte schildern Sie Erfahrungen, die Sie in Ihrem Betrieb machen konnten.

3.3 Welche speziellen betriebliche Konzepte für jüngere Beschäftigte gibt es in Ihrem Betrieb z. B. hinsichtlich der Rekrutierung, Einarbeitung, Personalführung, Maßnahmen zur Gesundheitsförderung?

3.4 Mussten bereits länger bestehende Konzepte für die heute jüngeren Beschäftigten auf Grund veränderte Ansprüche und Arbeitsweisen dieser jüngeren Beschäftigten angepasst werden? Hinweis: Bitte schildern Sie den Anlass der Anpassungen und die nötigen Veränderungen.

3.5 Inwieweit treten in Ihrem Betrieb Generationskonflikte wegen unterschiedlicher Arbeitsweisen und -einstellungen jüngerer und älterer Beschäftigte auf und wie gehen Sie mit solchen möglichen Konflikten um?

Vielen Dank für Ihre Teilnahme und investierte Zeit!

Befragung von Expertinnen und Experten: Hintergrundanalysen zur Entwicklung des Krankenstands mit Fokus auf die Generation Z

Name: ______________________________

Hintergrund: Die Krankenkassen berichten regelmäßig über die Entwicklung des Krankenstands in Deutschland. In den Medien werden verschiedenen mögliche Gründe für den Anstieg des berichteten Krankenstandes diskutiert. In den Auswertungen der Krankenkassen zeigen sich besonders starke Veränderungen im Krankenstand bei jüngeren Beschäftigten.

Auf den nächsten Seiten möchten wir daher gerne mehr über die Einstellungen der Generation Z zur Erwerbstätigkeit sowie deren Anforderungen an Betriebe im Vergleich zu älteren Beschäftigten sowie vorherigen Generationen erfahren. Des Weiteren möchten wir wissen, inwieweit die Betriebe spezielle betriebliche Maßnahmen und Konzepte für die Generation Z entwickelt bzw. bestehende Strukturen adaptiert wurden.

Sollten Sie nicht zu jeder Frage eine fachliche Einschätzung abgeben können, lassen Sie diese Frage(n) bitte aus und füllen den Fragebogen gerne auch nur in Teilen aus. Gerne können Sie zu Beginn den Fragebogen auch erst einmal in Gänze lesen, um sich einen Überblick zu verschaffen. Des Weiteren können Sie gerne an geeigneter Stelle auf Fachliteratur verweisen.

1. Merkmale der Erwerbstätigten aus der Generation Z und deren Gesundheitsverhalten

1.1 Wie lässt sich Sie die Generation Z hinsichtlich ihrer Einstellungen zur Erwerbsarbeit charakterisieren? Worin unterscheiden sich Beschäftigte der Generation Z von früheren Generationen und worin von den heute älteren Beschäftigten?

1.2 Wie lässt sich Sie die Generation Z hinsichtlich ihrer Einstellungen zu Gesundheit charakterisieren? Legt die Generation Z sowie junge Beschäftigte insgesamt heute mehr Wert auf eine gesunde Lebensführung als vorherige Generationen?

1.3 Zeigen die heute jüngeren Beschäftigten ein stärkeres Bewusstsein für ihre physische und psychische Gesundheit als ältere Beschäftigte bzw. die vorherigen Generationen?

1.4 Inwieweit wirkt sich die Einstellung zu Gesundheit der Generation Z auf das Krankmeldeverhalten heute jüngerer Beschäftigter aus?

1.5 Einmal ganz allgemein, kann man Ihrer Ansicht nach von veränderten Anforderungen an die Arbeitswelt von jüngeren Beschäftigten im Vergleich zu früheren Genrationen (wie bspw. den s. g. Baby-Boomern) sprechen? Vollzog sich also in den letzten Jahrzehnten ein tatsächlicher Werte-Wandel bei den jüngeren Beschäftigten? Welche Ursachen gibt es für einen möglichen Wandel?

2. Betriebliche Maßnahmen

Ein besonderer Fokus in der medialen Berichterstattung über die Generation Z liegt auf ihrer Einstellung zum Erwerbsleben und ihren Anforderungen an Betriebe.

2.1 Inwieweit reagieren Betriebe auf die veränderten Einstellungen und Anforderungen der jüngeren Beschäftigten? Werden spezielle Konzepte für die jüngeren Beschäftigten entwickelt?

2.2 Inwieweit gibt es in Betrieben Potenzial für Generationskonflikte wegen unterschiedlicher Arbeitsweisen und -einstellungen jüngerer und älterer Beschäftigte und wie sollte mit solchen möglichen Konflikten umgegangen werden?

2.3 Zusammenfassend betrachtet, was sollten Personalverantwortliche in Betrieben für einen erfolgreichen Umgang mit jüngeren Beschäftigten (Generation Z) beachten? Welche betrieblichen Ansätze sind geeignet (z. B. hinsichtlich der Rekrutierung, Einarbeitung, Personalführung, Gesundheitsförderung)?

Vielen Dank für Ihre Teilnahme und investierte Zeit!

Abbildungsverzeichnis

Tabellenverzeichnis

Literaturverzeichnis

Anger, Silke; Galkiewicz, Agata Danuta; Siedler, Thomas; Hörl, Tobias; Christoph, Bernhard; Margaryan, Shushanik et al. (2024): Berufliche Pläne von Haupt- und Realschüler*innen: Der Anteil der Unentschlossenen steigt. Hg. v. IAB. Online verfügbar unter www.iab-forum.de/berufliche-plaene-von-haupt-und-realschuelerinnen-der-anteil-der-unentschlossenen-steigt/, zuletzt geprüft am 23.01.2025.

Barmer (2016): Generation Z – Junge Menschen am Start ihres Berufslebens. Online verfügbar unter www.barmer.de/resource/blob/1029708/81803ff875483843392ac94e0b2f1a93/kennzahlen-generation-z-data.pdf, zuletzt geprüft am 22.01.2025.

Barthelmes, Ina; Bödeker, Wolfgang; Sörensen, Jelena; Kleinlercher, Kai-Michael; Odoy, Jennifer (2019): iga.Report 40. Wirksamkeit und Nutzen arbeitsweltbezogener Gesundheitsförderung und Prävention. Zusammenstellung der wissenschaftlichen Evidenz 2012 bis 2018. Hg. v. Initiative Gesundheit und Arbeit (iga).

BAUA (2023): Volkswirtschaftliche Kosten durch Arbeitsunfähigkeit 2022. Hg. v. Bundesanstalt für Arbeitsschutz und Arbeitsmedizin. Online verfügbar unter www.baua.de/DE/Themen/Monitoring-Evaluation/Zahlen-Daten-Fakten/Kosten-der-Arbeitsunfaehigkeit, zuletzt geprüft am 27.11.2024.

BAUA (2024): Volkswirtschaftliche Kosten durch Arbeitsunfähigkeit 2023. Hg. v. Bundesanstalt für Arbeitsschutz und Arbeitsmedizin. Online verfügbar unter file://ads.iges.de/use/zelle/Deh/Downloads/Kosten-2023.pdf, zuletzt aktualisiert am Dezember 2024, zuletzt geprüft am 07.02.2025.

Bergmann, Frithjof (2004): Neue Arbeit, Neue Kultur. Freiburg im Breisgau: Arbor Verlag.

BMG (2023): Ab sofort Krankschreibung per Telefon möglich. Hg. v. Bundesministerium für Gesundheit. Online verfügbar unter www.bundesgesundheitsministerium.de/presse/pressemitteilungen/ab-sofort-krankschreibung-per-telefon-moeglich-pm-07–12–23.html, zuletzt geprüft am 20.01.2025.

Böckerman, Petri; Kanninen, Ohto; Suoniemi, Ilpo (2018): A kink that makes you sick: The effect of sick pay on absence. In: *J of Applied Econometrics* 33 (4), S. 568–579. DOI: 10.1002/jae.2620.

Bundesministerium für Wirtschaft und Klimaschutz (14.10.2024): Die wirtschaftliche Lage in Deutschland im Oktober 2024. Online verfügbar unter www.bmwk.de/Redaktion/DE/Pressemitteilungen/Wirtschaftliche-Lage/2024/20241014-die-wirtschaftliche-lage-in-deutschland-im-oktober-2024.html, zuletzt geprüft am 27.11.2024.

Continental (Hg.) (2023): Umfrage Generation Z. Online verfügbar unter www.continental.com/de/presse/studien-publikationen/sonstige-publikationen/umfrage-generation-z/, zuletzt geprüft am 22.08.2024.

Deloitte (Hg.) (2024): Gen Z and Millennial Survey. Living and working with purpose in a transforming world. Online verfügbar unter www.deloitte.com/global/en/issues/work/content/genz-millennial-survey.html, zuletzt geprüft am 22.08.2024.

Faas, Thorsten (2024): Eine Frage des Alters? Erwerbsorientierung und die Gen Z. Hg. v. Friedrich-Ebert-Stiftung. Online verfügbar unter https://library.fes.de/pdf-files/a-p-b/21185.pdf, zuletzt geprüft am 23.01.2025.

Feierabend, Lisa (2023): Moderne Führungsstile und deren Übereinstimmung mit den Anforderungen der Generation Z unter Berücksichtigung von New-Work-Aspekten. Arbeitspapiere der FOM Nr. 85. DOI: 278825.

Francis, Tracy; Hoefl, Fernanda (2018): True Gen': Generation Z and its implications for companies. Hg. v. McKinsey & Company. Online verfügbar unter www.mckinsey.com/industries/consumer-packaged-goods/our-insights/true-gen-generation-z-and-its-implications-for-companies#/, zuletzt geprüft am 22.08.2024.

Froböse, Ingo; Hoppe, Madeleine (2024): Gesundheit und Prävention – wie achtsam ist die Generation Z? In: Inga Bergen, Gramm, Frederike, Grütters, Jonah und Hannes Kolbe (Hg.): Wie die Generation Z das Gesundheitswesen verändert. Zukunftspositive Geschichten der neuen Generation: Springer-Verlag GmbH, S. 101–107.

GBA (07.12.2023): Beschluss des Gemeinsamen Bundesausschusses über eine Änderung der Arbeitsunfähigkeits-Richtlinie: Telefonische Feststellung von Arbeitsunfähigkeit. BAnz AT 27.12.2023 B5.

Hildebrandt, Susanne; Nguyen, Thuy Ha (2025): Krankheitsbedingte Fehlzeiten im europäischen Vergleich. Sonderanalyse zur Datenlage. Hg. v. DAK-Gesundheit. Online verfügbar unter https://caas.content.dak.de/caas/v1/media/88938/data/e97f6edd56500bf7009e421662f5d401/250127-download-studie-krankenstand-2024.pdf.

Hofmann, Josephine; Piele, Alexander; Piele, Christian (2019): New Work. Best Practices und Zukunftsmodelle. Hg. v. Fraunhofer-Institut für Arbeitswirtschaft und Organisation. Stuttgart. Online verfügbar unter https://publica-rest.fraunhofer.de/server/api/core/bitstreams/2dbcef2e-a9ef-4000-addc-42c3beec95ad/content, zuletzt geprüft am 24.01.2025.

Hurrelmann, Klaus (2018): Nicht ohne meine Eltern! In: *Die Zeit* 22, 2018 (Nr. 48), S. 76–77.

IAB (2024): Entwicklung der Arbeitszeit: Zeitreihe mit den Quartals- und Jahreszahlen ab 1991. Hg. v. Institut für Arbeitsmarkt- und Berufsforschung (IAB). Online verfügbar unter https://doku.iab.de/arbeitsmarktdaten/AZ_Komponenten.xlsx, zuletzt aktualisiert am August 2024, zuletzt geprüft am 27.11.2024.

Jochim, Christina (2024): Generation Z und psychische Gesundheit. In: Inga Bergen, Gramm, Frederike, Grütters, Jonah und Hannes Kolbe (Hg.): Wie die Generation Z das Gesundheitswesen verändert. Zukunftspositive Geschichten der neuen Generation: Springer-Verlag GmbH, S. 139–141.

Johansson; Per; Palme; Mårten (2002): Assessing the effect of public policy on worker absenteeism. In: *Journal of Human Resources* 37 (2), S. 381–409.

Johansson, Per; Palme; Mårten (1996): Do economic incentives affect work absence? Empirical evidence using Swedish micro data. In: *Journal of Public Economics* 59 (2), S. 195–218.

Johansson, Per; Palme, Mårten (2005): Moral hazard and sickness insurance. In: *Journal of Public Economics* 89 (9–10), S. 1879–1890.

KBV (2023): Telefonische Krankschreibung dauerhaft möglich. Hg. v. Kassenärztliche Bundesvereinigung. Online verfügbar unter www.kbv.de/html/1150_66770.php, zuletzt geprüft am 20.01.2025.

Knieps, Franz; Pfaff, Holger (Hg.) (2023): Gesunder Start ins Berufsleben. BKK Gesundheitsreport. Unter Mitarbeit von BKK Dachverband: MWV Medizinisch Wissenschaftliche Verlagsgesellschaft.

Kohler, Hans (2002): Krankenstand – ein beachtlicher Kostenfaktor mit fallender Tendenz: Entwicklung, Struktur und Bestimmungsfaktoren krankheitsbedingter Fehlzeiten: Bundesanstalt für Arbeit.

Krämer, Katrin; Nolting, Hans-Dieter (2011): DAK-Gesundheitsreport 2011. Schwerpunktthema: Zur Arbeitssituation und Gesundheit junger Erwerbstätiger. Hg. v. DAK.

Kroenke, Kurt; Strine, Tara W.; Spitzer, Robert L.; Williams, Janet B.W; Berry, Joyce T.; Mokdad, Ali H. (2009): The PHQ-8 as a measure of current depression in the general population. In: *Journal of Affective Disorders* 114 (1–3), S. 163–173.

Lukmanji, Aysha; Williams, Jeanne V. A.; Bulloch, Andrew G. M.; Patten, Scott B. (2020): Seasonal variation in specific depressive symptoms: A population based study. In: *Journal of Affective Disorders* 261, S. 153–159.

Marschall, Jörg; Hildebrandt, Susanne; Sydow, Hanna; Hans-Dieter, Nolting (2016): Gesundheitsreport 2016. Analyse der Arbeitsunfähigkeitsdaten. Schwerpunkt: Gender und Gesundheit. Hg. v. DAK-Gesundheit.

Messmer, Kay-Uwe; Akbas, Yasemin (2017): Kündigungsgrund Boreout. Hinweise zur Symptomerkennung und Prävention. Hg. v. Heidelberger Hochschulverlag.

Odeen, M.; Magnussen, L. H.; Maeland, S.; Larun, L.; Eriksen, H. R.; Tveito, T. H. (2013): Systematic review of active workplace interventions to reduce sickness absence. In: *Occupational medicine (Oxford, England)* 63 (1), S. 7–16. DOI: 10.1093/occmed/kqs198.

OECD: Compensated absence from work due to illness. 2010–2023. Hg. v. OECD. Online verfügbar unter https://data-explorer.oecd.org/vis?df[ds]=dsDisseminateFinalDMZ&df[id]=DSD_HEALTH_STAT%40DF_AWDI&df[ag]=OECD.ELS.HD&df[vs]=1.0&dq=.A.CAWI.........&pd=2010 %2C&to[TIME_PERIOD]=false&vw=tb, zuletzt geprüft am 21.02.2025.

OECD (2025): Self-reported absence from work due to illness. 2010–2023. Hg. v. OECD. Online verfügbar unter https://data-explorer.oecd.org/vis?df[ds]=dsDisseminateFinalDMZ&df[id]=DSD_HEALTH_STAT%40DF_AWDI&df[ag]=OECD.ELS.HD&df[vs]=1.0&dq=.A.SAWI.........&pd=2010 %2C&to[TIME_PERIOD]=false&vw=tb, zuletzt aktualisiert am 21.02.2025.

pronova BKK (2021): Generation Z & Health. Ergebnisse einer repräsentativen Befragung junger Erwachsener. Online verfügbar unter file://ads.iges.de/use/zelle/Deh/Downloads/genz_health_ergebnisse%20(1).pdf, zuletzt geprüft am 22.01.2025.

Quenzel, Gudrun; Hurrelmann, Klaus (2022): Lebensphase Jugend. Eine Einführung in die sozialwissenschaftliche Jugendforschung. 14. Aufl. WEinheim Basel: Beltz Juventa.

Rauvola, Rachel S.; Rudolph, Cort W.; Zacher, Hannes (2019): Generationalism: Problems and implications. In: *Organizational Dynamics* 48 (4).

Rennert, Dirk; Richter, Matthias; Kliner, Karin (2023): Gesunder Start ins Berufsleben – Ergebnisse der Beschäftigtenbefragung 2023. In: Franz Knieps und Holger Pfaff (Hg.): Gesunder Start ins Berufsleben. BKK Gesundheitsreport. Unter Mitarbeit von BKK Dachverband: MWV Medizinisch Wissenschaftliche Verlagsgesellschaft, S. 61–77.

Robert Koch-Institut (2024a): Psychische Störungen: Administrative Prävalenz (ab 18 Jahre). Gesundheitsberichterstattung. Hg. v. Robert Koch-Institut. Online verfüg-bar unter https://www.gbe.rki.de/DE/Themen/Gesundheitszustand/PsychischeStoerungen/PsychischeStoerungenInsge-samt/PsychischeStoerungenAdministrativePraevalenz/psychischeStoerungenAdminPraeva-lenz_node.html?darstellung=0&kennzahl=1&zeit=2023&geschlecht=0&standardisierung=0, zuletzt aktualisiert am 12.11.2024, zuletzt geprüft am 24.02.2025.

Robert Koch-Institut (2024b): Depressive Symptomatik: Prävalenz (ab 18 Jahre). Hg. v. Robert Koch-Institut. Online verfügbar unter https://www.gbe.rki.de/DE/Themen/Gesundheitszustand/PsychischeStoerungen/Depressi-on/DepressiveSymptomePraevalenz/depressiveSymptomePraevalenz_node.html?darstel-lung=0&kennzahl=1&zeit=2023&geschlecht=0&standardisierung=0#_h8cqqjai3, zuletzt aktualisiert am 20.11.2024, zuletzt geprüft am 24.01.2025.

Robert Koch-Institut (2024c): Grippe-Web. Hg. v. Robert Koch-Institut. Online verfügbar unter https://www.rki.de/DE/Content/Infekt/Sentinel/Grippeweb/grippeweb_erlauterung_node.html, zuletzt aktualisiert am 23.12.2024, zuletzt geprüft am 20.01.2025.

Scarpetta, Stefano; Pearson, Mark; Keese, Mark; Prinz, Christopher, Thewissen, Stefan (2020): Paid sick leave to protect income, health and jobs through the COVID-19 crisis. Hg. v. OECD.

Scherenberg, Viviane (2014): Über- und Unterforderung am Arbeitsplatz: Burn- und Boreout. In: *Public Health Forum* 22 (1), S. 16–17. Online verfügbar unter www.degruyter.com/document/doi/10.1016/j.phf.2013.12.023/pdf, zuletzt geprüft am 15.01.2025.

Schlack, Robert; Neuperdt, Laura; Junker, Stephan; Eicher, Sophie; Hölling, Heike; Thom, Julia et al. (2022): Veränderungen der psychischen Gesundheit in der Kinder- und Jugendbevölkerung in Deutschland während der COVID-19- Pandemie – Ergebnisse eines Rapid Reviews. DOI: 10.25646/10760.

Schröder, Martin (2023): Work Motivation Is Not Generational but Depends on Age and Period. In: *Journal of Business and Psychology* 39 (4), S. 897–908. DOI: 10.1007/s10869-023–09921–8.

Ziebarth, Nicolas R.; Pichler, Stefan (2024): Einordnung des deutlichen Anstiegs der krankheitsbedingten Fehlzeiten seit 2022. 2. Aufl. Hg. v. ZEW-Leibniz-Zentrum für Europäische Wirtschaftsforschung (ZEW policybrief, 18).